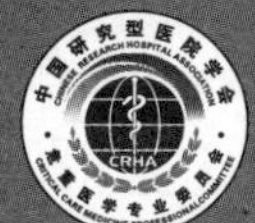

中国研究型医院学会危重医学专业委员会

重症医学研究进展

（2021年）

主　编　孙同文　彭志勇

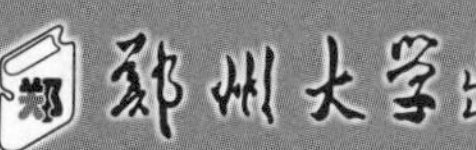

图书在版编目(CIP)数据

重症医学研究进展. 2021年 / 孙同文，彭志勇主编. — 郑州 ：郑州大学出版社，2022.4

ISBN 978-7-5645-8490-0

Ⅰ. ①重… Ⅱ. ①孙… ②彭… Ⅲ. ①险症 - 诊疗 - 研究进展 - 2021 Ⅳ. ①R459.7

中国版本图书馆CIP数据核字(2021)第279849号

重症医学研究进展

ZHONGZHENG YIXUE YANJIU JINZHAN

策划编辑	李龙传	封面设计	曾耀东
责任编辑	李龙传　杨　鹏	版式设计	曾耀东
责任校对	刘　莉	责任监制	凌　青　李瑞卿

出版发行	郑州大学出版社	地　　址	郑州市大学路40号(450052)
出 版 人	孙保营	网　　址	http://www.zzup.cn
经　　销	全国新华书店	发行电话	0371-66966070
印　　刷	河南龙华印务有限公司		
开　　本	787 mm×1 092 mm　1 / 16		
印　　张	15.5	字　　数	332千字
版　　次	2022年4月第1版	印　　次	2022年4月第1次印刷

书　　号	ISBN 978-7-5645-8490-0	定　　价	68.00元

作者名单

主　　编　孙同文　彭志勇

副 主 编　刘　畅　张曙光

编　　者　（按照姓氏首字拼音排序）

常雪妮　陈纯波　陈　晗　陈　曼　崔术楠
董晨明　胡　迪　胡莹莹　滑晓莉　黄　磊
黄　伟　蒋良艳　雷黎明　李瑞婷　刘　芬
刘　宁　刘韶华　刘思怡　刘　旭　芦乙滨
马四清　马亚青　毛毅敏　潘鹏飞　瞿星光
任星姝　尚　游　孙同文　孙玉宝　孙运波
汤展宏　王春亭　王大伟　王海旭　王佳兴
王瑞兰　王　毅　吴永然　徐　磊　杨晓军
尹承芬　于荣国　于湘友　余言午　余　追
袁世荧　张朝晖　张　泓　张继承　张京岚
张丽娜　张咏梅　张玉想　张　媛　章仲恒
钟维佳　周婷

文稿整理　曹俊姿

序　言

危重症医学是一门年轻学科，纵观其百年发展史，我们清晰感受到医学发展和社会进步内外两种力量对学科发展的驱动。一方面，现代医学发展使得人类得以深入理解疾病发展的客观规律，由此形成了对危重症的科学认识和方法论，并发展出丰富多样的诊疗手段；另一方面，伴随着工业化、城市化和老龄化，人类社会面临着越来越多的疾病挑战和公共卫生压力，迫使医疗系统不断自我调整以适应人民群众的健康需求。内外双重力量的驱动使得危重症医学的发展一日千里，以中国危重症医学的发展为例，三十余年来，在全国同道的奋发开拓、共同努力下，危重症医学专业蓬勃发展，其在日常医疗服务和突发公共卫生事件中的重要作用已经得到了全社会广泛的认可和尊重。

作为一门新兴学科，重症医学的学科边界持续延伸，学术争鸣活跃，学科相关理论认识和诊治观念不断迭代，这些发展特点都显示了危重症医学发展的蓬勃生机；但另一方面也提示危重症医学在学科基础理论、学科内涵和发展模式上仍存在诸多待探索和完善之处。因此，我们在肯定危重症医学快速发展所取得的成就的同时，更应该认识到，危重症医学仍处在学科的探索和发展阶段，持续专注的前沿探索，求真务实的方法论，开放包容的学术态度，以及以患者利益为中心的价值观才是这个年轻学科得以持续进步的法宝，更应该是我们在学科建设和发展中长期秉承的价值理念。

在中国研究型医院学会危重症专业委员会孙同文教授、彭志勇教授的组织下，国内一批优秀的危重症医学专家集体编写了这本《重症医学进展（2021 年）》，该书的新颖之处在于，以评析危重症医学领域的热点和重点科学研究为手段，帮助读者梳理学科重点学术问题的发展脉络，明确相关研究的科学价值及其局限，探讨研究成果临床转化的可能性，并启迪进一步的研究方向。更难能可贵的是，该书作者求真务实，不盲从、不局限于单个研究的结果；秉持严谨的科学态度，深入剖析了重点学术问题的背景、进展与争议，客观再现了学术共识的达成过程和向临床实践的转化过程。因此，本书对帮助读者了解危重症医学的学科背景，开拓学术视野，培养学术能力具有很好的实用价值。衷心希望此书能为危重症医学领域的临床工作者和科研工作者提供帮助，为我国的危重症医学事业健康发展提供助力。

王成增

王成增　郑州大学第一附属医院党委书记、院长

前 言

危重医学专业是人类抗击疾病、挽救生命的最后一道防线。危重医学面临的临床问题具有紧迫性、严重性和复杂性，也一直是基础研究和临床研究的热点。近30年来，医学和科技的进步极大地推动了危重医学专业的发展，奠定了学科的理论基础和发展框架。但纵观危重医学相关研究的发展过程，以下问题值得关注。

第一，部分学术观点和诊治措施没有经受住时间和实践的检验，这些学术观点和诊治措施在面世时都引起了极大关注，并部分改写了危重医学的临床实践，但最终被进一步的研究和实践证伪。

第二，部分基础和临床问题目前仍存在广泛争议，相关研究层出不穷，但结果却无法展现一致性，从而使得临床实践缺乏指引。

第三，部分研究成果无法转化为真实世界中患者的获益。一方面表现为基础研究中的阳性发现无法在临床研究中得到证实；另一方面则体现为临床试验场景中患者的获益无法在真实世界的诊疗过程中重现。这体现了基础研究、临床研究与临床实践间的鸿沟。

中国研究型医院学会危重医学专业委员会基于对以上问题的认识，组织国内重症医学专家编写了此本《重症医学研究进展(2021年)》。通过对近两年来危重医学领域临床研究和基础研究的重点和热点研究评析与解读，期望能在以下方面起到积极作用。

第一，透过重点、热点问题梳理学科发展脉络，明确学科发展方向。围绕危重医学专业发展中的前沿、重要学术问题，分析学术问题从何而来，发展至何处，将走向何方。这一剖析和梳理过程，将帮助读者理解危重医学专业所面临的主要学术挑战，重现学术共识达成的过程，明确学术发展的方向。

第二，透过研究认识学术问题的科学本质，培养学术洞察力。层出不穷、互相矛盾的研究结果，往往使得危重医学专业的从业人员感到困惑和无所适从。而脱离研究背景、研究设计去单纯看待研究结果,对学术问题的理解一定会存在偏颇。因此,通过专家对热点学术问题的科学解读和深入评析,可以帮助读者更加深入地理解研究结果的科学意义,并培养读者的学术分析和科学鉴别能力。

第三,消弭科学研究与临床实践间的鸿沟,指导临床实践。真实世界中临床诊疗过程的复杂性,是科学研究无法模拟的。我们需要认识到,每一项研究结果都只是针对特定人群,在特定环境下的特定结果。而如何客观评价这些研究结果的临床价值,结合每个患者的疾病特点和具体临床过程,将这些研究成果个体化的应用于患者的临床诊疗过程中,则需要临床医生具有扎实的理论基础,深刻的学术洞见和艺术的临床思维,而这也将是本书将会重点传递的信息。

第四,引导危重医学专业科学研究工作的开展。高水平的热点、重点研究代表了人类科学共同体在这一学术问题上的智慧结晶和认知边界。对这些研究的解读和评析过程,也是一个深入的学习过程,取人之长,补己之短,将有助于我国科研工作者在重症医学专业领域提升研究水平,取得高质量的研究成果。

鉴于我们的学术水平和对各个研究热点认知的有限性,书中可能有表达不妥或错误之处,敬请广大同道批评指正。

中国研究型医院学会危重医学专业委员会
孙同文　彭志勇

目　录

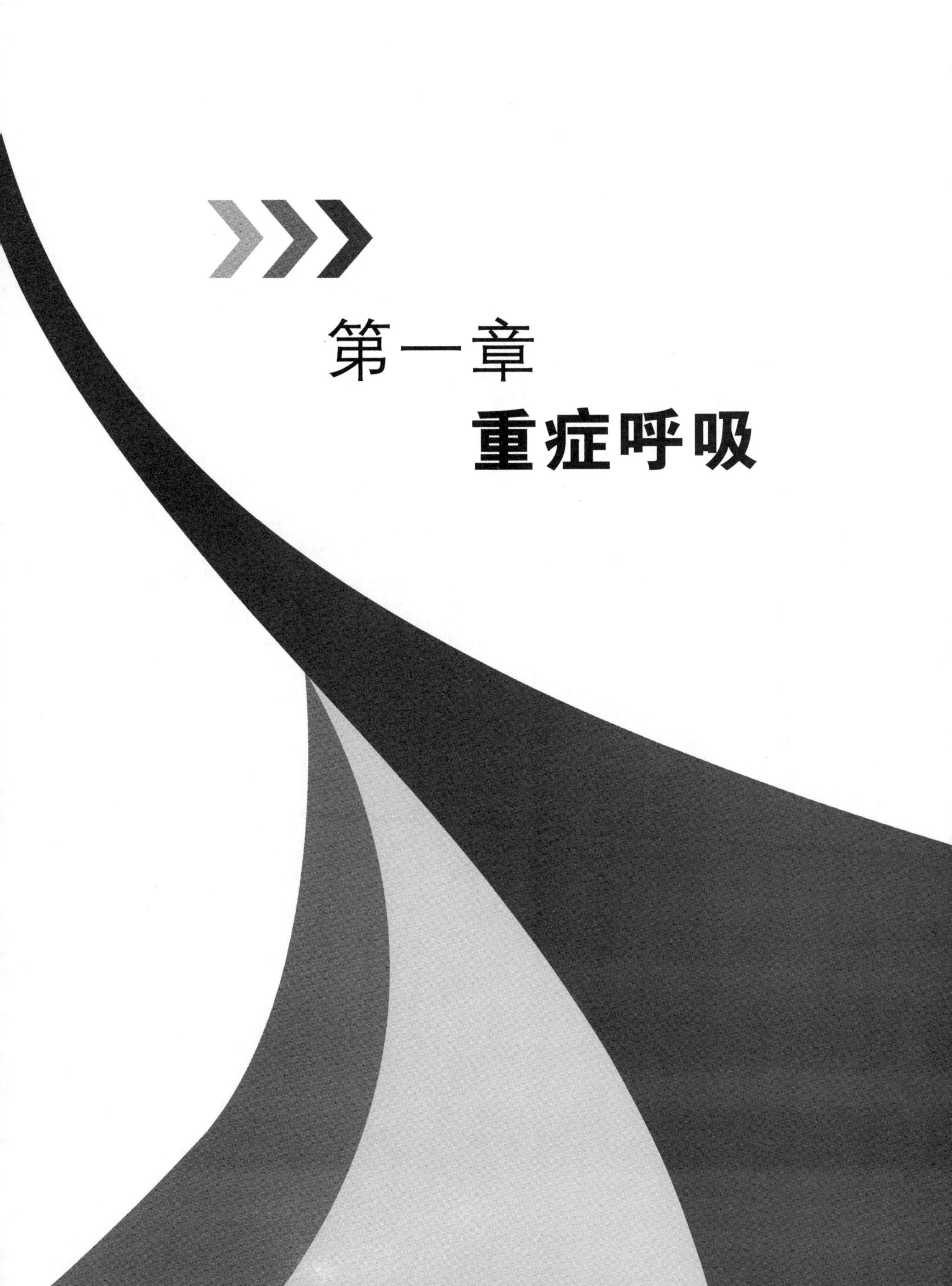

第一章
重症呼吸

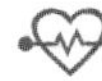

第一节 早期应用体外膜肺氧合治疗严重急性呼吸窘迫综合征对预后的影响

体外膜肺氧合(extracorporeal membrane oxygenation,ECMO)用于严重急性呼吸窘迫综合征(acute respiratory distress syndrome,ARDS)的临床疗效尚不明确。著名的 CESAR (conventional ventilatory support vs extracorporeal membrane oxygenation for severe adult respiratory failure)研究提出 ECMO 治疗严重 ARDS 患者的生存率优于常规机械通气治疗组[1]。ECMO 治疗 H1NI 相关的 ARDS 患者生存率高达 77%[2]。然而,2018 年发表的 EOLIA 试验提出,早期应用 ECMO 治疗严重 ARDS 患者,不能降低 60 d 病死率[3]。尽管 EOLIA 的主要终点得出阴性结论,早期启动 ECMO 治疗严重 ARDS 的策略,能否改善预后,值得进一步探索。

一、EOLIA 试验概况

EOLIA(ECMO to rescue lung injury in severe ARDS)是 2018 年发表在《新英格兰医学杂志》的一项国际多中心、前瞻、随机对照临床试验,旨在评价早期应用 ECMO 治疗严重 ARDS 的临床疗效及安全性。与常规机械通气治疗组相比,ECMO 治疗组主要终点(60 d 病死率)无显著差异,但次要关键终点(治疗失败和死亡的发生率)减少,提示有潜在获益。

该试验纳入气管插管行机械通气<7 d 的 ARDS 患者,严重程度须符合以下 3 条诊断标准其中之一。动脉血氧分压(PaO_2)与吸入氧浓度(FiO_2)比值(PaO_2 ∶ FiO_2)小于 50 mmHg持续超过 3 h;PaO_2 ∶ FiO_2小于 80 mmHg 持续超过 6 h;动脉血气 pH<7.25 伴二氧化碳分压($PaCO_2$)≥60 mmHg。呼吸机设置[吸氧浓度≥80%,潮气量 6 mL/理想公斤体重及呼气末正压(PEEP)≥10 cmH_2O]最优化以保持气道平台压≤32 cmH_2O。排除标准包括:<18 岁,机械通气时间超过 7 d,妊娠,体重指数(BMI)>45 kg/m^2,长期接受氧疗及无创辅助通气的慢性呼吸衰竭,使用 VA-ECMO 的心力衰竭,简化急性生理评分(SAPSII)>90 分,恶性肿瘤及肝素、ECMO 相关禁忌证。此外,不能在 2 h 内获得 ECMO

装置的病例也被排除。入组患者在随机分组前，推荐使用神经肌肉阻滞药物及实行俯卧位通气，吸入一氧化氮（NO）、肺复张策略、高频振荡通气及静脉使用阿米三嗪等补充疗法的实施由主管医师决策。最终结果显示，在随机化之前，59% 的患者进行了俯卧位，74% 的患者接受了升压治疗。

符合纳入标准的患者（249 例）被随机分配至 ECMO 治疗组（124 例，其中 121 例接受 ECMO 辅助）及常规治疗对照组（125 例），常规治疗对照组中持续存在难治性低氧血症的患者在平均第（6.5±9.7）d 时被转移至 ECMO 治疗组（35 例）。根据试验方案，纳入 240 例患者后进行第四次中期连续分析，两组间 60 d 病死率并无显著差异，在 2017 年 4 月提前终止试验。

ECMO 治疗组患者接受经皮静脉插管。使用普通肝素抗凝并监测 APTT 及 ACT 调整。常规治疗对照组患者接受常规机械通气，遵循国际指南推荐的肺保护通气策略（低潮气量、低气道压等）。

研究主要终点为 60 d 病死率，关键次要终点包括治疗失败率（定义：常规治疗对照组内转移至 ECMO 治疗组及死亡的例数，ECMO 治疗组内死亡数）。安全性终点包括气胸、卒中、ECMO 插管部位感染、插管血栓形成、ECMO 管路变化、血管内溶血、呼吸机相关肺炎、严重出血并发症和输注红细胞的发生率。

研究结果显示，ARDS 的主要病因为细菌性肺炎（占 45%）、病毒性肺炎（占 18%）、严重脓毒症或脓毒性休克（78%）。两组患者基线水平、ARDS 严重程度无显著差异。

主要终点评价（60 d 病死率）：ECMO 治疗组 124 例患者中出现 44 例（35%）死亡，常规治疗对照组 125 例患者中出现 57 例（46%）死亡[RR=0.76；95% CI(0.55，1.04)；P=0.09]。常规治疗对照组 35 例（28%）患者在随机分组后平均（6.5±9.7）d 转移至 ECMO 治疗组，其中 20 例（57%）患者死亡。

次要终点评价（60 d 治疗失败率）：ECMO 治疗组 44 例（35%），常规治疗对照组 72 例（58%），RR=0.62[95% CI(0.47，0.82)；P<0.001]，有显著差异。

安全终点评价：ECMO 辅助时间为（15±13）d。ECMO 治疗组血小板减少症及出血发生率较常规治疗对照组显著增加。

挽救性 ECMO：常规治疗对照组 35 例（28%）患者在随机分组后，因难治性低氧血症转移至 ECMO 治疗组，转移时间在随机分组后平均（6.5±9.7）d。35 例患者的 60 d 病死率为 57%。

二、EOLIA 试验的探索与启发

EOLIA 研究吸取前期试验的教训，改进了试验设计。2009 年发表的 CESAR 研究共纳入 180 例患者，结果显示 ECMO 治疗可降低严重 ARDS 患者的 6 个月病死率，优于常规机械通气治疗组[1]。然而,试验设计中的缺陷削弱了结果的可靠性,如样本量不足、对照组通气策略异质性大、随机分至 ECMO 治疗组但未接受 ECMO 治疗的患者比例大。EOLIA 设计克服了这些不足:①基于接受常规通气患者及 ECMO 治疗的患者的预期 60 d 病死率分别是 60% 及 40%,预估样本量(331 例)在理论上是充足的[4]。然而基于反复、严格的统计学论证(三角检验[5]),安全监测委员会决定,在估计的研究人口中只有 75%(n=249)登记后,试验因无效而提前终止。②EOLIA 对所有患者均采用符合国际指南的“肺保护通气”策略及护理规范,特别是俯卧位通气[6](90% 患者)、使用神经肌肉阻滞剂[7](全部患者)等已被证实可改善预后的措施。③EOLIA 试验中 ECMO 治疗组中 98% 患者接受 ECMO 辅助,对 ECMO 治疗具有良好的依从性,这在既往关于 ARDS 的研究中是前所未有的。④常规治疗对照组中发生难治性低氧血症(尽管已经使用肺复张策略、吸入 NO 或前列环素、俯卧位通气等治疗,SaO_2<80% 超过 6 h),可被转移至 ECMO 组进行挽救性治疗,这种设置更加符合伦理道德要求,也更加接近真实世界的临床决策。基于以上改良,EOLIA 研究更具可行性及实用性。

ECMO 治疗组的气体交换指标改善优于常规治疗对照组。ECMO 治疗组的机械通气参数(潮气量、气道平台压、驱动压)及呼吸频率较基线下降程度优于对照组(图 1-1),在 1 ~2 d 内迅速改善了气道顺应性及气体交换指标,提示 ECMO 治疗可通过减少机械通气相关肺损伤改善预后[8]。ECMO 治疗组 60 d 病死率为 35%,低于预期病死率(40%),也低于实际常规通气组病死率(46%)。尽管没有统计学差异,事实上减少 11% 的病死率也相当令人鼓舞。此外,ECMO 治疗组患者的自主呼吸天数多于常规治疗对照组,肾衰竭和心力衰竭的发生率也较低。而 CESAR 研究的生存获益是在第 6 个月得到证实。短期预后和长期预后的关系尚不明确。

ECMO 治疗作为常规治疗无效后的补救措施(其中有 7 例患者已发生严重右心衰竭,9 例患者发生心搏骤停,6 例患者在心肺复苏过程中实施 ECMO 植入),60 d 病死率为 57% (20/35),提示临床医师需要尽早评估常规通气策略的疗效及评估 ECMO 启动时机。EOLIA 研究在 ARDS 患者实施机械通气时间<7 d 内即启动 ECMO 干预,减少了治疗失败率。

ARDS 严重程度可能影响 ECMO 的干预结果。EOLIA 在治疗起始阶段未能识别严重度更高的患者,当对照组患者发生难治性低氧血症时才允许转移至 ECMO 治疗组进行挽救性治疗。尽管改变了关键的干预手段,却不能改变最终的病死率,可能的原因是转移至挽救性 ECMO 的患者 ARDS 严重程度更高,增加了治疗失败率。通过评估气道平台压、驱动压、气道顺应性、肺部浸润范围、PaO_2 : FiO_2、SaO_2 及 pH 变化,发现接受挽救性 ECMO 的患者 ARDS 严重程度明显高于常规治疗对照组内其他患者。重症监护病房和医院生存率均随 ARDS 严重程度的增加而降低[9],如果能在治疗起始阶段,准确识别这类严重度更高的患者,可能降低治疗失败率。

在临床实践中，临床医生判断患者严重程度、ECMO启动时机的准确度，可能影响ARDS的临床结局。未来需要更多研究探索ECMO治疗ARDS的适用人群、启动时机及如何减少出血、血栓形成等并发症。

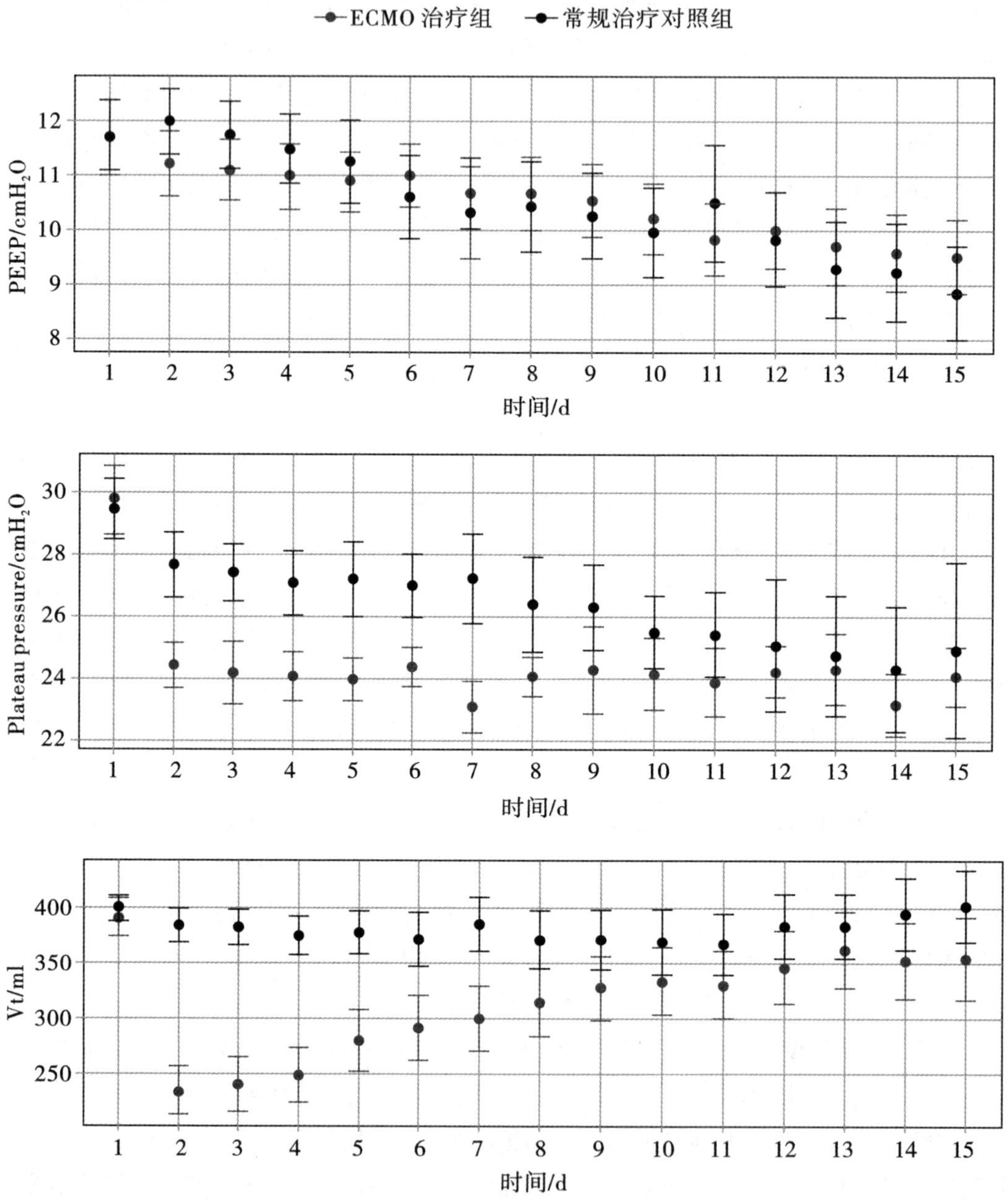

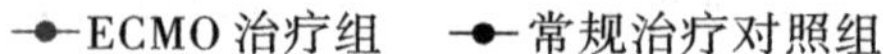

图1-1 ECMO治疗组与常规通气组的通气指标[3]

三、早期应用 ECMO 影响严重 ARDS 患者预后的因素

目前数据显示，采用 ECMO 和低潮气量通气治疗严重 ARDS 患者的生存率为 33.3%～86.0%，而仅采用低潮气量机械通气治疗的患者生存率为 36.3%～71.2%[10]。患者的临床特征、ARDS 严重程度、ECMO 启动时机、ECMO 插管模式可能影响 ARDS 患者预后。

ECMO 改善 ARDS 预后的病理生理基础：ECMO 可提供充足的气体交换（改善低氧血症、纠正高碳酸血症及降低相关风险），为严格执行保护性肺通气策略提供条件，从而减少呼吸机诱导肺损伤。在严重 ARDS 患者中，低潮气量（6 mL/kg）、气道平台压<30 cmH_2O及高水平呼气末正压可降低严重 ARDS 病死率[11～12]。ECMO 前 3 d 内较高的呼气末正压水平与提高存活率相关[13]。VV-ECMO 患者较高的呼气末正压可避免完全性肺塌陷和减少肺不张[14]，从而改善通气/血流比值。因此，使用 ECMO 维持氧合及清除二氧化碳同时允许保护性机械通气，使肺得到休息，最终促进肺愈合。

适合 ECMO 治疗的 ARDS 患者特征据报道，ECMO 在 H1N1 所致 ARDS 患者中生存率为 44.4%～80.0%。EOLIA 研究对 ARDS 病因未做限制，主要病因是脓毒血症。但目前研究认为，ECMO 治疗在 H1N1 及其他原因引起的 ARDS 的生存获益无显著差异，影响 ECMO 对 ARDS 预后的因素多为患者临床特征、疾病严重程度，而非病因[10]。由于患者潜在危险因素、发病前健康状况、原发病严重程度、病理生理过程异质性较大，ARDS 存在不同亚表型[15]，临床医师需要有效的方法评估 ECMO 与死亡相关的因素，PRESERVE 评分[16]可用于预测 VV-ECMO 治疗严重 ARDS 的死亡风险，包括 ECMO 辅助前的八项指标如下。年龄、BMI、免疫低下状态、俯卧位通气、机械通气时间、SOFA 评分、气道平台压力、呼气末正压。PRESERVE 评分有助于 ICU 医师选择严重 ARDS 患者中 ECMO 的合适人选。

目前大多数临床研究选择接受 ECMO 治疗的患者特征包括：年龄较轻，根据病情严重程度预测病死率为 20%～40%，系统性疾病单一，ECMO 开始前正压通气时间短，医生预计发生不可逆器官功能衰竭可能性小。虽然这种选择患者的做法基本符合临床需求及成本，但目前尚无可靠证据支持。

ECMO 的启动时机对 ARDS 预后的影响：启动 ECMO 的最佳时间是有争议的。ELSO（Extracorporeal Life Support Organization，ELSO）组织建议在 70%<FiO_2<100%，10 cmH_2O<呼气末正压<20 cmH_2O 时 PaO_2：FiO_2<150，即启动 ECMO[17]。然而，从临床角度来看，这一标准尚未达到严重 ARDS 的程度。EOLIA 研究纳入标准将严重 ARDS 定义如下并启动 ECMO：PaO_2：FiO_2<50 持续超过 3 h；PaO_2：FiO_2<80 持续超过 6 h；动脉血气 pH<7.25 伴二氧化碳分压（$PaCO_2$）≥60 mmHg。此外，2012 年柏林定义指出 PaO_2：FiO_2<

70 可启动 ECMO[18]，Murray 评分（胸片上浸润的象限数）和氧合指数评价肺损伤的严重程度是附加标准[19]。ECMO 启动时机的决策与患者疾病严重程度、ECMO 团队及经济成本相关。有研究指出，早期应用 ECMO 干预 H1N1、创伤[(1.9±1.4)d 内]患者 ARDS 可改善生存率[20-21]。体外生命支持组织（ELSO）建议对 H1N1 流感诱导的 ARDS 患者在插管后 6 d 内启动 VV-ECMO。ECMO 插管延迟至插管后 7 d 时，患者总生存率从 72% 下降到 31%[17]。EOLIA 研究将 ECMO 启动时机定为 ARDS 机械通气时间 7 d 内。除了用于顽固性低氧血症的挽救性治疗，ECMO 早期应用以减少重症 ARDS 患者机械通气的强度，以减少呼吸机相关性肺损伤[22]。

ECMO 模式对严重 ARDS 预后的影响：除了严重缺氧和高碳酸血症，ARDS 还可出现血流动力学损害，需要正性肌力药及血管加压剂支持。临床医师需综合考虑心、肺功能损害情况选择 VV-ECMO 或 VA-ECMO 模式，但这两种插管策略的比较尚无明确数据。研究表明，VV-ECMO 可提高严重 ARDS 患者生存率[23]；以呼吸衰竭为主的患者首选 VV-ECMO 作为初始治疗方式，如果插管后数小时内仍有灌注不良迹象，合并心功能不全，预备转换为 VA-ECMO[24]。

综上所述，EOLIA 被视为早期应用 ECMO 治疗严重 ARDS 系列研究的开端，以进一步阐明 EOLIA 试验患者的长期生存率和生活质量。新的临床研究可增加样本量以符合预期的实际疗效，确定更适合 ECMO 治疗的患者特征。未来研究重点包括优化 ECMO 患者的呼吸管理、综合治疗，进一步减少并发症，并寄望 ECMO 治疗严重 ARDS 患者的生存获益能得到证实。

（广东省人民医院，广东省心血管病研究所，陈纯波，刘思怡）

》参考文献《

[1] GILES J P. Efficacy and economic assessment of conventional ventilatory support versus extracorporeal membrane oxygenation for severe adult respiratory failure (CESAR): a multicentre randomised controlled trial[J]. Lancet, 2009, 374: 1351-1363.

[2] PATRONITI N. The Italian ECMO network experience during the 2009 influenza A (H1N1) pandemic: preparation for severe respiratory emergency outbreaks[J]. Intensive Care Medicine, 2011, 37(9): 1447-1457.

[3] COMBES A, SLUTSKY A S, BRODIE D. ECMO for severe acute respiratory distress syndrome[J]. N Engl J Med, 2018, 379(11): 1091-1092.

[4] COMBES A. Indications for extracorporeal support: why do we need the results of the EOLIA trial? [J] Medizinische Klinik - Intensivmedizin und Notfallmedizin, 2018, 113(S1): 21-25.

[5]WHITEHEAD J. A unified theory for sequential clinical trials[J]. Stat Med,1999,18(17/18):2271-2286.

[6]GUERIN C. Prone positioning in severe acute respiratory distress syndrome[J]. N Engl J Med,2013,368(23):2159-2168.

[7]LAURENT P. Neuromuscular blockers in early acute respiratory distress syndrome[J]. N Engl J Med,2010,363:1107-1116.

[8]FAN E. Venovenous extracorporeal membrane oxygenation for acute respiratory failure[J]. Intensive Care Medicine,2016,42(5):712-724.

[9]BELLANI G. Epidemiology,patterns of care,and mortality for patients with acute respiratory distress syndrome in intensive care units in 50 countries[J]. JAMA,2016,315(8):788.

[10]TILLMANN B W. Extracorporeal membrane oxygenation(ECMO) as a treatment strategy for severe acute respiratory distr ess syndrome(ARDS) in the low tidal volume era:a systematic review[J]. J Crit Care,2017,41:64-71.

[11]MATTHIAS B. Higher vs lower positive end-expiratory pressure in patients with acute lung injury and acute respiratory distress syndrome[J]. JAMA,2010,303(9):865.

[12]ROY G B. Ventilation with lower tidal volumes as compared with traditional tidal volumes for acute lung injury[J]. N Engl J Med,2000,343(11):812-814.

[13]SCHMIDT M. Mechanical ventilation management during extracorporeal membrane oxygenation for acute respiratory distress syndrome[J]. Critical Care Medicine,2015,43(3):654-664.

[14]FRANCHINEAU G. Bedside contribution of electrical impedance tomography to setting positive end-expiratory pressure for extracorporeal membrane oxygenation-treated patients with severe acute respiratory distress syndrome[J]. American Journal of Respiratory and Critical Care Medicine,2017,196(4):447-457.

[15]DELUCCHI K. Stability of ARDS subphenotypes over time in two randomised controlled trials[J]. Thorax,2018,73(5):439-445.

[16]SCHMIDT M. The PRESERVE mortality risk score and analysis of long-term outcomes after extracorporeal membrane oxygenation for severe acute respiratory distress syndrome. Intensive Care Medicine,2013,39(10):1704-1713.

[17]WILDKT Extracorporeal Life Support Organization(ELSO):Guidelines for Adult Respiratory Failure. [J]. ASAIO,2020,66(5):463-470.

[18]FERGUSON N. D. The Berlin definition of ARDS:an expanded rationale,justification,and supplementary material[J]. Intensive Care Medicine,2012,38(10):1573-1582.

[19] COMBES A. Position paper for the organization of extracorporeal membrane oxygenation programs for acute respiratory failure in adult patients[J]. American Journal of Respiratory and Critical Care Medicine, 2014, 190(5):488–496.

[20] STEIMER D. Timing of ECMO initiation impacts survival in influenza – associated ARDS[J]. The Thoracic and Cardiovascular Surgeon, 2019, 67(3):212–215.

[21] BOSARGE P L. Early initiation of extracorporeal membrane oxygenation improves survival in adult trauma patients with severe adult respiratory distress syndrome[J]. Journal of Trauma and Acute Care Surgery, 2016, 81(2):236–243.

[22] FIELDING-SINGH V, MATTHAY M A, CALFEE C S. Beyond low tidal volume ventilation: treatment adjuncts for severe respiratory failure in acute respiratory distress syndrome[J]. Crit Care Med, 2018, 46(11):1820–1831.

[23] STÖHR F. Extracorporeal membrane oxygenation for acute respiratory distress syndrome: is the configuration mode an important predictor for the outcome? [J]. Interactive CardioVascular and Thoracic Surgery, 2011, 12(5):676–680.

[24] KON Z N. Venovenous versus venoarterial extracorporeal membrane oxygenation for adult patients with acute respiratory distress syndrome requiring precannulation hemodynamic support: a review of the ELSO registry[J]. The Annals of Thoracic Surgery, 2017, 104(2):645–649.

第二节
食管压指导呼气末正压滴定与传统呼气末正压设定方案比较

在急性呼吸窘迫综合征（acute respiratry distress syndrme，ARDS）患者机械通气过程中，呼气末正压（positive end-expiratory pressure，PEEP）的设置在机械通气中起着重要作用，小潮气量肺保护性通气策略联合恰当的 PEEP 能显著改善 ARDS 患者氧合状态，降低病死率。设置恰当的 PEEP 水平设置可以使 ARDS 患者塌陷的肺泡重新开放，同时又避免了肺泡过度膨胀。目前 PEEP 滴定和最佳 PEEP 设定的方法众多，但哪种方法最佳仍存在巨大的争议。近年有研究应用食管压（eesophageal pressure，Pes）替代胸膜腔内压计算出跨肺压（P_L）来指导 PEEP 滴定，个体化地实现 ARDS 患者 PEEP 设置[1]。但与 ARDS Nebwork 经验性高 PEEP-FiO_2方案相比，Pes 指导 PEEP 滴定是否可以显著获益，却尚不清楚。2019 年美国的 J. R. Beitler 进行了一项多中心随机对照试验（EPVent），该研究比较了 Pes 指导 PEEP 滴定方案和 ARDS Network 高 PEEP-FiO_2方案的优劣，并将研究结果发表在了 *JAMA* 杂志。

一、研究概况

此临床研究收集了 2012 年 10 月 31 日至 2017 年 9 月 14 日美国和加拿大的14 家医院的 727 例患者，并从中筛选出 202 例符合条件的患者纳入该研究，他们均为需机械通气且年龄≥16 岁的中重度 ARDS（PaO_2 ：FiO_2 ≤200 mmHg）患者。这 202 例中重度 ARDS 患者随机接受 Pes 指导 PEEP 滴定方案或 ARDS Network 高 PEEP-FiO_2方案。其中 102 例被分到 Pes 指导 PEEP 滴定组，另 100 例被分到高 PEEP-FiO_2组。

除了 60 d 的病死率（1 例被分配到 Pes 指导 PEEP 滴定组的患者随访丢失）、1 年的病死率（每组均有 2 名患者随访丢失）和幸存者中 1 年调查得出的功能结果外，所有研究参与者均获得完整的临床终点数据。主要终点是综合分析病死率和 28 d 无机械通气天数，次要终点包括 28 d、60 d 和 1 年的全因病死率，28 d 无机械通气天数，28 d 和 60 d ICU 住院时长和住院总天数及 1 年的功能状态。

研究结果显示，Pes 指导 PEEP 滴定组预后更佳的概率 49.6% [95% *CI*(41.7%，57.5%)，P=0.92]。在 28 d 时，Pes 指导 PEEP 滴定组和高 PEEP-FiO_2组的病死率分别为 32.4% 和 30.6% [风险差异，1.7%，95% *CI*(-11.1%，14.6%)，P=0.88]。存活者无机械通气的天数也无显著差异[分别为 22 d 和 21 d；平均差异，0 d，95% *CI* (-1，2)，P=0.85)。Pes 指导 PEEP 滴定组患者接受挽救性治疗的可能性更小[3.9% vs 12.2%；风险差异，-8.3%，95% *CI*(-15.8%，-0.8%)，P=0.04]。气压伤类的不良事件，6 例发生在 Pes 指导 PEEP 滴定组，5 例发生在高 PEEP-FiO_2组。以上结果提示，两组间病死率、无机械通气天数等主要终点及 28 d 病死率、ICU 住院时长等次要终点均无显著差异。

二、研究背景

肺间质水肿及肺泡塌陷是 ARDS 患者的典型特征，并导致肺顺应性下降。在一定范围内肺容积增加肺顺应性会随之改善，当萎陷的肺泡复张到最大程度时，PEEP 再进一步升高反而会导致肺顺应性下降，从而导致肺泡的过度膨胀，进一步加重肺损伤。因此，ARDS 患者机械通气过程中设置恰当的 PEEP 尤为重要，它能有效地维持肺泡开放的状态，避免肺泡塌陷，减少肺泡反复萎陷和复张而导致的剪切伤[2]。国际上既往对于 PEEP 的选择方法众多，包括最佳氧合法、ARDS Network PEEP-FiO_2 方案、P-V 曲线拐点法等，如何判断和选择最恰当的 PEEP 仍存在巨大的争议。

临床常用的 PEEP 滴定方法很难评估胸壁力学因素对 P_L产生的影响，胸膜腔内压与肺泡内压相互作用使肺扩张的压力即是 P_L，等于肺泡内压与胸膜腔内压差，即 P_L=肺泡内压-胸膜腔内压。当静息条件下，气道压用于克服呼吸系统的弹性阻力等于肺泡内压，也就是说 P_L等于气道压力减去胸膜腔内压。呼吸系统由主要由胸壁和肺组织组成，呼吸系统的总弹性阻力等于两者之和，也就是说在气道压力一定的情况下胸壁的弹性阻力增高，胸膜腔内压下降，P_L 下降，则会引起肺泡塌陷，通气量不足。因此，在机械通气过程中单纯气道压力不足以指导 ARDS 患者的 PEEP 滴定，P_L才是实际肺扩张的压力[3]。临床上通过呼吸机参数得到气道压力非常容易，但通过直接检测胸膜腔内压进而得到 P_L 却相对不易，胸膜腔是密闭空间，直接测量胸膜腔内压是有创的，临床极少应用。有学者认为食管内压的变化是评估胸膜腔内压最有效的指标，通过食管气囊技术测量 Pes 来替代胸膜压力检测[4]，进而计算出 P_L，个体化指导 ARDS 患者 PEEP 设置。机械通气过程中，气道内部分压力作用于肺组织，部分应力需要用来克服胸壁的弹性阻力，根据 P_L滴定出的 PEEP 兼顾到肺和胸壁二者的力学机制，更符合 ARDS 患者的呼吸病理生理[5-6]。

三、与之前研究的对比

近些年关于应用 Pes 指导 PEEP 滴定是研究的热点，早在 2008 年 Talmor 等[7]的前瞻性研究中发现 Pes 指导 PEEP 设置组与 ARDS Net 组相比，患者的氧合指数及呼吸系统的顺应性得到明显改善，且降低了 ARDS 患者 28 d 病死率。随后国内外又出现了大量的病例报道及研究均提示 P_L用于指导 PEEP 设置，能有助于合理管理 ARDS 患者的机械通气，进而改善患者氧合指数、呼吸系统顺应性，有利于肺开放，同时还可以监测肺组织应力，避免肺泡过度膨胀，具有肺保护作用，且有改善病死率的潜在可能，Pes 指导组的患者能从更高的 PEEP 水平中获益。该研究为什么出现了与之相悖的结果，在文献中也做了充分的分析：首先，在之前的研究中，对照组采用的是一种不那么激进的经验式 PEEP-FiO_2策略，导致组之间呼气末 P_L存在显著差异，而该研究中，组之间的早期呼气末 P_L没有显著差异。其次，在之前的研究中经验性 PEEP-FiO_2策略导致平均呼气 P_L在测量时小于 0 cmH_2O，可能诱发肺不张，而该研究中的经验性 PEEP-FiO_2策略维持平均呼气末 P_L在 0 cmH_2O 或更高。另外，在之前的试验中，按照指定方案用 Pes 指导 PEEP 滴定，驱动压下降，但对照组没有观察到变化，这表明在 Pes 指导组存在与 PEEP 相关的肺复张。而在该研究中，治疗组之间气道压力或跨肺驱动压力没有差距，从基线到方案初值之间也没有显著差异，这表明 PEEP 相关的肺复张最小。最后，在之前的试验中，大多数 ARDS 患者有肺外危险因素，其中 40% 的患者有腹腔内的危险因素（如胰腺炎、胆管炎、肠梗阻或肠穿孔等），而该研究以肺内因素为主，因为腹腔内因素引起的 ARDS，可表现出更大的可复张性。

同样这项研究也存在着几个局限性：存活率和其他终点的差异较小；参与调查人员对于 Pes 和 P_L测量方法存在差异；胸膜腔压力梯度的存在可能导致测量结果的差异；俯卧位与仰卧位通气状态在病死率获益上存在差异；ARDS 患者的个体差异可能导致的治疗反应不同。以上局限性的存在同样可能导致该研究出现分析结果的误差和研究结果的相对不严谨。

四、研究的意义

理论上，高 PEEP 可以保持大多数肺泡单位处于开放状态，减少区域的异质性，低 PEEP 可以避免顺应性好的肺泡区域过度膨胀，减少气压伤。所以才需要合适并恰当的方式来指导设置最佳 PEEP，在保障大部分肺泡开放状态下又避免了过度膨胀的气压伤。目前，对于重度 ARDS 患者，仍然建议设置高 PEEP，但对于轻度 ARDS 患者，高 PEEP 有时可能有害[8]。ARDS Network 经验性高 PEEP-FiO_2方案根据吸氧浓度来经验性的选择，其实未兼顾 ARDS 患者的呼吸力学特征，忽视了患者胸壁力学的改变，未能实现 PEEP 设置的个体化。Pes 通过测量胸膜腔内压来计算 P_L——肺膨胀的直接动力，设置合理的 P_L 能避免肺泡过度膨胀，减轻气压伤，还可以避免呼气末肺组织塌陷，减少萎陷伤。P_L 指导下的 PEEP 滴定兼顾了肺和胸壁力学机制，似乎更符合 ARDS 患者肺部的病理生理。但 Pes 检测易受到胸腔的顺应性，食管的顺应性，食管气囊的顺应性，胸腔、腹腔及纵隔内器官压迫的影响。而且 Pes 替代胸膜腔内压受食管压测量方法的影响，如体位、气囊气体量、心脏搏动等。有研究发现俯卧位时 Pes 较直立位绝对值高，但无随呼吸运动的变化的差异。同时还要避免气囊内过度充气，在测量过程中定期检查食管测压管所在的位置是否正确，以保证食管压和呼吸道压波形一致。在观察食管压波形时，要识别心脏收缩引起的心脏搏动信号，测量时应尽量避免在心脏振幅部位取值，以避免取值的误差。食管蠕动，也会出现明显的与呼吸周期无关的压力升高，导致检测误差。因为存在着诸多影响及干扰因素，食管压测量仍然存在着争议[9-10]。所以完全用 Pes 来评估 ARDS 患者的呼吸力学特征也有一定的局限性。

该研究为临床工作人员提供了新的信息：ARDS 患者理想的 PEEP 滴定策略存在不确定性，没有绝对的理想策略，这也就是该研究设计和实施的原因。

综上所述，该研究发现与经验性高 PEEP-FiO_2 方案相比，Pes 指导 PEEP 滴定方案只是理想的，实际上对改善大多数中重度 ARDS 患者的预后时无明显优势。但了解患者的 Pes 和 P_L 值可以帮助临床医生深入理解械通气患者胸壁和肺呼吸力学，有助于临床医师更加合理有效的管理患者的呼吸机参数，给予患者恰当的吸气支持，识别无效做功。而测量 Pes 作为唯一能区分胸壁和肺顺应性的手段，其在指导呼吸机管理方面值得更多的探索。

（华中科技大学同济医学院附属协和医院，李瑞婷，尚游）

》参考文献《

[1] FISH E, NOVACK V, BANNER-GOODSPEED V M, et al. The Esophageal Pressure-Guided Ventilation 2 (EPVent2) trial protocol: a multicentre, randomised clinical trial of mechanical ventilation guided by transpulmonary pressure[J]. BMJ Open, 2014, 4(9): e006356.

[2] RANIERI V M, RUBENFELD G D, THOMPSON B T, et al. ARDS definition task force acute respiratory distress syndrome: the Berlin definition[J]. JAMA, 2012, 307(23): 2526-2533.

[3] BAEDORF KASSIS E, LORING S H, TALMOR D. Mortality and pulmonary mechanics in

relation to respiratory system and transpulmonary driving pressures in ARDS[J]. Intensive Care Med,2016,42(8):1206-1213.

[4]TERRAGNI P,MASCIA L,FANELLI V,et al. Accuracy of esophageal pressure to assess transpulmonary pressure during mechanical ventilation[J]. Intensive Care Med,2017,43(1):142-143.

[5]LORING S H,TOPULOS G P,HUBMAYR R D. Transpulmonary pressure:the importance of precise definitions and limiting assumptions[J]. Am J Respir Crit Care Med,2016,194(12):1452-1457.

[6]MAURI T,YOSHIDA T,BELLANI G,et al. Esophageal and transpulmonary pressure in the clinical setting:meaning,usefulness and perspectives[J]. Intensive Care Med,2016,42(9):1360-1373.

[7]TALMOR D,SARGE T,MALHOTRA A,et al. Mechanical ventilation guided by esophageal pressure in acute lung injury[J]. N Engl J Med,2008,359(20):2095 -2104.

[8]CAVALCANTI A B,SUZUMURA É A,LARANJEIRA L N,et al. Writing Group for the alveolar recruitment for acute respiratory distress syndrome trial(ART) investigators. Effect of lung recruitment and titrated positive end-expiratory pressure(PEEP) vs low PEEP on mortality in patients with acute respiratory distress syndrome:a randomized clinical trial[J]. JAMA,2017,318(14):1335-1345.

[9]GUÉRIN C,RICHARD J C. Comparision of 2 correction methods for absolute values of esophageal pressure in subjects with acute hypoxemic respiratory failure,mechanically ventilated in ICU[J]. Respir Care,2012,57(12):2045-2051.

[10]GULATI G,NOVERO A,LORING S H,et al. Pleural pressure and optimal positive end-expiratory pressure based on esophageal pressure versus chest wall elastance:incompatibale results[J]. Crit Care Med,2013,41(8):1951-1957.

第三节 早期肺复张联合呼气末正压滴定的通气策略对急性呼吸窘迫综合征患者预后的影响

近年来，关于急性呼吸窘迫综合征(acute respiratory distress syndrome，ARDS)患者实施肺复张(recruitment maneuvers，RM)的机械通气策略是否改善患者预后仍存在争议，近年来几项Meta分析研究显示RM在降低ARDS患者的病死率方面存在不同结果[1-2]。2017版ATS/ESICM/SCCM临床实践指南专家意见推荐ARDS患者可实施RM，但实施RM的理想方式、时机及目标人群仍需要进一步探究[3]。针对这一争议，ART(Alveolar Recruitment Trial)工作小组发表了一项重要的临床研究，目的是探讨对中重度ARDS患者实施RM，以及根据呼吸系统最佳顺应性实施PEEP滴定，并与传统的低水平PEEP的机械通气方式对比，观察RM联合PEEP滴定后高水平PEEP的机械通气设置是否改善中重度ARDS患者28 d病死率[4]。

一、ART的研究概况

该研究一共纳入了1 013名根据AECC的标准诊断为ARDS，且满足中重度ARDS分级及机械通气时间小于72 h的患者。纳入的患者随机分配为对照组(n=512)和试验组(n=502)，对照组接受急性呼吸窘迫综合征协作网方案(ARDSnet)提供的低水平PEEP进行机械通气，试验组入组后给予负荷剂量的肌肉松弛剂，如果试验组入组患者存在液体反应性，将予以输注液体并维持血流动力学稳定。试验组RM及PEEP滴定的过程参考图1-2。在RM之后，试验组将按照VC模式及PEEP滴定值加上2 cmH_2O的PEEP水平设置呼吸机参数，如果24 h后氧合指数维持稳定或逐渐增加，PEEP每8 h下调2 cmH_2O。研究主要终点是28 d病死率，次要终点如下：住院时间或ICU入住时间；1～28 d内无机械通气时间；7 d内气胸发生且需要胸腔穿刺引流发生率；7 d内气压伤发生率；ICU内、院内、6个月病死率。

 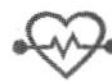

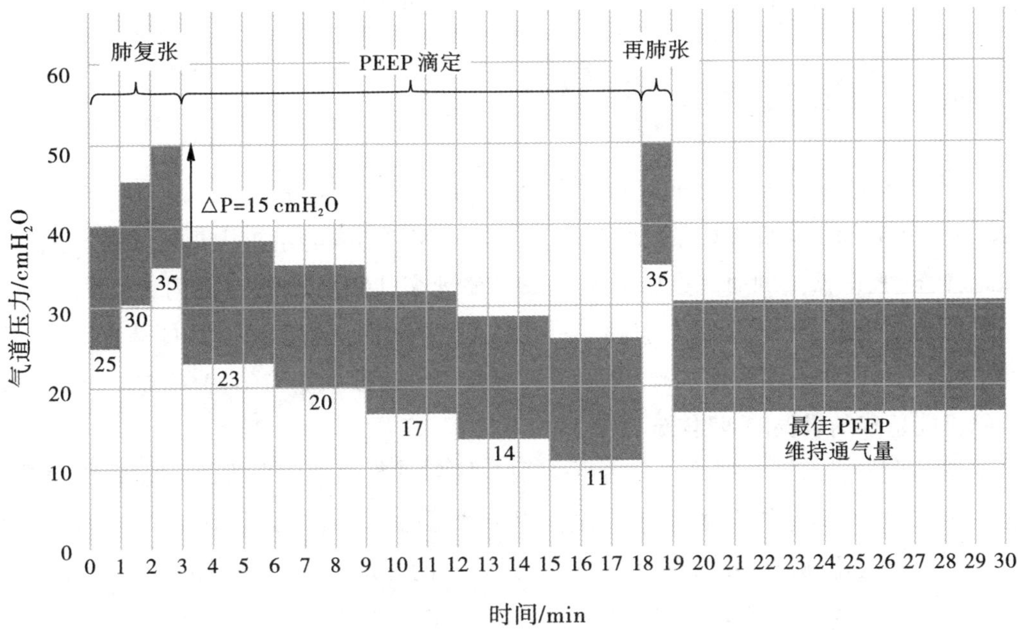

图 1-2　ART 试验采取的 RM 联合 PEEP 滴定实施方式

呼吸机初始设置为 PC 模式及 15 cmH_2O 的驱动压，RM 开始 PEEP 为 25 cmH_2O 维持 1 min，1 min 后增加至 30 cmH_2O，维持 1 min，然后增加至 35 cmH_2O，维持 1 min。RM 后 PEEP 的滴定：以 23 cmH_2O 的 PEEP 开始递减，每 3 min 降低 3 cmH_2O PEEP 至 11 cmH_2O，期间根据最佳肺顺应性测得最佳 PEEP。再次予以 35 cmH_2O 的 PEEP 再复张后维持最佳 PEEP+2 cmH_2O 水平的 PEEP。该方案是从第 556 名患者更改使用到最后，前 555 名患者采用的方案为：RM 阶段 PEEP 每 1 min 递增 10 cmH_2O，最高达 45 cmH_2O，PEEP 滴定每次降阶梯时间为 4 min。

此项研究试验组共计有 501 名、对照组共计有 509 名患者纳入数据分析。研究结果显示试验组及对照组之间的基本资料无显著差异，可进行比较分析。主要结果，28 d 内试验组中 277 名（55.3%）患者死亡，对照组中 251 名（49.3%）患者死亡，风险比（*RR*）为 1.20［95% *CI*（1.01，1.42）；*P*=0.041］，在调整了协变量、年龄、氧合指数、SAPS3 评分后再进行对比，风险比为 1.22［95% *CI*（1.03，1.45）；*P*=0.02］，试验组 28 d 病死率显著高于对照组。次要结果，试验组与对照组对比：住 ICU 时间 12.0 d（5.0～23.0 d）vs 14.0 d（7.0～23.0 d），无显著差异（*P*=0.51）；住院时间 15.0 d（5.0～32.0 d）vs 18.0 d（7.0～35.0 d），无显著差异（*P*=0.74）；7 d 内气胸需要胸腔闭式引流发生率 3.2%（16/501）vs 1.2%（6/509），试验组显著高于对照组（*P*=0.03）；7 d 内气压伤发生率 5.6%（28/501）vs 1.6%（8/509），试验组显著高于对照组（*P*=0.001）；ICU 内病死率与院内病死率两组无显著差别，但 6 个月病死率试验组（65.3%）显著高于对照组（59.9%），*P*=0.04。研究还发现：试验组 7 d 病死率（31.9%）显著高于对照组（25.5%），试验组 1 h 内血流动力学不稳定发生率(34.8%)显著高于对照组(28.3%),$P=0.03$。

二、ART研究的意义与局限性

ART试验是迄今为止关于RM联合PEEP滴定的机械通气方式是否改善中重度ARDS患者预后的一项最大规模的临床研究。该研究的结果显示对中重度ARDS患者实施RM联合PEEP滴定的通气策略增加了28 d病死率,同时增加了7 d内、6个月内病死率及气压伤发生率、气压伤导致的病死率,RM开始1 h内试验组血管活性药物需求量明显增加,低血压发生率明显增加及28 d无机械通气时间减少。当然,ART试验也存在部分缺陷可能造成结果误差,具体分析如下。

ART试验并没有区分试验组患者肺部是否具有可复张性。研究发现试验组患者实行RM联合PEEP滴定的机械通气后,试验组患者驱动压下降仅2 cmH_2O,且呼吸系统顺应性改善并不显著,极有可能试验组中大部分患者的肺部并不具备可复张性,对肺部不具备复张性的患者实施RM及PEEP滴定后维持高水平PEEP的机械通气策略并不合适,并最终有可能影响实验结果,造成更多的气压伤。

对照组严格执行了ARDSnet方案中的潮气量6 mL/kg或为限制平台压采取了更小的潮气量的呼吸机设置,最终对照组平均潮气量比ARDSnet方案更小。而且,对照组PEEP平均水平比既往研究均高3 cmH_2O左右。以上严格的小潮气量有可能降低了驱动压、减少呼吸机相关肺损伤,而更高的PEEP有可能减少肺的异质性和塌陷伤。这些都有可能影响了试验结果。

研究提到,部分患者在机械通气过程中出现了呼吸叠加现象,而这种现象有可能造成高PEEP水平组的患者肺过度扩张且与驱动压不成比例增高。

除此之外,ART试验仍存在不少局限性,如试验并不是完全的盲法试验、没有区分ARDS患者的亚型、试验的时间跨度过长、ARDS的治疗理念存在改变等干扰因素。

三、ART试验的启示与展望

ART试验得出了RM联合PEEP滴定的通气策略应用于中重度ARDS的患者并不改善其预后反而增加了相关并发症的结论,这为我们临床诊治ARDS带来了许多启发和借鉴。

首先,ARDS病理变化主要包括3个方面:肺泡-毛细血管损伤、肺泡通透性增加、炎症浸润。ARDS病理生理表现为弥漫性肺泡损伤,在重力依赖区出现肺不张及肺水肿,造成肺容积减少,称之为“婴儿肺”,以及肺顺应性下降和通气血流比失调。近年来人们已经逐渐意识到,ARDS患者的机械通气是一把双刃剑,不合理的呼吸机参数设置会加重

ARDS患者的肺损伤，从而导致二次呼吸机相关性肺损伤（ventilator-induced lung injury，VILI）。尽管目前仍存在争论，大量文献证实支持VILI发生机制主要有3个：①肺过度扩张引起压力伤或容量伤；②肺泡动态的开放与塌陷造成的剪切伤；③开放的肺泡与塌陷或水肿的肺泡之间的应力集中。由于以上原因造成的组织损伤导致二次炎症反应，称之为生物伤[5]。如上所诉，VILI临床常常表现为2种类型：容积伤和塌陷伤，两种VILI发生的机制不同，导致的结局也不相同，但两种VILI均可以导致肺基质微破裂，激活局部炎症，增加毛细血管通透性，并最终可能导致水肿[6]。因此，使用合理的机械通气策略避免VILI对于ARDS患者至关重要。

其次，RM联合PEEP滴定后较高水平的PEEP设置理念来源于1992年Lachmann等提出的“开放肺泡，维持肺泡开放”的理念。Lachmann假设剪切力可能占据了VILI的主导地位。为了使ARDS患者异质化肺部的剪切伤和塌陷伤最小化，他提出了“开放肺泡，维持肺泡开放”的理念[7]。ART试验中RM联合PEEP滴定后使用较高水平的PEEP目的是维持肺泡开放，达到一个均质的可通气的肺，减少塌陷伤和剪切伤，以此减少VILI的发生，从病理生理的角度来看是完全有益的、可行的。

再次，ATS指南建议的ARDS患者的平台压力应尽量限制为30 cmH_2O以下。然而，平台压小于30 cmH_2O时是否能打开中重度ARDS患者的塌陷的肺泡呢？Cressoni等[8]人进行了相关的临床实验分析，他们纳入了33名分别诊断为轻、中、重度未实行ECMO、重度并实行ECMO的ARDS患者，PEEP均设置为5 cmH_2O，呼吸机平台压分别设置为（19±2）cmH_2O、（28±0）cmH_2O和（40±2）cmH_2O，对患者进行肺部CT扫描，结果提示在中度、重度未实行ECMO、重度使用ECMO的ARDS患者组中随着平台压升高，复张的肺组织明显增多。常规限制ARDS患者平台压在30 cmH_2O以下时，10%～30%的肺组织在整个呼吸周期始终处于塌陷状态，因此给予高水平的平台压或者实施RM有可能开放中重度ARDS患者塌陷的肺组织。除此之外，该研究结果还显示对于研究的4组患者，PEEP水平从5 cmH_2O增加至15 cmH_2O时进行CT扫描发现肺泡在呼吸周期中反复开放关闭的比例并没有减少，同时对肺异质性分析提示PEEP的增加仅能改善肺部3%～4%的肺异质性，因此较高水平的PEEP并没有理论上维持肺泡开放的作用。实施RM打开ARDS患者塌陷的肺泡理论上是可行的，但维持高水平的PEEP并不一定能改善肺的异质性和减少肺泡反复开放关闭导致的肺剪切伤，且达不到减少VILI的作用，从而可能影响了ART的试验结果。

最后，ART试验设计上并没有区分试验组患者肺部是否具备可复张性。肺可复张性主要体现在实施RM之后患者功能残气量增加、驱动压下降、应力下降3个方面[9]。ART试验试验组实施RM联合PEEP滴定的策略后，观察到驱动压下降小于2 cmH_2O，极有可能试验组中大部分患者的肺脏并不具备可复张性。关于驱动压，Amato等[10]对9个现有的随机对照试验中3 562名ARDS患者进行多级中介分析发现，在所有的呼吸机参数中，驱动压（$\Delta P=V_T/C_{RS}$）能更好地预测 60 d 病死率，研究中发现高的平台压合并高的驱动压患者病死率更高，同样高水平 PEEP 的肺保护作用只有在同时合并驱动压下降才能体现出来。而且，V_T下降伴驱动压下降比单纯的降低 V_T更有益。同理，高水平 PEEP 伴驱动压下降对 ARDS 患者预后也更有益。由此，显示了驱动压在预测 ARDS 患者结局方面具有高度的敏感性。除此之外，Villar 等[11]人对 778 名中重度 ARDS 患者进行研究发现，对比潮气量、PEEP，平台压和驱动压与患者病死率有着更紧密的联系，平台压≥29 cmH_2O 或驱动压≥19 cmH_2O 均会增加患者的病死率。由此启示我们，RM 操作实施过程中需监测驱动压的变化，实施 RM 及 PEEP 滴定后维持较高的 PEEP 如果不能显著降低患者的驱动压，那么对于 ARDS 患者或许并无益处，这也许是导致 ART 试验中试验组患者病死率显著增加的一个重要因素。反过来，对实施 RM 或高水平 PEEP 设置后驱动压显著下降的患者，ART 试验中的 RM 联合 PEEP 滴定的通气策略也许是有效的、可以改善病死率的，这需要未来进一步更细致的研究去证实。

总结起来，ART 试验为我们解答了临床实施 RM 及 PEEP 滴定后维持较高水平的 PEEP 对于中重度 ARDS 患者是否有益的疑惑，但同时又带给我们新的疑问与挑战。ART 试验中试验组采用的通气策略并不一定是完美且合理的，驱动压与肺开放理念本身并不矛盾，挑战在于我们如何选择合理的方式既能达到肺开放又能显著地降低驱动压、减少 VILI 以及 RM 实施过程中各种并发症如气压伤及血流动力不稳定的发生。目前 PHARLAP[12]试验正在进行当中，试验同样采用常规 RM、根据外周血氧饱和度选择最合适 PEEP、在允许性高碳酸血症的情况下采取更小的潮气量，并与传统的机械通气方式进行对比。我们有理由相信，肺开放理念并不会过时，RM 也并不会完全退出历史舞台，RM 联合 PEEP 滴定的具体实施方式仍可进一步探究与完善，并有可能改善部分 ARDS 患者的结局。

（华中科技大学同济医学院附属协和医院，吴永然，袁世荧）

» 参考文献 «

[1] SUZUMURA E A. Effects of alveolar recruitment maneuvers on clinical outcomes in patients with acute respiratory distress syndrome: a systematic review and meta-analysis[J]. Intensive Care Med, 2014, 40(9): 1227-1240.

[2] LU J, WANG X, CHEN M Q, et al. An open lung strategy in the management of acuterespiratory distress syndrome: a systematic review and meta-analysis[J]. Shock, 2017, 48(1): 43-53.

[3] EDDY F, LORENZO D S, EWAN C, et al. An official american thoracic society/european

society of intensive care medicine/society of critical care medicine clinical practice guideline: mechanical ventilation in adult patients with acute respiratory distress syndrome[J]. Am J Respir Crit Care Med,2017,195(9):1253-1263.

[4] CAVALCANTI A B,SUZUMURA E A,LARANJEIRA L N,et al. Effect of lung recruitment and titrated positive end-expiratory pressure(PEEP) vs low PEEP on mortality in patients with acute respiratory distress syndrome: a randomized clinical trial [J]. JAMA,2017,318(14):1335-1345.

[5] NIEMAN G F,PENNY A,NADER M H,et al. Personalizing mechanical ventilation according to physiologic parameters to stabilize alveoli and minimize ventilator induced lung injury(VILI)[J]. Intensive Care Medicine Experimental,2017,5(1):8.

[6] FRANCESCO V,ELEONORA D,FRANCESCO C,et al. Determinants and prevention of ventilator-induced lung injury[J]. Crit Care Clin,2018,34(3):343-356.

[7] LACHMANN B. Open up the lung and keep the lung open[J]. Intensive Care Med, 1992,18(6):319-321.

[8] CRESSONI M,CHIUMELLO D,ALGIERI I,et al. Opening pressures and atelectrauma in acute respiratory distress syndrome[J]. Intensive Care Med,2017,43(5):603-611.

[9] PHILIP Z AND DIEDERIK G. Recruitment maneuvers and higher PEEP,the so-called open lung concept,in patients with ARDS[J]. Critical Care,2019,23(1):73.

[10] AMATO M B,MEADE M O,SLUTSKY A S,et al. Driving pressure and survival in the acute respiratory distress syndrome[J]. N Engl J Med,2015,372(8):747-755.

[11] VILLAR J,MARTÍN-RODRÍGUEZ C,DOMÍNGUEZ-BERROT A M,et al. A quantile analysis of plateau and driving pressures: effects on mortality in patients with acute respiratory distress syndrome receiving lung-protective ventilation[J]. Crit Care Med,2017,45(5):843-850.

[12] HODGSON C,COOPER D J,ARABI Y,et al. Permissive hypercapnia,alveolar recruitment and low airway pressure(PHARLAP): a protocol for a phase 2 trial in patients with acute respiratory distress syndrome[J]. Clinical Trial,2018,20(2):139-149.

第四节 食管压指导急性呼吸窘迫综合征患者的机械通气设置

2008 年 Talmor 等[1]人在《新英格兰医学杂志》发表了 EPVent 研究，发现应用食管压(esophageal pressure，Pes；用于估测胸膜腔内压)指导呼气末正压(positive end-expiratory pressurc，PEEP)滴定能改善急性呼吸窘迫综合征(acute respiratory distress syndrome，ARDS)患者的氧合和顺应性，病死率也有改善的统计学趋势。由于样本量的限制，该团队继续开展了旨在进一步扩大样本量的 EPVent Ⅱ研究。经过 10 年的漫长等待，该研究结果终于在 *JAMA* 发表，遗憾的是带给我们的又是一个阴性的结果，那么应该如何解读这样一个结果呢?

一、EPVent Ⅱ研究概况

该研究是在北美 14 所医院进行的一项二期临床随机对照研究。研究的基本假设如下。调整 PEEP 以对抗胸膜腔内压能够减轻 ARDS 患者肺损伤并改善临床预后。研究目的在于验证与经验性高 PEEP-FiO_2表格法相比，Pes 指导 PEEP 滴定对于中重度 ARDS 患者是否更有效。

2012 年 10 月 31 日至 2017 年 9 月 14 日，研究共纳入 200 名接受机械通气的成人(>16 岁)中重度 ARDS 患者(PaO_2 ∶ FiQ_2≤200 mmHg)。患者随机分配至 P_{es}指导 PEEP 设置组(n=102)或经验性高 PEEP-FiO_2表格组(对照组 n=98)。P_{es}指导 PEEP 设置组根据跨肺压(transpulmonary pressure，P_L，计算方法为气道压减去 P_{es})设置 PEEP，使呼气末 P_L 维持在 0 cm H_2O 以上；对照组使用与 OSCILLATE 研究相同的高 PEEP-FiO_2表格设置 PEEP[2]。所有患者均接受小潮气量通气(4～8 mL/kg)，限制吸气末 P_L在 20 cmH_2O(P_{es}组)或吸气末平台压在 35 cmH_2O(对照组)以下。研究的主要转归指标为根据死亡及 28 d 内无机械通气天数(存活者)计算得出的复合评分。预先确定的次要转归指标包括 28 d 病死率、存活者无机械通气天数及对挽救性治疗的需求等。

研究共纳入 200 名患者[年龄为(56±16)岁；女性占 46%]并完成了 28 d 随访。主要终点在两组间无显著差异[P_{es}指导 PEEP 设置组预后更好的概率:49.6%,95% *CI*(41.7%,57.5%);*P*=0.92]。在第 28 d 时,P_{es}指导设置 PEEP 组有 33 名(32.4%),对照组有 30 名(30.6%)患者死亡[风险差异 1.7%,95% *CI* (-11.1%,14.6%);*P*=0.88]。两组存活患者无机械通气天数无显著差异[中位数(四分位间距):22(15,24)d vs 21(16.5,24)d;中位差异 0 d,95% *CI*(-1,2);*P*=0.85]。唯一的阳性结果是 P_{es}指导 PEEP 设置组患者更少接受挽救治疗[4/102(3.9%) vs 12/98(12.2%);风险差异 -8.3%,95% *CI*(-15.8%,-0.8%),*P*=0.04]。其他 7 项预先确定的次要临床终点也没有显著差异。包括气压伤在内的不良事件在 P_{es}指导 PEEP 设置组和对照组分别有 6 名和 5 名患者出现(*P*>0.99)。

基于研究数据作者得出结论:对于中重度 ARDS 患者,与经验性高 PEEP-FiO_2表格法相比,P_{es}指导 PEEP 设置不能改善死亡及无机械通气天数。研究结果不支持在 ARDS 患者使用 P_{es}指导 PEEP 滴定。

二、EPVent 和 EPVent Ⅱ研究的差异

2008 年的 EPVent 研究获得了相当喜人的成果,美中不足的是没有得到病死率改善的阳性统计学结果(17% vs 39%,*P*=0.055),而且是一个单中心的研究。作为 EPVent 研究的延续,EPVent Ⅱ研究实际上作出了相当大的改动。单从正式实施前发表的研究方案看[3],就有如下差别。①纳入患者的标准发生了改变,纳入的 PaO_2 : FiO_2 比值从 300 mmHg 下降到了 200 mmHg;②对照组中使用的 PEEP 滴定方法发生了改变,EPVent 研究中的对照组使用的是 2000 年 ARDSnet 的低 PEEP-FiO_2表格[4],而 EPVent Ⅱ研究采用的是 OSCILLATE 研究的高 PEEP-FiO_2表格[2];③EPVent Ⅱ研究中干预的时间增加到了 28 d(相对于之前的3 d);④主要转归指标从氧合指标的改善变成了联合了病死率和无机械通气时间的复合指标。

从实际研究结果来看,我们也能发现 EPVent Ⅱ和 EPVent 间的巨大差异。

(1)由于纳入标准的改变,患者群体发生了非常明显的变化。EPVent 研究纳入的患者中,肺内源性 ARDS 仅占 20%;而 EPVent Ⅱ研究纳入的患者中肺内源性 ARDS 占比则高达 85%。

(2)由于所采用的 PEEP-FiO_2表格不同,对照组最终设置的 PEEP 水平在两个研究中也明显不同:EPVent 中干预组的 PEEP 水平要显著高于对照组,而 EPVent Ⅱ中两组间的 PEEP 水平基本相同。也因为 PEEP 水平相似,EPVent Ⅱ中两组患者呼气末的 P_L都能维持在>0 cmH_2O 的水平,而在 EPVent 中对照组的呼气末的 P_L往往低于 0 cmH_2O,意味着肺有塌陷的趋势。

(3)之前 EPVent 研究中的治疗组,在接受 P_{es}指导设置的 PEEP 后驱动压有下降的趋

势，而驱动压是 ARDS 患者死亡的良好预测指标。在 EPVent Ⅱ中，没有观察到这样的驱动压下降。

三、EPVent Ⅱ研究结果的解读

如前所述，EPVent Ⅱ研究与之前 EPVent 研究间存在明显差异，而这些差异很可能导致了 EPVent Ⅱ研究的阴性结果。

首先，由于 EPVent Ⅱ研究采用了高 PEEP-FiO_2表格，导致两组间的 PEEP 设置总体上处于相似的水平——虽然存在特例，如干预组内最高的个体 PEEP 值达到了惊人的 36 cmH_2O，而对照组由于 PEEP-FiO_2表格的限制最大值也不过 24 cmH_2O。相似的 PEEP 设置也带来了相似的 P_L 改变——不论是吸气末还是呼气末——及相似的驱动压。这就不难解释为什么两组之间的各种转归指标没能得出明显的差异。

其次，由于纳入标准的不同，EPVent Ⅱ研究和 EPVent 研究纳入的患者人群不同。我们知道，ARDS 患者对 PEEP 的反应性与肺的可复张性有关，通常来说，相较于肺内源性的 ARDS，肺外源性的 ARDS 可复张性更大，对于 PEEP 的反应也更好。EPVent Ⅱ研究纳入了更多肺内源性的 ARDS 患者，这些患者相对而言对于 PEEP 的反应性是不好的。研究数据也支持这一推论，不同于 EPVent 中升高 PEEP 后可以观察到驱动压的下降，EPVent Ⅱ中没有发现升高 PEEP 后驱动压有下降的趋势。这意味着患者的肺复张潜能很小，很可能无法从 PEEP 滴定中获益，甚至高 PEEP 还可能导致原本开放的肺过度膨胀加重肺损伤，以及右心后负荷的加重进而影响血流动力学。

四、EPVent Ⅱ研究的启示和展望

机械通气仍然是 ARDS 治疗的基石，但近年来，随着对 ARDS 和机械通气认识的深入，人们越来越多地认识到，机械通气事实上是一把“双刃剑”，在纠正患者致命性低氧血症的同时，也在对肺持续造成伤害，即所谓的呼吸机相关性肺损伤(ventilator-induced lung injury，VILI)。机械通气治疗的目标，也逐渐从单纯的保证通气、改善氧合转移到避免 VILI、保护肺功能上来，并催生出了以小潮气量通气为代表的肺保护性通气策略[4-5]。

PEEP 作为肺保护性通气策略的重要组成部分，能够保持肺泡的开放，并有潜在的复张效能，从而能改善患者的氧合和顺应性。但目前仍缺乏确切有效的 PEEP 的滴定策略，可能的原因之一在于患者个体间呼吸力学的差异-相同的顺应性改变可能来源于肺的病变(如 ARDS)，也可能来源于胸壁的改变(如腹腔高压、大量胸腔积液等)，从而使根据呼吸力学个体化滴定 PEEP 的重要性凸显出来。

正是基于以上理由，才催生了利用 P_{es}监测指导 PEEP 滴定的研究。但是值得一提的

是，在真正应用 P_{es} 前我们还有很多技术上的困难需要克服。P_{es} 测量结果受到诸多因素的影响，如 P_{es} 监测导管的气囊容积、位置、食管壁弹性和纵隔器官的重量等。以气囊容积为例，Mojoli[6]等在体外实验中比较了 6 种不同导管的合理气囊容积，发现不同类型的气囊具有各自不同的理想工作容积，且该容积随气囊周围压力的升高而增大。随后的临床研究也提示气囊的压力-容积曲线呈“S”形，中间呈线性相关的平坦部分代表气囊的理想工作容积，能够较准确地反映气囊周围压力[7]。而一旦气囊充气不足或过度充气，则会明显的低估或高估食管压。这些研究提示我们，在气囊周围压力发生变化的时候（比如明显升高了 PEEP），需要对气囊的容积进行校正，方能得到正确的 P_{es}。

假设 P_{es} 的测量是正确的，如何利用得到的 P_{es} 计算 P_L 也存在方法学上的争论。实际操作中，最简单的 P_L 计算方法是直接采用气道压与 P_{es} 绝对值的差值，这也正是 EPVent Ⅱ研究中所采用的方法。但胸膜腔内压向食管的传导受到纵隔器官重量的影响（尤其是仰卧位时），因此应用 P_{es} 的绝对值计算 P_L 存在争议。也有学者推荐使用基于 P_{es} 变化值来对 P_L 进行校正的方法，即所谓的释放衍生法（release-derived method）和弹性衍生法（elastance-derived method）[8]。限于篇幅，此处不作详细介绍。

驱动压是另一个值得讨论的话题。不看具体数值，仅从文章所附的图 1-2 中我们可以看出，气道驱动压的箱式图箱体上缘大约位于 15 cmH_2O 的水平。而我们知道，箱式图箱体的上缘代表的是上四分位数。换句话说，意味着人群中有接近 1/4 的个体其气道驱动压是高于 15 cmH_2O 的。Amato 等[9]人的研究提示我们，高气道驱动压与患者病死率的增加存在明确的关联。虽然驱动压的概念很有吸引力，但是如何应用驱动压来指导机械通气的设置本身也还在探索之中。本研究中没有使用驱动压，而是分别以吸气末的 P_L 和平台压作为“安全限制”。如果引入驱动压作为“安全限制”，并相应地调节潮气量，是否会带来不同？而基于 P_{es} 计算得到的跨肺驱动压的安全数值更是未知数，也有待未来的研究进一步探索。

虽然现有的证据并不支持在 ARDS 患者中使用 P_{es} 来指导 PEEP 滴定，理由是这样一种费用高、操作复杂、结果解读困难的方法，并不优于 PEEP-FiO_2 表格这样一种简单的工具。但是不能否认，P_{es} 的应用并不仅仅局限于指导 PEEP 的设置。P_{es} 监测仍然是了解一个 ARDS 患者呼吸生理改变（包括监测人机同步性），并做出个体化设置的有用工具。

（福建省立医院，陈晗，于荣国）

» 参考文献 «

［1］TALMOR D，SARGE T，MALHOTRA A，et al. Mechanical ventilation guided by esophageal pressure in acute lung injury［J］. N Engl J Med，2008，359（20）：2095-2104.

[2] FERGUSON N D, COOK D J, GUYATT G H, et al. High-frequency oscillation in early acute respiratory distress syndrome[J]. N Engl J Med, 2013, 368(9):795-805.

[3] FISH E, NOVACK V, BANNER - GOODSPEED V M, et al. The esophageal pressure-guided ventilation 2(EPVent2) trial protocol: a multicentre, randomised clinical trial of mechanical ventilation guided by transpulmonary pressure[J]. BMJ Open, 2014, 4(9):e006356.

[4] THE ACUTE RESPIRATORY DISTRESS SYNDROME NETWORK. Ventilation with lower tidal volumes as compared with traditional tidal volumes for acute lung injury and the acute respiratory distress syndrome[J]. N Engl J Med, 2000, 342(18):1301-1308.

[5] FAN E, DEL SORBO L, GOLIGHER E C, et al. An official american thoracic society/european society of intensive care medicine/society of critical care medicine clinical practice guideline: mechanical ventilation in adult patients with acute respiratory distress syndrome[J]. Am J Respir Crit Care Med, 2017, 195(9):1253-1263.

[6] MOJOLI F, CHIUMELLO D, POZZI M, et al. Esophageal pressure measurements under different conditions of intrathoracic pressure. An in vitro study of second generation balloon catheters[J]. Minerva Anestesiol, 2015, 81(8):855-864.

[7] MOJOLI F, IOTTI G A, TORRIGLIA F, et al. In vivo calibration of esophageal pressure in the mechanically ventilated patient makes measurements reliable [J]. Critical Care, 2016, 20(1):98.

[8] CHIUMELLO D, CRESSONI M, COLOMBO A, et al. The assessment of transpulmonary pressure in mechanically ventilated ARDS patients [J]. Intensive Care Med, 2014, 40(11):1670-1678.

[9] AMATO M B, MEADE M O, SLUTSKY A S, et al. Driving pressure and survival in the acute respiratory distress syndrome[J]. N Engl J Med, 2015, 372(8):747-755.

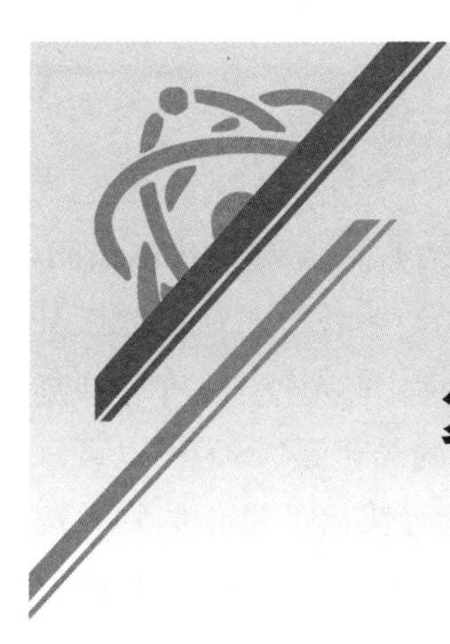

第五节 脑氧饱和度在心肺复苏中的应用研究进展

中国每年约有50万人死于心搏骤停（cardiac arrest，CA），过去的几十年里，心肺复苏（cardiopulmonary resuscitation，CPR）和复苏后监护治疗方面取得了重大进展，这些措施包括加强对心肺复苏非专业救援人员的培训，早期除颤，早期经皮冠状动脉介入治疗，以及实施目标温度管理[1-2]。尽管做出了这些努力，仍有70%的院外心搏骤停（out-of-hospital cardiac arrest，OHCA）患者住院救治后最终死于缺氧后脑损伤[3]。

心肺复苏监测目前以临床参数为指导，如意识水平、呼吸模式、可触摸脉搏、连续心电图监测和呼气末二氧化碳（end-tidal capnography，$ETCO_2$）[4]。它们对大脑没有特异性，可能需要胸外按压的中断。最重要的是它们不能提供重要器官氧气供应的直接信息。在心肺复苏过程中缺乏对大脑的具体和可靠的监测，使得医护人员不知道心肺复苏的有效性。已发表的CPR指南增加了对监测改善心肺复苏质量方法的关注，以改善心搏骤停的结果[5-6]。最近的成人心肺复苏研究评估了$ETCO_2$和脑氧饱和度（cerebralr SO_2，C-rSO_2）作为评估心肺复苏效果的指标[7-8]。

近红外光谱（near infrared spectroscopy，NIRS）是一种无创连续测量组织氧饱和度的监测技术[9]。第一个商用脑氧饱和度监测仪于1991年上市[10]。近年来，近红外光谱仪作为一种有价值的非侵入性脑监测手段被引入成人心脏手术中，其中术中脑氧饱和度与术后神经认知功能和预后显著相关[11]。在CA患者中，脑氧饱和度测定已成为一种实时的脑供氧指标，可用于优化CPR期间和之后的脑氧合。近红外光谱发出红外光（700～950 nm波长），皮肤中的黑色素吸收不明显，可以无创监测局部脑氧饱和度（rSO_2）。近红外光谱电极被放置在前额皮质上方的头皮上，采样体积位于颅骨[12]下方约2 cm处。由于大约70%的样本血液是静脉的，正常的rSO_2是60%～80%。与动脉脉搏血氧仪不同的是，rSO_2在血流不搏动甚至不存在的情况下仍然可以测量，这使得近红外光谱可以用于CA。与脑电图不同，近红外光谱不受CPR产生的运动干扰的影响。

一、脑氧饱和度是评价心肺复苏质量的一项指标

只有1项研究进行了IHCA患者应用rSO_2结合CPR质量反馈监测(CPR quality feedback monitor,Q-CPR)[13]。采用Q-CPR对4例不同患者进行了4个阶段心肺复苏质量监测,发现为非最佳复苏质量,优化心肺复苏并没有导致rSO_2的显著变化。尽管心肺复苏术的质量在其中3人的心肺复苏术开始时很好。另一项研究的结论是,rSO_2可以可靠地评估胸外按压的质量,尽管胸外按压质量仅靠人工观察,并没有获得可量化的胸外按压指标[14]。由于在CPR质量较差时无法获得rSO_2值,因此无法确定胸外按压质量降低与rSO_2之间的关系。

使用自动胸压设备可以提高胸外按压的质量[15-16]。当比较人工胸外按压与机械胸外按压复苏患者的rSO_2时,机械胸外按压复苏患者的rSO_2平均值更高。此外,在用机械胸外按压复苏的猪身上发现了大脑皮质血流量的增加。这些发现支持了rSO_2可以测量胸外按压质量的假设[17]。

Ito等[18]评估了旁观者CPR对rSO_2的影响,但没有评估其质量。纳入了186例到达急诊科时仍CA的OHCA患者,旁观者CPR组(76例)的患者入院时rSO_2值为(33±20)%(620),另一组为(22±13)%(P=0.000 03)。作者的结论是,旁观者CPR组患者rSO_2明显高于对照组。然而作者仅发现旁观者CPR与较高的脑氧合度之间存在关联,并不能证明两者之间存在因果关系。

还有一些研究观察到心肺复苏中随着医护人员的更换,rSO_2值下降,当心肺复苏措施优化时,rSO_2值增加[19-20]。3份病例报告测量了心脏手术时患者意外发生CA时的rSO_2,在心跳停止时,rSO_2值下降,随后在胸外按压时rSO_2值增加或保持不变。当达到自主循环恢复(return of spontaneous circulation,ROSC)或启动体外循环时,rSO_2进一步升高。这些说明了胸外按压对rSO_2的影响及rSO_2对血流动力学不稳定性的敏感性。

二、心肺复苏时的脑饱和度可作为ROSC和神经学结果的预测指标

脑氧饱和度作为ROSC和神经功能预后的预测因子在心肺复苏和CA后的不同时间点的研究仅在医院环境中进行过。

三项研究表明,到达时测量的rSO_2可在预测CA后1周或出院时的神经功能预后方面发挥作用[21-22]。Ito等[22]研究了92名OHCA患者,在患者到达急诊科后1 min的CPR期间测量rSO_2。rSO_2值<25%的患者无一存活,而rSO_2值>40%的患者有50%存活(P<0.000 1)。入院时第一个rSO_2值与出院时良好的神经功能CPC(cerebral performance category)评分1~2分呈正相关。尽管存在正相关关系,但急诊入院时rSO_2值与神

经结局之间的因果关系尚未确定。在他们进行的多中心研究中(620 名患者),证实患者到达急诊时的 rSO_2,以及持续的 CPR,可以预测 OHCA 后 90 d 的神经学结果[21]。

到达急诊科后,心肺复苏中 ROSC 患者的总体平均 rSO_2 显著高于未 ROSC 的患者(59 例OHCA 和 15 例 IHCA)[19,23]。Singer 等[23]人的一项研究中,ROSC 组的 rSO_2 平均值为43.8%,而非 ROSC 组的 rSO_2 平均值为 34.2%(P=0.001)。在一项较小的仅纳入 IHCA 患者的研究中,ROSC 组 rSO_2 总体均值为(35±5)%,显著高于未 ROSC 组(18±0.4)%(p<0.001)[19]。在这个小样本研究中,如果心肺复苏 5 min 时平均 rSO_2 值为48%,则 ROSC 的阳性预测值为 1.0。

在心肺复苏过程中,较高的 rSO_2 值与明显较高的 ROSC 率相关。在对26 项观察性研究(1995—2016)的回顾中,ROSC 患者的 rSO_2 平均值为(41±12)%,而未 ROSC 患者的 rSO_2 平均值为(30±12)%(P=0.009)[24]。然而,两组 rSO_2 值有很大的重叠。在 183 例住院 CA(IHCA)患者中[25],25% rSO_2 截点值预测未 ROSC 的特异性为 100(94,100)%,65% rSO_2 截点值预测 ROSC 的特异性为 99(95,100)%。但这些值对应于分布的极值,因此相关灵敏度较低[分别为 13(8,21)% 和 21(12,33)%]。

在 CPR 过程中,rSO_2 趋势似乎比平均值或单时间点记录的值更能预测 ROSC。在一项对 329 例 ROSC 和非 ROSC 患者复苏期间院外 CA(OHCA)[26] rSO_2 均稳定升高的研究中,ROSC 组升高幅度为 2 倍[中位数为 17(6,29)% vs 8(2,13)%;P<0.001]。在对主要混杂因素进行调整后,CPR 期间 rSO_2 增加 15% 以上是 ROSC 的最佳预测因子[*OR* 4.88,95% *CI*(2.79,8.54)]。

正如对呼末二氧化碳($ETCO_2$)的观察,CPR 过程中 rSO_2 值的突然增加表明 ROSC 发生了[27]。在一项对 53 例 OHCA 患者的研究中,22 例(42%)在心肺复苏平均 22.5 min 后出现 ROSC;当发生 ROSC 时,中位 rSO_2 在 3 分诊[28]内从 2.5% 上升到 51%。与 $ETCO_2$ 相比,rSO_2 用于 CPR 监测的一个潜在优势是,rSO_2 信号的检测不需要先进的气道管理。

三、脑血氧测定在复苏后监护中的应用

优化脑氧合和灌注是复苏后治疗的重要内容之一。在 1/3 的 CA 存活患者中,脑血流量(cerebral blood flow,CBF)的自动调节功能丧失[29],而在其他患者中自动调节范围缩小、右移[30],CBF 仅在一个窄范围和更高的平均动脉压(MAP)时保持与 MAP 一致。在临床研究中,个体患者 rSO_2 和 MAP 之间的相关系数(称为 COX)最小时,MAP 最优[30]。在从 CA 复苏的儿童中,偏离最佳 MAP 与较差的神经结局相关[29,31]。在一项对 51 名复苏的昏迷患者进行的的研究中,低于最佳 MAP 的时间与低存活概论相关[*OR*=0.97,*CI*(0.96,0.99),P=0.02][30]。

脑血管对 CO_2 的反应性一般在 CA 后被保留下来,为了优化 CBF 和脑氧合,可以利用

控制动脉血二氧化碳分压($PaCO_2$)。最近的COMACARE随机试验研究发现,复苏的昏迷患者中,高正常值(5.8~6.0 kPa)的 $PaCO_2$ 同高 rSO_2 的相关性高于正常值(4.5~4.7 kPa)的 $PaCO_2$[32]。

四、当前的限制和未来的展望

心肺复苏过程中较高的 rSO_2 值与ROSC或神经恢复率之间的关系表明,rSO_2 可作为优化心肺复苏质量的生理指标。然而,这种联系的性质并不完全清楚。事实上,由于近红外光谱信号可能受到脑外循环[33]的干扰,心肺复苏过程中的 rSO_2 值可能反映的是全身而不是脑灌注。此外,达到ROSC的患者通常在复苏尝试开始时 rSO_2 值较高[24],因此不清楚这些患者的 rSO_2 较高是反映了更有效的CPR,还是反映了其他有利因素,如目击状态或更短的无血流时间。

虽然较低的 rSO_2 水平与复苏昏迷患者较差的神经预后有关[34],但观察性研究并未显示复苏早期 rSO_2 平均值与神经预后之间存在关联。在COMACARE试验中,平均 rSO_2 的变化与神经元特异性烯醇化酶(神经元缺血的标志)水平的差异无关。然而,所有研究组的 rSO_2 值都在正常范围内。虽然最近的一项研究表明 rSO_2 与经颅多普勒无创评估的脑灌注压力呈正相关[35],但这一模型及基于COX的其他研究模型的局限性在于,rSO_2 与CBF之间的关系尚不清楚。需要进一步的研究来确定脑氧饱和度是否在复苏中有真正的价值,但基于目前的证据,它还没有准备好用于常规临床使用。

(河南科技大学第一附属医院急诊医学部,胡莹莹)

》参考文献《

[1] BERG R A. Part 5: Adult basic life support 2010 American Heart Association Guidelines for Cardiopul-monary Resuscitation and Emergency Cardiovascular Care[J]. Circulation 2011,124(15):E402.

[2] NEUMAR R W, SHUSTER M, CALLAWAY C W, et al. Part 1: executive summary: 2015 American Heart Association Guidelines Update for Cardiopulmonary Resuscitation and Emergency Cardiovascular Care[J]. Circulation, 2015, 132(18 Suppl 2): S315-S367.

[3] LAVER S, FARROW C, TURNER D, et al. Mode of death after admission to an intensive care unit following cardiac arrest[J]. Intensive Care Med, 2004, 30(11): 2126-2128.

[4] NEUMAR R W, OTTO C W, LINK M S, et al. Part 8: Adult advanced car- diovascular life

support 2010 American Heart Association Guidelines for Cardiopulmonary Resuscitation and Emergency Cardiovascular Care[J]. Circulation,2010,122(18 Suppl 3):S729-767.

[5] PERKINS G D, HANDLEY A J, KOSTER R W, et al. European Resuscitation Council Guidelines for Resuscitation 2015: Sect. 2. Adult basic life support and automated external defibrillation[J]. Resuscitation,2015,95:81-99.

[6] KOYAMA Y, WADA T, LOHMAN B D, et al. A new method to detect cerebral blood flow waveform in synchrony with chest compression by near-infrared spectroscopy during CPR[J]. Am J Emerg Med,2013,31(10):1504-1508.

[7] SINGER A J, NGUYEN R T, RAVISHANKAR S T, et al. Cerebral oximetry versus end tidal CO_2 in predicting ROSC after cardiac arrest [J]. Am J Emerg Med, 2017, S0735675717306952.

[8] CHANDRASEKHARAN P, VALI P, RAWAT M, et al. Continuous capnography monitoring during resuscitation in a transitional large mammalian model of asphyxial cardiac arrest[J]. Pediatr Res,2017,81(6):898-904.

[9] MURKIN J M, ARANGO M. Near-infrared spectroscopy as an index of brain and tissue oxygenation[J]. Br J Anaesth,2009,103(Suppl 1):i3-13.

[10] MCCORMICK P W, STEWART M, GOETTING M G, et al. Regional cerebro-vascular oxygen saturation measured by optical spectroscopy in humans[J]. Stroke,1991,22(5):596-602.

[11] TANG L, KAZAN R, TADDEI R, et al. Reduced cerebral oxygen saturation during thoracic surgery predicts early postoperative cognitive dysfunction[J]. Br J Anaesth,2012,108(4):623-629.

[12] SKHIRTLADZE-DWORSCHAK K, DWORSCHAK M. Cerebral oximetry and cardiac arrest[J]. Semin Cardiothorac Vasc Anesth,2013,17(4):269-275.

[13] KÄMÄRÄINEN A, SAINIO M, OLKKOLA K T, et al. Quality controlled manual chest compressions and cerebral oxygenation during in hospital cardiac arrest[J]. Resuscitation,2012,83(1):138-142.

[14] KOYAMA Y, WADA T, LOHMAN B D, et al. A new method to detect cerebral blood flow wave form in synchrony with chest compression by near-infrared spectroscopy during CPR[J]. Am J Emerg Med,2013,31(10):1504-1508.

[15] OLASVEENGEN T M, WIK L, STEEN P A. Quality of cardiopulmonary resuscitation before and during transport in out-of-hospital cardiac arrest[J]. Resuscitation,2008,76(2):185-190.

[16] STAPLETON E R. Comparing CPR during ambulance transport. manual vs. mechani-

cal methods[J]. J Emerg Med Serv,1991,16(9):63-64.

[17] RUBERTSSON S,KARLSTEN R. Increased cortical cerebral blood flow with LUCAS,a new device for mechanical chest compressions compared to standard external compressions during experimental cardiopulmonary resuscitation[J]. Resuscitation,2005,6(3):357-363.

[18] ITO N,NANTO S,NAGAO K,et al. Bystander-initiated cardiopulmonary resuscitation can curb the deterioration of regional cerebral oxygen saturation on hospital arrival in patients with cardiac arrest[J]. Resuscitation,2012,8(8):e167-168.

[19] PARNIA S,NASIR A,SHAH C,et al. A feasibility study evaluating the role of cerebral oximetry in predicting return of spontaneous circulation in cardiac arrest[J]. Resuscitation,2012,83(8):982-985.

[20] MEEX I,DE DEYNE C,DENS J,et al. Feasibility of absolute cerebral tissue oxygen saturation during cardiopulmonary resuscitation[J]. Crit Care,2013,17(2):R36.

[21] ITO N,NISHIYAMA K,CALLAWAY C W,et al. Noninvasive regional cerebral oxygen saturation for neurological prognostication of patients with out-of-hospital cardiac arrest:a prospective multicenter observational study[J]. Resuscitation,2014,85(6):778-784.

[22] ITO N,NANTO S,NAGAO K,et al. Regional cerebral oxygen saturation on hospital arrival is a potential novel predictor of neurological outcomes at hospital discharge in patients with out-of-hospital cardiac arrest[J]. Resuscitation,2012,83(1):46-50.

[23] SINGER A J,AHN A,INIGO-SANTIAGO L A,et al. Cerebral oximetry levels during CPR are associated with return of spontaneous circulation following cardiac arrest:an observational study[J]. Emerg Med J,2015,32(5):353-356.

[24] SCHNAUBELT S,SULZGRUBER P,MENGER J,et al. Regional cerebral oxygen saturation during cardiopulmonary resuscitation as a predictor of return of spontaneous circulation and favourable neurological outcome-a review of the current literature[J]. Resuscitation,2018,125:39-47.

[25] PARNIA S,YANG J,NGUYEN R,et al. Cerebral oximetry during cardiac arrest:a multicenter study of neurologic outcomes and survival[J]. Crit Care Med,2016,44(9):1663-1674.

[26] GENBRUGGE C,DE DEYNE C,EERTMANS W,et al. Cerebral saturation in cardiac arrest patients measured with near-infrared technology during pre-hospital advanced life support. Results from Copernicus I cohort study[J]. Resuscitation,2018,129:107-113.

[27] SANDRONI C,DE SANTIS P,D'ARRIGO S. Capnography during cardiac arrest[J]. Resuscitation,2018,132:72-77.

[28] PROSEN G, STRNAD M, DONIGER S J, et al. Cerebral tissue oximetry levels during pre-hospital management of cardiac arrest - a prospective observational study [J]. Resuscitation, 2018, 129: 141-145.

[29] SEKHON M S, Griesdale D E. Individualized perfusion targets in hypoxic ischemic brain injury after cardiac arrest[J]. Crit Care, 2017, 21(1): 259.

[30] AMELOOT K, GENBRUGGE C, MEEX I, et al. An observational near-infrared spectroscopy study on cerebral autoregulation in post-cardiac arrest patients: time to drop 'one-size-fits-all' hemodynamic targets? [J]. Resuscitation, 2015, 90: 121-126.

[31] LEE J K, BRADY K M, CHUNG S E, et al. A pilot study of cerebrovascular reactivity autoregulation after pediatric cardiac arrest[J]. Resuscitation, 2014, 85(10): 1387-1393.

[32] JAKKULA P, REINIKAINEN M, HASTBACKA J, et al. Targeting two different levels of both arterial carbon dioxide and arterial oxygen after cardiac arrest and resuscitation: a randomised pilot trial[J]. Intensive Care Med, 2018, 44(12): 2112-2121.

[33] CACCIOPPOLA A, CARBONARA M, MACRI M, et al. Ultrasound-tagged near-infrared spectroscopy does not disclose absent cerebral circulation in brain-dead adults[J]. Br J Anaesth, 2018, 121(3): 588-594.

[34] BOUGLE A, DAVIAUD F, BOUGOUIN W, et al. Determinants and significance of cerebral oximetry after cardiac arrest: a prospective cohort study[J]. Resuscitation, 2016, 99: 1-6.

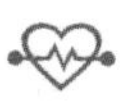

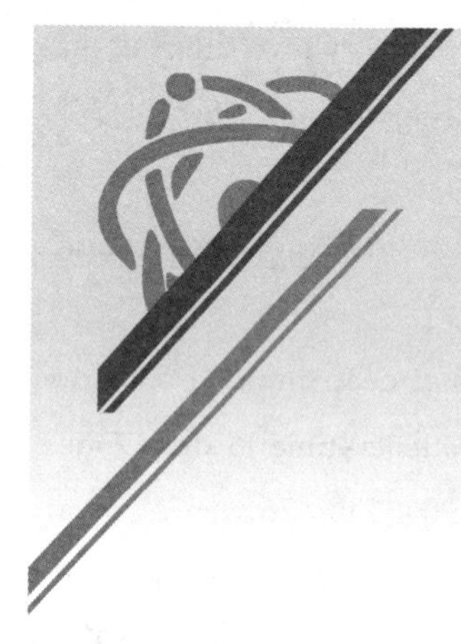

第六节 院外心肺复苏高级气道管理的新证据

尽管从2010年开始，心肺复苏指南就将胸外心脏按压的优先性和重要性提到了气道开放和人工辅助呼吸之前，把复苏过程的“A-B-C”顺序改为了“C-A-B”[1]。即便如此，作为心肺复苏重要的一环，抢救中最佳的气道管理方式仍不得而知。2015年，美国心脏协会（American Heart Association，AHA）或欧洲复苏委员会（European Resuscitation Council）制定的指南[2-3]提出，无论简易球囊呼吸器进行面罩吸氧（bag-valve-mask，BVM）还是高级气道措施都可以用于心搏骤停患者复苏过程，以保证通气与氧合状态。而AHA的《成人心肺复苏指南》2017年和2018年的更新[4-5]中对高级气道支持的意见只提及使用气管插管（endotracheal intubation，ETI）或声门上装置（supraglottic advanced airway，SGA），但究竟孰优孰劣，是否还有其他的选择指南均未提及。

2018年《美国医学杂志》（JAMA）刊登了3篇[6-8]针对成人院外心搏骤停（out-of-hospital cardiac arrest，OHCA）患者气道管理的大型随机对照研究，为临床实践提供了新的证据和线索，现介绍分析如下。

一、简易面罩通气与气管插管

最先发表于2018年2月的，是由Jabre等[6]作者组织的法国与比利时20家院前急救医疗中心（法国15家，比利时5家）参与的多中心研究。研究主要目的是比较BVM与ETI作为成人OHCA高级气道管理的措施时对心肺复苏后28 d神经功能的影响。

这是一项随机、平行组、非劣效性的多中心研究，共计纳入2 043例患者，BVM组1 020例，ETI组1 023例，两组分组情况匹配良好，年龄、性别、体重指数、基础疾病、心搏骤停原因、初始心博情况、用药及抢救经过等均未见组间显著差异。研究采取的统计分析为意向性治疗分析（intention-to-treat analysis），设定的非劣效边际效应为-1%，首要终点为第28天良好的神经功能；神经功能按照格拉斯哥-匹兹堡大脑表现评分[Glasgow-Pittsburgh cerebral performance categories，CPCs]进行评价，CPCs≤2为神经功能良好。

研究结果显示,BVM 和 ETI 组第 28 d 神经功能良好的比例分别为 4.3% 与 4.2% [差异 0.11%;单侧 97.5% *CI*(-1.64%,无限);非劣效性 P=0.11)。在次要指标方面,自主循环恢复(ROSC)率分别为 34.2% 与 38.9% [差异-4.7%;95% *CI*(-8.8%,-0.5%);P=0.03];入院时生存率为 28.9% vs 32.6% [差异-3.7%;95% *CI*(-7.7%,0.3%);P=0.07];第 28 d 生存率 5.4% vs 5.3% [差异 0.1%,95% *CI*(-1.8%,2.1%);P=0.9];困难气道管理 18.1% vs 13.4% [差异 4.7%;95% *CI*(1.5%,7.9%);P=0.004];操作失败率 6.7% vs 2.1% [差异 4.6%;95% *CI*(2.8%,6.4%);P<0.001],胃内容物反流 15.2% vs 7.5% [差异 7.7%;95% *CI*(4.9%,10.4%);P<0.001]。

以上研究结果提示,对 OHCA 患者而言,从主要终点指标看来,BVM 较之 ETI 并未显示出劣效性或非劣效性,相当于研究不能回答在改善第 28 天神经功能方面孰优孰劣的问题。此外,如果细看次级指标的话,BVM 组并发症的发生率较高,在 ROSC 率、入院生存率、困难气道管理难度、操作失败率及胃内容物反流发生率等方面均"显著"劣于 ETI 组,这不免令人对 BVM 的效果产生更大的怀疑;进一步说,实际上无论 ETI 还是 BVM,都存在较高的困难气道及操作失败率,这似乎与法国和比利时院前急救的专职司机及主治医生的体系不相匹配,也就不得不对实施操作的急救队伍的能力和素质有所质疑。

研究的其他不足还包括:由于研究针对的是院外患者,不涉及院内的干预和治疗,因此如以 28 d 的神经功能或者 28 d 病死率这样的中长期预后为研究终点,就应该考虑到从院外转至院内的后续治疗的一致性与可靠性等问题,这在文章中未予介绍。其次,研究中判别神经功能的好坏是以 CPC 评分=2 分为界,这种两分法能否作为神经功能好坏的金标准是否已有公论则值得深究。最后,是研究结果的普及化问题,由于美国的急救队只配备辅助医务人员(paramedics),因此无法预料本研究的结论是否能够在其他急救模式中通用。

另一方面,应该看到,本试验设计之时,是以发现 1% 的差异为边界,并由此确定出 2 043余例的样本量。但最终结果 BVM 和 ETI 组第 28 天神经功能良好的比例分别为 4.3% 与 4.2%,差异只有 0.1%,现有的病例规模不足以发现显著性的差别,这也是研究设计的不足。

总之,正如作者在其文章的关键部分所述,"试验结果对于非劣效性是不确定的;有必要对等效性或优效性进行进一步的探究";因此本研究只能为后续研究提供相应的假说。

二、喉管与气管插管

2018 年 8 月发表于 *JAMA* 的实效性气道复苏试验(Pragmatic Airway Resuscitation Trial,PART)[7]是在美国 27 所急救系统(EMS)开展的,纳入了 3 004 例成人 OHCA 的患

者，研究目的是比较初始气道管理时喉管(LT)置入与ETI的效果。

PART研究是一项多中心、实效、集群交叉临床试验(multicenter pragmatic cluster-crossover clinical trial)，27个EMS单位被随机分为13个群组，LT组纳入1 505例，ETI组纳入1 499例患者，实施初始气管管理策略后，每3～5个月各群组交叉为另一种策略。本研究的主要预后终点为72 h生存率。次要预后终点包括：自主循环恢复、出院存活率、出院时神经功能良好(改良Rankin评分≤3分)及主要不良事件。

研究结果显示，入选的3 004名患者的中位年龄为64岁(四分位区间：53～76岁)，男性1 829名(60.9%)，3 000例患者纳入最后分析(LT组1 505例，ETI组1 495例)，建立人工气道的初始成功率LT组为90.3%，ETI组51.6%。研究的主要终点，72 h生存率LT组为18.3%，ETI组为15.4%[校正后差异2.9%，95% *CI*(0.2%，5.6%)；*P*=0.04]。LT组与ETI组的次要预后指标方面，结果依次为自主循环恢复率[27.9% vs 24.3%；校正后差异3.6%，95% *CI*(0.3%，6.8%)；*P*=0.03]；住院存活率[10.8% vs 8.1%；校正后差异2.7%，95% *CI*(0.6%，4.8%)；*P*=0.01]；出院时神经功能良好率[7.1% vs 5.0%；校正后差异2.1%，95% *CI*(0.3%，3.8%)；*P*=0.02]。并发症方面，两组患者口咽部或下咽部损伤(0.2% vs 0.3%)、气道水肿(1.1% vs 1.0%)或肺炎、肺泡炎(26.1% vs 22.3%)，均无显著差异。

从结果上看，LT不仅在主要终点上取得了显著的疗效，72 h生存率较ETI明显改善；而且几乎全部重要的疗效指标：初始气道的成功率、自主循环恢复率、住院存活率、出院时神经功能良好率都显著优于ETI组；并发症的控制也较为理想。因此研究的结论是积极的——对院外OHCA患者而言，LT可以作为初始气道管理的选择。

对于这样一个"全优"的试验，读者以及急救相关专业的医务人员还是应该明辨研究中潜在线索。其一，从结果上看，LT与ETI在初始成功率上几乎相差了1倍(90.3% vs 51.6%)，研究还报道20%的患者需要3次或更多次气道插管尝试，并且有9%的患者完全不成功——将喉管与如此不尽理想的插管进行比较并不是一个公平的比较。而且如此之高的差异，再结合文中提及的EMS抵达至启动气道管理的时间也是LT短于ETI(中位时间，9.8 min vs 12.5 min)，已经不难看出是成功率与完成时间的优势促成了之后主要与次要终点的达成，但问题是不能排除在研究开展后出现的优势可能恰恰是研究本身的混杂因素，对结果产生了误导。其二，与前述Jabre的研究不同，本研究是在北美EMS体系开展，气道管理由辅助医护人员而非医生完成，因此本研究中能否将结果外推到不同的系统仍将是一个问题。其三，研究采用的集群试验，这种试验设计的常见问题就是群集的数量通常非常小，增加了群体之间不平衡的可能性；为了解决均衡的问题，研究又采取了交叉试验。然而交叉并非完全随机化，这会重新引入群体之间不平衡的可能性。其四，研究以72 h生存率为主要终点也不是一个很好的选择，猜测以这样的指标进行设计，需要的样本量较小，也可以节省资金。但实际上，在临床和实际生活中很少有人会以

72 h 作为观察心搏骤停患者的主要截止时间。

尽管有以上瑕疵，试验的结果还是值得肯定，尤其提示 LT 组在患者出院时神经功能结局更为良好，而这是与 Jabre 研究最重要的不同点之一。

三、声门上气道装置与气管插管

在英国开展的 AIRWAY-2 研究[8]是一项大型多中心集群随机对照研究，主要目的是与 ETI 比较，谈谈声门上气道装置（SGA）对非创伤性 OHCA 患者神经预后结局的影响。

AIRWAYS-2 研究参与单位包括英格兰 4 个急救中心，其对应负责大约 2 100 万人的急救服务。4 个中心的辅助医务人员按照 1∶1 的比例随机分为 ETI（764 名医疗辅助人员）或 SGA（759 名医疗辅助人员），作为初始高级气道管理策略。试验的主要预后终点为出院时或院外心搏骤停后 30 d 神经功能（以改良 Rankin 评分评定，评分 0 ~ 3 分为良好；4 ~ 6 分为不佳；6 分 = 死亡）。次要预后指标包括成功通气、反流和误吸。

研究共纳入 9 296 名患者［SGA 组 4 886 名，ETI 组 4 410 名，中位年龄 73 岁；3 373 名（36.3%）女性］，其中 9 289 名患者有改良 Rankin 评分资料。从首要终点指标看，SGA 组的神经功能良好（改良 Rankin 评分 0 ~ 3 分）比例为 6.4%（311/4 882），ETI 组为 6.8%（300/4 407），校正后风险差异（RD）为 -0.6%［95% *CI*（-1.6%，0.4%）］。在次要终点指标看，初始通气成功 SGA 组与 ETI 组分别为 87.4%（4 255/4 868）vs 79.0%（3 473/4 397），校正 RD 8.3%［95% *CI*（6.3%，10.2%）］。不过 ETI 组患者更少接受高级气道管理［4 404 名患者中 3 419 名（77.6%）vs SGA 组 4 883 名患者中 4 161 名（85.2%）］。在反流和误吸方面两组间无显著差异［反流：SGA 组 4 865 名患者中的 1 268 名（26.1%）vs ETI 组 4 372 名患者中的 1 072 名（24.5%）；校正 RD 1.4%，95% *CI*（-0.6%，3.4%）。误吸：分别为 4 824 名患者中 729 名（15.1%）vs 4 337 名患者中 647 名（14.9%）；校正 RD 0.1%，95% *CI*（-1.5%，1.8%）］。

AIRWAYS-2 试验的结果说明对于非创伤性 OHCA 患者，采用声门上气道装置进行高级气道管理并不能比气管插管更好地改善 30 d 的神经功能。

研究的不足如下：首先，参研人员的偏倚。这项大规模研究是按照志愿者招募的辅助医务人员，因此无法排除随机化造成参研者偏倚的可能。其次就是患者偏倚。正常而言，研究中招募的患者及参研人员应该均衡，但从结果来看，随机分配的辅助医务人员数量相等（696 名 vs686 名），但招募到 SGA 组的患者人数要显著高于 ETI 组（4 886 名 vs 4 410 名），这显然是出于医务人员对 SGA 的倾向性选择，从而造成患者的偏倚。再次是措施的偏倚：AIRWAYS-2 研究为非盲法，辅助医务人员完全了解自己的分组，且如果认为合适可以使用替代技术，这显然会导致气道管理手段的交叉而形成潜在的选择偏差,这一情况在插管组中更为多见。这种对气道管理措施的单向选择也造成了选择偏倚。最后仍然是结论通用化的问题,本研究是以英国的急救体系为基础的,与美国类似,但明显不同于前述的欧洲急救体系,无法确认结论能否泛化。

四、文献的综合评价

Jabre 的研究令 BVM 的效果更加模糊化。2013 年来自日本的全国性注册研究[9]中,高级气道处理包括气管插管与声门上气道两种方式,其 1 个月神经功能良好率显著低于面罩吸氧组[1.1% vs 2.9%;比值比(*OR*)0.38;95% *CI*(0.36,0.39)]。如果将高级气道管理的这两种方式单独与 BVM 比较,结果同样是这两种方式中,患者神经功能良好的存活比例显著低与 BVM 组。在倾向评分匹配的队列(357 228 名患者)中,气管插管[*OR*=0.45;95% *CI*(0.37 ~ 0.55)]和声门上气道的使用[*OR*=0.36;95% *CI*(0.33,0.39)]同样预示不良的神经功能与存活率。随后的 2017 年,AHA 的指南调研组(American Heart Association's Get with the Guidelines-Resuscitation Investigators)利用注册数据库(GWTG-R),开展了纳入 108 079 例成人院内心搏骤停患者的大型回顾性研究[10],以比较气管插管与非气管插管对结局的影响。在这项采取时间依赖的倾向性评分匹配方法(Time-dependent Propensity Score-Matched Analysis,PSM)的研究中,匹配前插管组与非插管组的生存率分别为 17.0% 和 33.2% [相对危险度(*RR*)= 0.58;95% *CI*(0.57,0.59);*P*<0.001)。在进行倾向性评分匹配之后,两组的生存率分别 16.3% 和 19.4% [*RR*=0.84;95% *CI*(0.81,0.87);*P*<0.001)],2 种方法得出一致结论:院内心搏骤停后气管插管可降低出院时的生存率。

以上这两项超大型研究的结论类似,无论院内还是院外心搏骤停的患者,气管插管都不利于生存和神经功能改善。而 Jabre 的这项前瞻性研究的结果则相反,未能提供有利于 BVM 或 ETI 任何一方的结论。由于 Jabre 研究的规模及其前瞻性的设计,其研究结果的模棱两可及在次级指标中 BVM 组的并发症显著增加都使 OHCA 患者如何选择气道管理措施这一问题的答案模糊化。

AIRWAY-2 研究的结果令 ETI 的地位矛盾化。再看 AIRWAY-2 研究,这是比较上述高级气道管理中的声门上气道装置和气管插管对神经功能的效果。如上所述,既往的研究证明,与 BVM 相比,声门上气道装置和气管插管都对预后有不良的影响,但两者之间孰优孰劣呢? AIRWAY-2 研究给出的答案是 SGA 并不优于 ETI。

有趣的是,本次报道的 3 个研究中的 PART 试验,其第一作者 Wang H E 在 2012 年就有类似的研究报告发表。他们对美国的一项大型 OHCA 研究(ROC PRIMED 试验)的二次分析中发现 ETI 疗效优于 SGA[11]。该分析显示,在 10 455 名成人 OHCA 中,接受了 ETI 或 SGA 者分别为 81.2% 和 18.8%,患者出院时功能状态良好(标准同样是改良

Rankin 评分≤3 分)的比例分别为 ETI 4.7%,SGA 3.9%[校正 *OR*=1.40;95% *CI*(1.04,1.89)]。同样较之 SGA,ETI 在自主循环恢复的比例[校正 *OR*=1.78;95% *CI*(1.54,2.04)]和 24 h 生存率[校正 *OR*=1.74;95% *CI*(1.49,2.04)]上都有更为显著的改善;且 ETI 不会造成继发的气道与肺部并发症的增加。

韩国学者 Park[12]等于 2017 年对院内和院外心肺复苏的回顾性比较显示,以 CPCs≤2 分为界,在对复苏后指标进行校正后,院前 SGA 成为 28 d 神经功能良好的独立预测因素[*OR*=7.88;95% *CI*(1.33,46.53);*P*=0.023],尤其是对延长的 CPR 者[*OR*=3.41;95% *CI*(1.23,9.45);*P*=0.018]。尽管 PART 试验的结论与之前的回顾性分析的结果相近,都证明 ETI 相对由于 SGA。但如果综合前述的反面的例证,就不难看到现有证据中对 ETI 的疗效还是充斥着矛盾之处。

PART 研究令声门上气道装置的地位冲突化。实际上,喉罩(LMA)、喉管(LT)等都属于声门上气道装置,目前有关喉管与 ETI 比较的证据相对较少。2011 年 Frascone 等[13]比较了标准 ETI 和与本次研究类似的喉管装置(King LTS-D™)在高级气道管理中的成功率和置管时间。共有 213 例纳入,结果显示两组成功率几乎相等(ETI 80.2%,King LTS-D 80.5%;*P*=0.97)。且置管的中位时间也没有显著差异(ETI=19.5 s vs King LTS-D=20.0 s;*P*=0.80)。Bernhard 等[14]人则纳入 36 项研究考查在急救体系内 LT 与其他气管装置比较的首次通过(First-pass insertion, FPI)和全部通过率(Overall-passinsertion, OPI),结果显示医生的喉管的 FPI 成功率为 82.5%,OPI 成功率为 93.6%,与喉罩(LMA)比较两者 FPI 相当(77.0% vs 78.7%,*P*=0.36),但 OPI 方面喉管要显著好于 LMA(97.7% vs 92.2%,*P*<0.001)。

Sulzgruber 等[15]作者在奥地利维也纳院前急救系统开展的前瞻性研究中,纳入 2 224 例OHCA 患者,将患者分为 BVM、LT 及 ETI3 组,按照倾向性评分 1∶1∶1 进行匹配(210 例)。结果显示,LT 组的 30 d 生存率最低,且 LT 是病死率增加的独立和直接危险因素[*OR*=1.97,95% *CI*(1.14,3.39);*P*=0.015]。同时还显示 3 组中,LT 的神经功能良好比例是最低的(6.7%;*P*<0.001);研究还发现如 LT 之后转换为 ETI,则预后和神经功能具有显著改善。

而在 PART 研究中,LT 则全面优于 ETI,不仅在主要终点,72 h 生存率上取得了显著的疗效;而且几乎全部重要的疗效指标都显著优于 ETI 组,这与 Sulzgruber 等的研究结论显然有冲突。而这可以说是当前心肺复苏气道管理中循证证据存在明显异质性的真实写照。

五、结语与展望

上述3项研究的大体概况可以参见表1-1。从研究的结果来看,尤其在与既往的相关研究的纵向比较中,我们能够看出对于OHCA患者,无论是初始气道管理还是高级气道管理,都存在证据互为矛盾与冲突之处,与其说新的研究提供了新的证据,莫不如说更增加了新的问题和困惑;而且这种局面还会长期存在。

表1-1 3项临床研究情况一览

	面罩与气管插管	喉管与气管插管(PART trial)	声门上气道装置与气管插管(AIRWAY-2)
患者群体	≥18岁的院外心搏骤停(OHCA)患者		
研究性质	多中心随机研究,非劣效性研究	多中心、实效、集群交叉临床试验	多中心、集群随机临床试验
参与国家	法国、比利时	美国	英国
起止时间	2015.03.09—2017.01.02,随访截止2017.01.26	2015.12.01—2017.11.04,随访截止2017.11.10	2015.06—2017.08,随访截止2018.02
参与中心	20个院前急救医疗服务中心	27个急救中心	4个急救中心
患者人数	2 043,BVM(1 020) vs ETI(1 023)	3 004, LT (1 505) vs ETI (1 499)	9 296,SGA(4 886) vs ETI(4 410)
最终完成人数	2 040,BVM(1 018) vs ETI(1 020)	3 000, LT (1 505) vs ETI (1 495)	9 289,SGA(4 882) vs ETI(4 407)
平均年龄/岁	64.7(15.6)	64(53~76)	73(61~82)
女性(%)	665(32%)	1 175(39.1%)	3 373(36.3%)
主要终点	28 d良好神经功能预后(以格拉斯哥-匹兹堡大脑表现评级≤2)	72 h生存率	出院后30 d后校正Rankin量化评分(0~3为佳)
主要终点结局	BVM(4.3%) vs ETI(4.2%)差异:0.11%[单侧97.5% *CI*(-1.64%,+00);非劣效性*P*=0.11]	LT 4.3% vs ETI 15.4%;[校正差异:2.9%[95% *CI*(0.2%,5.6%);*P*=0.04]	SGA (6.4%) vs ETI (6.8%);校正危险差异(RD):-0.6%[95% *CI*(-1.6%,0.4%)]

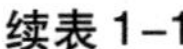

续表 1-1

<table>
<tr><th colspan="2"></th><th>面罩与气管插管</th><th>喉管与气管插管(PART trial)</th><th>声门上气道装置与气管插管(AIRWAY-2)</th></tr>
<tr><td colspan="5">次级终点</td></tr>
<tr><td colspan="2">建立气道初始成功率</td><td>—</td><td>LT 90.3% vs ETI 51.6%</td><td>SGA 4 255/4 868(87.4%) vs ETI 3 473/4 397(79.0%),校正 RD:8.3%[95% CI (6.3%,10.2%)]</td></tr>
<tr><td colspan="2">入院时存活率</td><td>BVM (28.9%) vs ETI (32.6%);差异:-3.7%[95% CI(7.7%,0.3%)]</td><td>LT 10.8% vs ETI 8.1%[校正差异 2.7%,(95% CI,0.6%~4.8%);P=0.01)]</td><td>—</td></tr>
<tr><td colspan="2">28 d 生存率</td><td>BVM (5.4%) vs ETI (5.3%);差异:0.1%[95% CI(-1.8%,2.1%)]</td><td>—</td><td>—</td></tr>
<tr><td colspan="2">自主循环恢复(ROSC)</td><td>BVM[348/1 018(34.2%)]vs ETI[397/1 022(38.9%)];差异:-4.7%;95% CI (-8.8%,-0.5%);P=0.03]</td><td>LT 27.9% vs 24.3%[校正差异 3.6%;95% CI (0.3%,6.8%);P=0.03]</td><td></td></tr>
<tr><td colspan="2">出院时神经状态良好(校正 Rankin 量化评分≤3 分)</td><td>—</td><td>LT 7.1% vs ETI 5.0%[校正差异 2.1%;95% CI(0.3%,3.8%);P=0.02]</td><td>—</td></tr>
<tr><td rowspan="3">并发症</td><td>困难气道</td><td>BVM[186/1 027(18.1%)]vs ETI[134/996(13.4%)];差异 4.7%[95% CI(1.5%,7.9%);P=0.004]</td><td rowspan="3">喉咽或下咽损伤(LT 0.2% vs 0.3%);气道水肿(LT 1.1% vs ETI 1.0%);肺炎(LT 26.1% vsETI 22.3%),无显著差异</td><td rowspan="3">反流:SGA 组 26.1%(1 268/4 865) vs ETI 组 24.5%(1 072/4 372);校正 RD,1.4%[95% CI (-0.6%,3.4%)]
误吸:SGA 组 15.1%(729/4 824) vs ETI 组 14.9%(647/4 337 名),校正 RD,0.1%[95% CI (-1.5%,1.8%)]</td></tr>
<tr><td>插管失败</td><td>BVM[69/1 028(6.7%)]vs ETI[21/996(2.1%)];差异 4.6%[95% CI (2.8%,6.4%);P<0.001]</td></tr>
<tr><td>胃内容物反流</td><td>BVM[156/1 027(152%)] vs ETI[75/999(7.5%)];差异 7.7%[95% CI (4.9%,10.4%);P<0.001]</td></tr>
<tr><td colspan="2">结论</td><td>较之 ETI,BMV 28 d 经功能良好的结局上未显示劣效性或非劣效性</td><td>LT 显著改善 72 h 生存率,提示 LT 可作为 OHCA 初始气道管理的选择</td><td>较之 ETI,SGA 并不能改善出院 30 d 的神经功能</td></tr>
</table>

BVM:面罩吸氧。ETI:气管插管。LT:喉管。SGA:声门上装置。

产生异质性的原因与各研究单位所在国家与地区的院外急救体系的人员配置、业务水平、技术倾向性、OHCA 病因的差异、基础疾病的存在、院内后续治疗的差异等诸多因素密切相关;尤其值得一提的是,现场 CPR 的水平与效果实际是影响研究结果最大的混杂因素,但其效果却无从评判。实际上,2015 年 Benoit 等[16]就在其论述中系统讨论了 OHCA 患者气道管理与预后的关联性,提出了气道管理对结局产生影响的机制框架,即技术错误、认知错误、解剖效应以及时机,他们最终各自或整体地通过“失去对胸外按压的控制”“失去对通气与氧合控制”“正常解剖丧失”3 种机制影响患者的最终结局。因此,无论今后开展何种研究,仅仅控制气道管理肯定是不够的,应该进行全局的考量和平衡,规避混杂因素对结果的评价。

2018 年 9 月 White 等[17]发表了 OHCA 高级气道管理的荟萃分析,作者比较了气管插管与 SGA 对预后及神经功能的影响;共有 29 项研究,539 146 例患者的纳入。结果显示,尽管存在异质性,从整体上看,ETI 显著增加 ROSC[OR=1.44;95% CI(1.27,1.63);P<0.000 01]和入院时的生存率[OR=1.36;95% CI(1.12,1.66);P=0.002],对出院时生存率及神经预后无影响;但在 RCT 研究的敏感性分析中以上指标均无显著差异。研究还提示,在自动心肺按压时,ETI 可显著增加 ROSC 和入院生存率。这项荟萃分析也说明 ETI 对 OHCA 患者疗效的复杂性。

总之,心肺复苏的高级气道管理领域因为证据的限制而呈现争议的局面,应该说,气道管理的效果是多维度的。在心肺复苏中不应刻板地教条化,要清醒地知道,如果某些患者会从 ETI 收益,就一定有能从其他的措施,例如 SVM 上获益。此外,措施的选择不仅要从设备的可及性和操作的成功率参考,还要着重考虑对神经功能恢复的影响;毕竟心搏骤停后,在心脏重新开始搏动(存活)和神经病学结局这 2 个方向上,显然后者更值得医务人员关注和努力。

未来,仍然需要更多高水平的证据指导心肺复苏的治疗,各中心也应该因地制宜地开展区域化的研究,找寻符合自身特点的心肺复苏方案及在建立人工气道时的优先选择,以最大限度地提高生存率并降低残障率,这也符合现代医疗发展中个体化和差异化的要求。

(大连医科大学附属第一医院重症医学科,黄伟)

» 参考文献 «

[1] LLOYD-JONES D, ADAMS R J, BROWN T M, et al. Executive summary: heart disease and stroke statistics--2010 update: a report from the American Heart Association[J]. Circulation, 2010, 121(7): 948-954.

[2]CALLAWAY C W,SOAR J,AIBIKI M,et al. Advanced life support chapter collaborators. part 4:advanced life support:2015 international consensus on cardiopulmonary resuscitation and emergency cardiovascular care science with treatment recommendations[J]. Circulation,2015,132(16 Suppl 1):S84-S145.

[3] SOAR J,NOLAN J P,BÖTTIGER B W,et al. Adult advanced life support section collaborators. European Resuscitation Council Guidelines for Resuscitation 2015:section 3:adult advanced life support[J]. Resuscitation,2015,95:100-147.

[4] OLASVEENGEN T M,DE CAEN A R,Mancini M E et al. 2017 international consensus on cardiopulmonary resuscitation and emergency cardiovascular care science withtreatment recommendations summary[J]. Resuscitation,2017,121:201-214.

[5] SOAR J,DONNINO M W,MACONOCHIE I,et al. 2018 international consensus on cardiopulmonary resuscitation and emergency cardiovascular care science with treatment recommendations summary[J]. Resuscitation,2018,133:194-206.

[6] JABRE P,PENALOZA A,PINERO D,et al. Effect of bag-mask ventilation vs endotracheal intubation during cardiopulmonary resuscitation on neurological outcome after out-of-hospital cardiorespiratory arrest: a randomized clinical trial[J]. JAMA,2018,319(8): 779-787.

[7] WANG H E,SCHMICKER R H,Daya M R,et al. Effect of a strategy of initial laryngeal tube insertion vs endotracheal intubation on 72-hour survival in adults with out-of-hospital cardiac arrest:a randomized clinical trial[J]. JAMA,2018,320(8):769-778.

[8] BENGER J R,KIRBY K,BLACK S,et al. Effect of a strategy of a supraglottic airway device vs tracheal intubation during out-of-hospital cardiac arrest on functional outcome:the AIRWAYS-2 randomized clinical trial[J]. JAMA,2018,320(8):779-791.

[9] ANDERSEN L W,GRANFELDT A,Callaway C W,et al. Association between tracheal intubation during adult in-hospital cardiac arrest and survival[J]. JAMA,2017,317(5): 494-506.

[10] HASEGAWA K,HIRAIDE A,CHANG Y,et al. Association of prehospital advanced airway management with neurologic outcome and survival in patients with out-of-hospital cardiac arrest[J]. JAMA,2013,309(3):257-266.

[11] WANG H E,SZYDLO D,STOUFFER J A,et al. Endotracheal intubation versus supraglottic airway insertion in out-of-hospital cardiac arrest[J]. Resuscitation,2012,83 (9):1061-1066

[12] PARK M J,KWONW Y,KIM K,et al. Prehospital supraglottic airway was associated with good neurologic outcome in cardiac arrest victims especially those who received pro-

longed cardiopulmonary resuscitation[J]. Acad Emerg Med,2017,24(12):1464-1473.

[13] FRASCONE R J, RUSSI C, LICK C, et al. Comparison of prehospital insertion success rates and time to insertion between standard endotracheal intubation and a supraglottic airway[J]. Resuscitation,2011,82(12):1529-1536.

[14] BERNHARD M, GRIES A, RAMSHORN-ZIMMER A, et al. Insertion success of the laryngeal tube in emergency airway management [J]. Biomed Res Int, 2016, 2016: 3619159.

[15] SULZGRUBER P, DATLER P, STERZ F, et al. The impact of airway strategy on the patient outcome after out - of - hospital cardiac arrest: A propensity score matched analysis[J]. Eur Heart J Acute Cardiovasc Care,2018,7(5):423-431.

[16] BENOIT J L, PRINCE D K, WANG H E. Mechanisms linking advanced airway management and cardiac arrest outcomes[J]. Resuscitation,2015,93:124-127

[17] WHITE L, MELHUISH T, HOLYOAK R, et al. Advanced airway management in out of hospital cardiac arrest: a systematic review and meta-analysis[J]. Am J Emerg Med, 2018,36(12):2298-2306.

第七节
急性呼吸窘迫综合征早期应用神经肌肉阻滞剂需谨慎

急性呼吸窘迫综合征(acute respiratory distress syndrome,ARDS)以炎症性肺损伤、低氧血症、肺顺应性降低和胸片出现的双肺浸润影为特征。ARDS 患者的标准肺保护性通气策略包括小潮气量和限制平台压,而机械通气和患者的病死率和预后直接相关[1]。2010 年发表在《新英格兰医学杂志》上的 ACURASYS 临床试验表明,中至重度 ARDS 患者进行 48 h 深镇静合并静脉使用神经肌肉阻滞剂(顺式阿曲库铵)和仅使用深镇静相比,可降低气压伤发生率和 90 d 病死率[2]。该研究认为,神经肌肉阻滞剂的使用通过减少人机不同步、降低呼吸做功和肺泡内积液,使患者获益。但仅仅基于这项 10 年前已完成的多中心临床试验结果来指导目前各种监测和治疗技术不断发展的 ICU 内早期应用神经肌肉阻滞剂治疗中至重度 ARDS 患者,显然不具备足够的说服力,更重要的是,ADRS 相关的临床治疗指南也并未将其作为高推荐级别的证据,大部分 ICU 也未对 ARDS 患者常规早期使用神经肌肉阻滞剂。另外,ACURASYS 临床试验的神经肌肉阻滞剂治疗组和对照组均采用了深镇静,与目前指南推荐的浅镇静目标相悖,使得该试验的结果未能说服 ICU 医师早期使用神经肌肉阻滞剂。值得深思的是,ACURASYS 试验仅在诊断中至重度 ARDS 后,患者接受机械通气的前 48 h 内使用肌肉松弛药物,但其主要结果中,神经肌肉阻滞剂干预组和对照组的生存曲线在前 18 d 几乎是重叠的,且神经肌肉阻滞剂干预组的低病死率原因也并不确定,可能是降低了呼吸机相关性肺损伤和气压伤(减少肺内炎症介质的产生和移位至全身血液循环)[3-4]。而以上这些不确定因素,加上担心神经肌肉阻滞剂对神经肌肉功能的长期影响导致神经肌肉阻滞剂并未在重症治疗领域中广泛应用。

因此,在 ACURASYS 临床试验过去了 10 年后,《新英格兰医学杂志》再次刊登了一篇系统性评估神经肌肉阻滞剂在中重度 ARDS 患者的早期应用的 ROSE 临床试验[5]。该试验由美国心肺血液研究所(NHLBI)组织,在全美多个 ICU 中心,以柏林定义为诊断标准,将中至重度 ARDS 患者随机分为深镇静复合持续输注神经肌肉阻滞剂干预组和浅镇静的常规治疗(不常规使用肌肉松弛药物)对照组。遗憾的是,这项 ROSE 试验因其主要结果并未对患者产生益处而提前终止。但已发表的文献表明,该试验的主要结果和

ACURASYS 临床试验的主要结果截然相反，在 ROSE 临床试验中两组患者气压伤的发生率并无差别，而 90 d 病死率也几乎完全相同（使用神经肌肉阻滞剂组为 42.5%，对照组为 42.8%）。

为什么两项临床试验结果相差如此巨大？首先，两项临床试验的实验设计有很大区别，包括选取的 ARDS 的诊断标准、中至重度 ARDS 的定义、镇静深度的选择、呼吸机参数的设定等。其中，镇静深度的不同，可能是导致两项试验结果差异的最大原因。ROSE 试验中对对照组患者采取现行的指南推荐采用浅镇静（RASS 评分-1 ~ 0 分），同时采取高呼气末正压（PEEP>8 cmH$_2$O）和液体限制的治疗策略。而 ACURASYS 试验则对两组患者均采取深镇静的治疗方式。考虑到大部分 ICU 患者都需要接受一定程度的镇静药物以治疗焦虑和躁动及便于护理，而人机不同步可导致机械通气时间延长和病死率升高，故通常对存在人机不同步的患者采取深镇静的治疗策略[6]。2013 年，Akoumiannaki 等[7]人报道了 1 种新的 ARDS 人机不同步类型，又称反向触发，即呼吸机送气时触发膈肌收缩，从而产生自主呼吸，此时患者的下一次呼吸在前一次呼吸呼气完成前开始，导致患者接受一次大潮气量送气，又称呼吸重叠，导致肺过度膨胀而加重呼吸机相关肺损伤、膈肌肌纤维损伤和增加呼吸功，均可影响预后。如果不常规监测食管压或膈肌电活动，ICU 医师在床旁难以发现患者存在反向触发。另一项研究发现 30% 的 ARDS 患者会出现反向触发，并且镇静程度越深，其发生率越高。由此我们猜测，ACURASYS 临床试验采取了深镇静治疗策略，而深镇静容易诱发反向触发（呼吸重叠），增加了呼吸机相关性肺损伤和病死率，但是神经肌肉阻滞剂的应用抑制了膈肌收缩而消除了反向触发，从而可以降低呼吸机相关性肺损伤和病死率[8]。

ROSE 试验的另一个问题在于神经肌肉阻滞剂的使用剂量，为了能和 ACURASYS 试验结果相互比较，ROSE 试验选择了和 ACURASYS 试验同样的神经肌肉阻滞剂——顺式阿曲库铵和相同的应用剂量，即在神经肌肉阻滞剂干预组中对入组患者给予 15 mg 的负荷剂量和持续泵入 37.5 mg/h 的维持剂量。并未根据患者个体的理想体重进行测算顺式阿曲库铵的剂量，那么对于体重偏小的患者，神经肌肉阻滞剂剂量会相对过大，同样，对体重偏大的患者，该剂量则会相对偏小，因此神经肌肉阻滞剂的药效能不能完全消除机械通气时的人机不同步，仍需更多的临床试验来验证。此外，应用大剂量的神经肌肉阻滞剂和深镇静导致的低血压、心动过缓和其他心血管事件，导致神经肌肉阻滞剂干预组的心血管不良事件发生率明显高于对照组。这也使 ICU 医师对使用深镇静复合神经肌肉阻滞剂产生了更大的担忧。

ROSE 试验采取了更高的 PEEP 策略，高于 ACURASYS 试验 2 ~ 3 cmH$_2$O，较高的 PEEP 本身可降低中至重度 ARDS 患者的病死率，从而削弱早期持续应用神经肌肉阻滞剂的潜在治疗效果。另外，ROSE 试验提前终止的 1 个原因就是有一部分患者在已经接受机械通气但未随机分组时，氧合情况已有明显改善。这部分患者的存在，使得 NHLBI

认为患者是否应用神经肌肉阻滞剂对主要结果的影响甚微，同时，干预组心血管不良事件发生率明显升高，多重因素导致 ROSE 试验被提前终止。

综上所述，是否对中至重度 ARDS 患者早期使用神经肌肉阻滞剂？笔者认为，中至重度的 ARDS 患者不应早期常规使用肌肉松弛药物，主要原因是最新的 ROSE 研究表明神经肌肉阻滞剂复合深镇静治疗易诱发急性的严重心血管事件。但对于氧合指数<150 mmHg的中重度 ARDS 患者，若在严密监护且深镇静时仍出现人机不同步表现时（如反向触发），可考虑使用神经肌肉阻滞剂以降低病死率，并随时评估神经肌肉阻滞剂应用的必要性；对于因呼吸驱动压升高而产生损伤性跨膜压波动的患者，也可考虑使用神经肌肉阻滞剂。ICU 医师通常会低估人机不同步对临床预后的影响，近期有临床试验报道，使用高水平 PEEP 进行肺复张和低水平 PEEP 相比，中至重度 ARDS 患者病死率升高，这可能是以反向触发（呼气重叠）为特征的人机不同步导致。总而言之，ARDS 的药物治疗应该根据不同时期的原发病或损伤机制进行个体化治疗，而不是统一运用于所有患者。

（华中科技大学同济医学院附属协和医院，周婷，尚游）

» 参考文献 «

[1] ACUTE RESPIRATORY DISTRESS SYNDROME NETWORK. Ventilation with lower tidal volumes as compared with traditional tidal volumes for acute lung injury and the acute respiratory distress syndrome[J]. N Engl J Med,2000,342(18):1301-1308.

[2] PAPAZIAN L,FOREL J-M,GACOUIN A,et al. Neuromuscular blockers in early acute respiratory distress syndrome[J]. N Engl J Med,2010,363(12):1107-1116.

[3] SLUTSKY A S,RANIERI V M. Ventilator-induced lung injury[J]. N Engl J Med,2013,369(22):2126-2136.

[4] SLUTSKY AS. Neuromuscular blocking agents in ARDS[J]. N Engl J Med,2010,363(12):1176-1180.

[5] MOSS M,HUANG D T,BROWER R G,et al. Early neuromuscular blockade in the acute respiratory distress syndrome[J]. N Engl J Med,2019,380(21):1997-2008

[6] BLANCH L,VILLAGRA A,SALES B,et al. Asynchronies during mechanical ventilation are associated with mortality[J]. Intensive Care Med,2015,41(4):633-641.

[7] AKOUMIANAKI E,LYAZIDI A,REY N,et al. Mechanical ventilation-induced reverse-triggered breaths: a frequently unrecognized form of neuromechanical coupling[J]. Chest,2013,143(4):927-938.

[8] BOURENNE J,GUERVILLY C,MECHATI M,et al. Variability of reverse triggering in deeply sedated ARDS patients[J]. Intensive Care Med,2019,45(5):725-726.

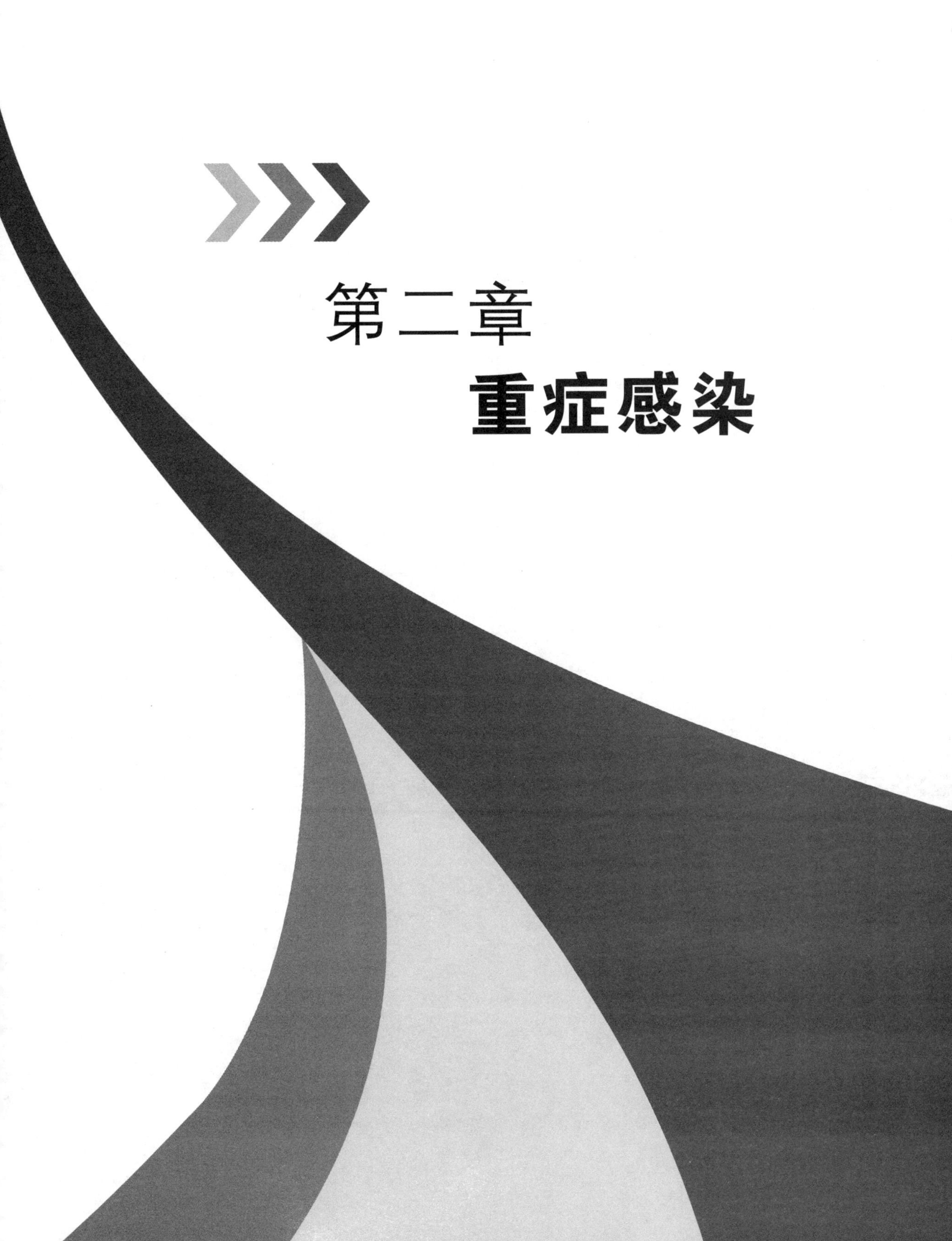

第二章 重症感染

第一节 小剂量糖皮质激素对感染性休克患者的有益作用

脓毒症定义为因宿主对感染的反应调控失调而导致的危及生命的器官功能障碍，感染性休克包含在脓毒症范畴内，指脓毒症患者存在充分补液不能纠正的低血压（需血管活性药物维持平均动脉压≥65 mmHg），并且同时满足血乳酸水平>2 mmol/L[1]。最初人们认为脓毒症是过度的失控的炎症反应造成的，随着对炎症反应的认识不断深入，又提出了“代偿性抗炎反应综合征”的概念[2]。促炎和抗炎机制有助于清除感染和促进组织恢复，但另一方面也会造成组织损伤和感染。脓毒症患者早期死亡往往与过度的炎症反应导致器官功能障碍，特别是循环系统功能障碍相关。但随着病程的延长，抗炎反应占据了主导地位，伴随而来的是实质性的免疫抑制，导致淋巴细胞减少，继发感染等不良后果[3]。

一、糖皮质激素在感染性休克治疗中的现状

炎症反应贯穿于感染性休克患者病程始终，由于糖皮质激素可以抑制核因子 κB（NF-κB）介导的炎症反应而具有良好的抗炎活性[4]，且相当一部分脓毒症患者存在相对性的肾上腺皮质功能不全，因此自 20 世纪 50 年代以来，糖皮质激素就开始被应用于脓毒症和感染性休克的治疗中，但糖皮质激素应用的剂量、种类和时机也始终充满争议。至 20 世纪 80 年代，大剂量甲强龙冲击治疗（30 mg/kg）被确切证明是有害的，将增加二重感染的发生率并导致更高的病死率[5-6]。此后，临床医生开始摒弃大剂量糖皮质激素治疗方法，并逐渐探索小剂量糖皮质激素（氢化可的松 200 mg/d）作为辅助治疗措施对感染性休克患者预后的影响，并进行了多项临床研究，但这些临床研究的结局也不尽相同[7-8]。近年来欧洲的一项研究（CORTICUS）并未发现小剂量糖皮质激素在感染性休克患者中的积极作用，即使在肾上腺皮质功能相对不全的患者中亦未发现病死率的下降[9]。但紧接着另外一项法国的研究表明，糖皮质激素有助于血管活性药物无反应的感染性休克患者的休克逆转，并可以降低肾上腺皮质功能相对低下的患者的病死率[10]。荟萃分析也无法

提供强有力的证据以进一步支持或反对在脓毒性休克患者中使用氢化可的松[11-12]。糖皮质激素在脓毒症治疗中的地位呈逐年下降趋势且争议不断，目前，人们普遍接受小剂量糖皮质激素能够增加感染性休克患者对血管活性药物的敏感性，缩短休克时间，但在对感染性休克患者死亡结局的改善方面仍无一致意见。最新版脓毒症治疗指南推荐的意见是在充分液体复苏及血管活性药物仍难以维持血流动力学稳定的感染性休克患者中静脉使用氢化可的松，且每日剂量不超过 200 mg（弱推荐，证据级别低）[1]。

二、ADRENAL 和 APROCCHSS 研究

由于缺乏令人信服的证据支持糖皮质激素可以改善感染性休克病死率，临床医生对在感染性休克患者中给予糖皮质激素辅助治疗的给药剂量、时机和疗程并无一致看法。因此更高质量、大规模的临床对照研究是十分必要的。

ADRENAL 研究是一项国际的多中心、随机、双盲对照研究[13]，研究对象为入住 ICU 的接受机械通气和至少 4 h 血管活性药物治疗的感染性休克患者，该研究共纳入了 3 800 名患者。这些患者均在入住 ICU 后 24 h 内被随机分为试验组和对照组，试验组给予持续静脉输注氢化可的松 200 mg/d，对照组给予安慰剂治疗，用药疗程最长 7 d，如患者在 7 d 内死亡或者转出 ICU 则同样终止给药。该研究的主要终点为 90 d 全因病死率。最终研究结果显示，接受小剂量氢化可的松持续静脉输注治疗的感染性休克患者的 90 d 全因病死率较对照组并无明显改善（27.9% vs 28.8%，$P=0.50$），在一些次要指标如 28 d 病死率、休克复发率、ICU 或院外存活天数、机械通气时间和再插管率、肾替代治疗比例、新发菌血症或真菌血症发生率等方面也未观察到显著性差异。实验组虽最终未能观察到病死率的显著性差异，但较对照组相比，休克持续的时间更短，ICU 停留时间更短，首次停止机械通气的时间更早。作者声明，因已经有研究证实氟氢可的松在脓毒症治疗中无效[14]，因此该研究并未给予氟氢可的松治疗。

另外一项多中心随机对照研究[15]（APROCCHSS 研究）共计纳入 1 241 名患者，入组的感染性休克患者需满足至少 2 个系统的序贯器官功能衰竭评分（sequential organ failure assessme，SOFA）达到 3～4 分持续 6 h 以上，同时接受血管活性药物（如去甲肾上腺素或肾上腺素等）治疗剂量超过 0.25 μg/(kg·min) 持续 6 h 以上，满足以上条件的感染性休克患者需在诊断后的 24 h 内随机分组。实验组给予氢化可的松（50 mg，每 6 h 1 次静脉推注）联合氟氢可的松（50 μg，每天 1 次晨起鼻饲）治疗，对照组给予安慰剂治疗，主要研究终点为两组患者的 90 d 全因病死率。结果表明氢化可的松联合氟氢可的松可降低脓毒症患者的 90 d 全因病死率（43.0% vs 49.1%，$P=0.03$），同时也改善了 ICU 病死率、住院病死率和 180 d 病死率，仅 28 d 病死率在两组间无明显差异。另外，实验组患者血管活性药物使用时间、机械通气时间及器官功能衰竭时间均较对照组明显缩短。同时 28 d

的无血管活性药物天数明显高于安慰剂组(17 d vs 15 d,$P<0.001$)。

三、ADRENAL 和 APROCCHSS 两项研究的解读

上述两项研究均选取病情较重、死亡风险更高的感染性休克患者为研究对象,ADRENAL 选取接受机械通气的感染性休克患者,APROCCHSS 研究要求患者至少两个器官的 SOFA 评分达到 3 ~4 分,且需要较大剂量的血管活性药物。这与 2017 年拯救脓毒症运动指南的精神是一致的,即推荐在更危重的感染性休克患者才使用糖皮质激素。两项研究所使用的糖皮质激素剂量均为 200 mg/d,区别在于前者给予持续输注,后者间断给药。两项研究均在诊断感染性休克后的 24 h 内给药,给药时间不超过 7 d,这也与脓毒症患者早期往往存在过度的炎症反应相一致。

两项研究均观察到了小剂量糖皮质激素对于血流动力学的改善作用,这与既往的研究相似[9-10]。然而对于研究的主要结局来说,两项研究仍然得出了不同的结论,ADRENAL 研究认为小剂量氢化可的松治疗不能改善感染性休克患者的 90 d 全因病死率,APROCCHSS 研究则得出相反的结论。原因可能为相对于 ADRENAL 研究来说,APROCCHSS 研究纳入的患者病情更加危重,APROCCHSS 研究规定了具体的器官衰竭评分要求和血管活性药物剂量,且该研究显示接受安慰剂对照治疗的患者的 90 d 病死率为 45.3%,接近 Sepsis 3.0 所报告的感染性休克病死率[17]。而 ADRENAL 研究中对照组患者的病死率仅为 28.8%。而在病死率更高的群体中,干预措施对死亡结局的影响更容易被观察到,更容易得出具有统计学意义的结论[16]。因此我们可以假设 ADRENAL 研究如进一步扩大样本量,有可能同样可以观察到小剂量糖皮质激素改善死亡结局方面的作用。另一方面,根据这两项研究,在整体病死率较高感染性休克群体中,更能观察到小剂量糖皮质激素治疗存在死亡结局方面的获益,我们或可推断在更加危重的感染性休克患者中应用糖皮质激素可以改善远期病死率。

氟氢可的松在脓毒症的治疗中同样颇具争议,COIITSS 研究明确指出氟氢可的松不能改善感染性休克患者的住院病死率[14]。但最近的一项动物实验提示脓毒症小鼠体内存在 NF-κB 介导的血管盐皮质激素受体表达下调,而该受体下调可能参与了脓毒症循环衰竭的发生,补充氟氢可的松可以逆转这一过程,从而可能改善脓毒症的预后[18]。由于目前盐皮质激素在脓毒症患者中的研究仍较少,尚不能明确在 APROCCHSS 研究中氟氢可的松在改善感染性休克患者死亡结局方面的作用。

四、对脓毒症和感染性休克免疫调节治疗的展望

虽然小剂量糖皮质激素在感染性休克患者中的治疗已完成了多项临床研究,也达成

了一些共识，但因为感染性休克患者异质性极大，随研究纳入标准的不同，各项研究纳入患者的基线水平及总体病死率差异极大，研究结果各不相同，且难以重复，目前仍无法完全确定糖皮质激素在感染性休克治疗中的作用。而且糖皮质激素仅仅是感染性休克免疫调节治疗的一部分，基于脓毒症早期的细胞因子风暴概念，目前开展了许多新药研发的临床试验，以期能够抑制这种过度的免疫反应，如肿瘤坏死因子和白介素 1 拮抗剂、Toll 受体阻滞剂和内毒素拮抗剂等，但结果未显示出生存率上的获益[19-20]。抗炎治疗失败的原因可能在于大部分脓毒症患者很快由过度的炎症反应转化为免疫抑制状态。为对抗这种免疫抑制状态，人们开始探索免疫增强治疗。粒细胞巨噬细胞集落刺激因子(granulocyte macrophage colony stimulating factor, GM-CSF)是一种激活和诱导中性粒细胞、单核细胞或巨噬细胞产生的细胞因子，有研究在持续的 HLA-DR 低表达的脓毒症免疫抑制期患者中给予 GM-CSF 治疗，结果显示，接受 GM-CSF 治疗的脓毒症患者单核细胞 HLA-DR 表达恢复，机械通气天数减少，住院时间和 ICU 停留时间缩短[21]。另一种具有巨大潜力的免疫增强治疗剂是白介素 7(interleukin 7, IL-7)，它可诱导幼稚 T 细胞和记忆 T 细胞的增殖，从而补充在脓毒症患者中大量凋亡的 T 细胞[22]。IL-7 可能逆转脓毒症患者的淋巴细胞减少，提高 T 细胞活化能力，并促进 T 细胞向感染部位聚集[23]。这些作用使其成为脓毒症免疫增强治疗的热点。

综上，早期、短程给予小剂量糖皮质激素倾向于可以改善病情更为危重的感染性休克患者的远期病死率。未来糖皮质激素在感染性休克治疗中的地位可能产生新的变化，但随着精准医学的发展，有可能可以根据机体的炎症反应状态确定给药时机，调整给药剂量，并结合其他免疫调节药物进行个体化的精准治疗，未来仍需要大量的临床研究来探索这一领域。

(郑州大学第一附属医院，刘韶华，孙同文)

» 参考文献 «

[1] RHODES A, EVANS L E, ALHAZZANI W, et al. Surviving Sepsis Campaign: International Guidelines for Management of Sepsis and Septic Shock: 2016[J]. Intensive Care Med, 2017, 43(3): 304-377.

[2] HERMANS P W, HAZELZET J A. Plasminogen activator inhibitor type 1 gene polymorphism and sepsis[J]. Clin Infect Dis, 2005, 41(Suppl 7): S453-S458.

[3] WATERER G W, QUASNEY M W, CANTOR R M, et al. Septic shock and respiratory failure in community-acquired pneumonia have different TNF polymorphism associations[J]. Am J Respir Crit Care Med, 2001, 163(7): 1599-1604.

[4] HEMING N,SIVANANDAMOORTHY S,MENG P,BOUNAB R,ANNANE D. Immuneeffects of corticosteroids in sepsis[J]. Front Immunol,2018;9:1736. published 2018 Jul30. doi:10.3389/fimmn.2018.01736.

[5]SPRUNG C L,CARALIS P V,MARCIAL E H,et al. The effects of high-dose corticosteroids in patients with septic shock:a prospective,controlled study[J]. N Engl J Med,1984 NOV 1;311(18):1137-1143.

[6] BONE R C,FISHER C J JR,CLEMMER T P,et al. A controlled clinical trial of high-dose methylprednisolone in the treatment of severe sepsis and septic shock[J]. N Engl J Med,1987 sep 10;317(11): 653-658.

[7] ANNANE D,SÉBILLE V,CHARPENTIER C,et al. Effect of treatment with low doses of hydrocortisone and fludrocortisone on mortality in patients with septic shock [J]. JAMA,2002 Aug 21;288(7): 862-871.

[8] SPRUNG C L,ANNANE D,KEH D,et al. Hydrocortisone therapy for patients with septic shock[J]. N Engl J Med,2008 Jan 10;358(2): 111-124.

[9] BROWN S M,PITTMAN J E,HIRSHBERG E L,et al. Diastolic dysfunction and mortality in early severe sepsis and septic shock:a prospective,observational echocardiography study[J]. Crit Ultrasound J,2012,4(1): 8.

[10]SANFILIPPO F,CORREDOR C,FLETCHER N,et al. Diastolic dysfunction and mortality in septic patients: a systematic review and meta-analysis [J]. Intensive Care Med, 2015,41(6): 1004-1013.

[11] LANDESBERG G,GILON D,MEROZ Y,et al. Diastolic dysfunction and mortality in severe sepsis and septic shock[J]. Eur Heart J,2012,33(7): 895-903.

[12] GIBBISON B,LÓPEZ-LÓPEZ J A,HIGGINS J P,et al. Corticosteroids in septic shock:a systematic review and network meta-analysis[J]. Crit Care,2017,21(1): 78.

[13] VENKATESH B,FINFER S,COHEN J,et al. Adjunctive glucocorticoid therapy in patients with septic shock[J]. N Engl J Med,2018 Mar 1;378(9):797-808.

[14] ANNANE D,CARIOU A,MAXIME V,et al. Corticosteroid treatment and intensive insulin therapy for septic shock in adults:a randomized controlled trial[J]. JAMA,2010 Jan 27;303(4):341-348.

[15] ANNANE D,RENAULT A,BRUNBUISSON C,et al. Hydrocortisone plus fludrocortisone for adults with septic shock[J]. New England Journal of Medicine,2018,378(9): 809.

[16]ANNANE D. Glucocorticoids in the treatment of severe sepsis and septic shock[J]. Curr Opin Crit Care,2005 oot,11(5): 449-453.

[17] SINGER M,DEUTSCHMAN C S,SEYMOUR C W,et al. the third international consen-

sus definitions for sepsis and septic shock (Sepsis-3) [J]. JAMA, 2016 Feb 23; 315(8): 801-810.

[18] FADEL F, ANDRÉ-GRÉGOIRE G, GRAVEZ B, et al. Aldosterone and vascular mineralocorticoid receptors in murine endotoxic and human septic shock [J]. Crit Care Med, 2017, 45(9): e954-e962.

[19] ANGUS D C. The search for effective therapy for sepsis: back to the drawing board? [J]. JAMA, 2011, 306(23): 2614-2615.

[20] COHEN J, OPAL S, CALANDRA T. Sepsis studies need new direction [J]. Lancet Infect Dis, 2012, 12(7): 503-505.

[21] MEISEL C, SCHEFOLD J C, PSCHOWSKI R. Granulocyte-macrophage colony-stimulating factor to reverse sepsis-associated immunosuppression: a double-blind, randomized, placebo-controlled multi center trial [J]. Am J Respir Crit Care Med, 2009, 180(7): 640-648.

[22] KASTEN K R, PRAKASH P S, Unsinger J, et al. Interleukin-7 (IL-7) treatment accelerates neutrophil recruitment through gamma delta T-cell IL-17 production in a murine model of sepsis [J]. Infect Immun, 2010, 78(11): 4714-4722.

[23] UNSINGER J, BURNHAM C A, MCDONOUGH J, et al. Interleukin-7 ameliorates immune dysfunction and improves survival in a 2-hit model of fungal sepsis [J]. J Infect Dis, 2012, 206(4): 606-616.

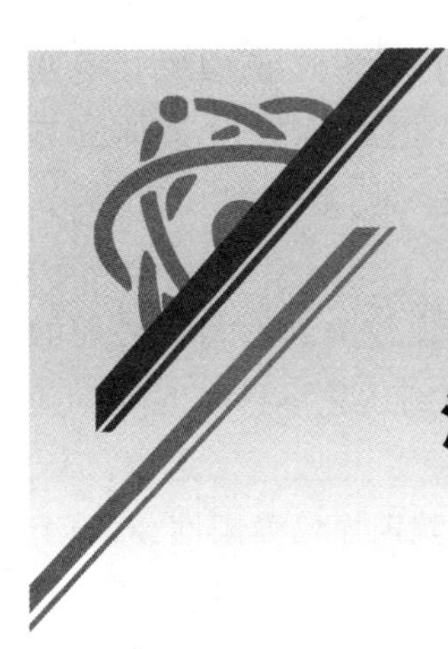

第二节 脓毒症的抗感染治疗越早是否真的越好

脓毒症是一种具有较高的发病率和病死率的并发症，早期识别和早期干预可以改善脓毒症患者的预后。研究表明及时的抗菌治疗与提高生存率有关，在脓毒症休克发生后，抗生素使用每延迟 1 h 将导致病死率增加 7.6%[1]。然而，所有得出早期应用抗生素与提高生存率相关的研究都是回顾性的，因此可能存在诸多偏倚影响结果。尽管前瞻性观察性研究未能显示早期抗感染与降低病死率之间的任何关联，但在脓毒症识别后 1 h 内早期应用抗生素的主流理论仍然存在。为进一步验证抗生素应用时机对治疗脓毒症的价值，Alam 等[2]开展了 PHANTASi 研究。

一、PHANTASi 研究

PHANTASi 研究是一项多中心随机对照试验，该研究主要由荷兰的 10 个区域性的院前急救服务中心参与，这 10 个急救医疗服务中心服务于当地的 34 家医院，其中既有二级医院也有三级医院。

在研究开展初期首先在当地的急救服务（EMS）指南中增加了一套单独的脓毒症诊疗方案，并对研究成员单位的 EMS 人员进行专门培训以促使他们识别和治疗各种形式的脓毒症。参与医院对脓毒症患者入院后治疗策略保持不变。

患者主要由 EMS 人员招募。符合条件的患者年龄至少为 18 岁，被诊断或怀疑感染，体温>38 ℃或<36 ℃，并至少有一个系统性炎症反应综合征标准（心率>90 次/min，呼吸频率>20 次/min，或两者兼有）。该研究根据 2001 年国际脓毒症会议指南定义将脓毒症的严重程度分为 3 组：非复杂（非严重）脓毒症、严重脓毒症和脓毒症休克。有脓毒症和器官功能障碍的患者被归类为严重脓毒症。已知对头孢曲松或其他 β-内酰胺类抗生素过敏、妊娠或怀疑人工关节感染的患者被排除在研究之外。符合条件的患者按地区分层后随机（1∶1）分配到干预组或对照组。最终 2 672 人用于意向治疗分析（干预组为 1 535人，对照组为 1 137 人）。两组的人口统计学特征和基线特征相似。患者主要由脓毒症和严重脓毒症患者组成，有一小部分患者有脓毒症休克[干预组66例(4%)，对照组37例(3%)]。干预组患者在获得一份血培养分析样本后，在常规治疗（液体复苏和补充氧）的基础上，在救护车中静脉注射头孢曲松2 000 mg。对照组的患者仅接受常规治疗。

研究结果显示干预组诊断脓毒症至接受抗生素的时间中位数为到达急诊科前的26 min（四分位数，19～34 min），而对照组这一时间的中位数为到达急诊科后的70 min（四分位数，36～128 min）。

最常见的感染病灶是肺部和泌尿道。干预组389例(35%)院前血培养阳性，对照组279例(26%)阳性($P<0.000\ 1$)。在干预组中发现的革兰氏阳性菌多于对照组，研究者认为在院前环境中留取血液标本进行微生物培养的污染风险更高。干预组尿培养阳性率低于对照组[1 048例中25例(25%)，801例中295例(37%)；$P<0.000\ 1$]，在对照组的尿液培养中发现了更多的革兰素氏阴性菌，因此研究者认为哪怕1剂量抗生素也会对培养结果产生负面影响。

干预组1 397例(91%)和对照组1 030例(91%)住院期间应用抗生素。干预组107例，对照组85例，均未使用抗生素或未开抗生素处方而出院，主要原因是怀疑有病毒感染。入院后阿莫西林-克拉维酸是最常用的抗生素，其次是环丙沙星和头孢曲松。

28 d内干预组120例(8%)死亡，对照组93例(8%)死亡[$RR=0.95$，95% CI (0.74，1.24)；危险差=-0.37，95% CI(-2.5～1.7)]。两组的病死率均随脓毒症严重程度的增加而增加，但两组之间没有显著差异。对于对照组，接受抗生素时间的延长与28 d病死率的增加无关($P=0.23$)。在分别对年龄、血压、脓毒症严重程度等亚组进行亚组分析也没有揭示出干预措施在任何一个亚组对28 d病死率有显著影响。两组的ICU住院率、住院时间、住院天数及90 d病死率差异均无统计学意义。90 d内干预组死亡178例(12%)，对照组死亡134例(12%)($P=0.87$)。

二、PHANTASi研究的意义和局限

从表面上看，早期广谱抗生素治疗在严重细菌感染（脓毒症）治疗中的应用具有良好的生物学基础。在机体易受感染的部位，在抗生素浓度足够高的情况下，微生物的生长会受到抑制从而减轻感染负担，特别是在出现重大并发症之前，这些似乎是合乎逻辑的，因此，理论上讲尽早应用抗生素应能改善结果[3]。

但是大规模流行病学分析产生了相互矛盾的结果。虽然Kumar等[1]人的研究表明住院病死率的增加与怀疑严重感染引起的反复或持续低血压后延迟有效的抗生素治疗的时间之间存在线性关系，但在这个队列中，20%以上的人不能被证实感染。Ferrer等[5]人进行的一项大型(n=17 990)回顾性多中心分析显示[4]，随着抗生素应用时间的推

移,住院病死率不断增加。然而 De Groot 等[4]人的研究发现:在出现疑似脓毒症后的前 6 h 内,抗生素的使用的时间和患者结果之间没有任何关系。Sterling 等[6]人发表了一篇关于抗生素对严重脓毒症和感染性休克预后影响的系统回顾和荟萃分析,利用 11 项研究的汇总数据,在急诊科分诊后 3 h 内或休克识别后 1 h 内使用抗生素并未发现明显的病死率上的获益。

有一项前瞻性观察性研究[7]探讨在新南威尔士州疑似脓毒症患者早期在急诊科使用抗生素的策略,数据库中有 13 567 名患者,在 60 min 内接受静脉抗生素治疗的患者比例从 2009—2011 年的 29.3% 上升到 2013 年的 52.2%。病死率从 2009—2011 年的 19.3% 降至 2013 年的 14.1%,对于有血流动力学不稳定的患者生存益处最大。另一项关于脓毒症和脓毒症休克患者的(n = 49 331)队列研究[8]也报道了类似的结果,12 h 完成脓毒症集束化治疗的患者病死率高于 3 h 完成集束化治疗的患者,延迟使用广谱抗生素会显著增加病死率。

PHANTASi 试验是第一个研究脓毒症抗感染时机与预后关系的随机对照试验。在培训 EMS 人员认识脓毒症后,调查早期抗生素治疗的效果。在不同严重程度的脓毒症患者中,培训 EMS 人员显著提高了对脓毒症的认识,并缩短了开始使用抗生素的时间。然而,干预并没有导致不同严重程度脓毒症患者病死率的显著差异。因此该研究并不建议疑似脓毒症的患者在救护车中使用抗生素。

但是该研究也有以下局限性,可能是导致结果的差异无统计学意义的原因。

1. 患者的严重程度相对较轻

PHANTASi 研究中的患者中脓毒症休克的患者在常规治疗组中仅 37 例(3%),在干预组 66 例(4%)。而 qSOFA ≥ 2 的患者在常规治疗组为 181 例(17%),在干预组为 318 例(22%)。这些患者是相对较轻的,甚至依照脓毒症 3.0 的定义,一些患者是不符合脓毒症的诊断的。尽管该研究也采用了按照病情严重程度进行的分层分析,但分层后的一些亚组比如脓毒症休克亚组的样本量是非常小的。而且样本量的计算是基于之前的流行病学调查的 40% 的病死率,而该研究中干预组及对照组的病死率均为 8%,远远低于前期流行病学调查数据,因此在病死率如此低的情况下,这样的样本量两组之间很难表现出统计学差异。

2. 该研究中随机分配做得不够好

2 672 名患者随机分配后干预组为 1 535 人,常规治疗组为 1 137 人,干预组较常规治疗组多 398 人。研究者也注意到了这一现象并认为是随机违规导致更多的患者被纳入干预组,可能的原因是 EMS 人员过于热情地希望在救护车中尽可能多地使用抗生素,为了做到这一点,一些 EMS 人员有目的地打开信封,直到他们发现一个信封指示随机化干预组。尽管后续的统计学分析未发现两组患者的基线特征有统计学差异,但我们认为当

EMS 人员有目的地打开信封直到他们发现一个指示为干预组的随机化信封时，肯定面对的是一个有更高的细菌感染风险或病情更加严重的患者。这种分配不均可能掩盖了抗生素的效果。

3. 抗生素使用不合理

PHANTASi 研究对干预组患者实施的抗感染方案均为头孢曲松，研究对象最常见的感染病灶是肺部和泌尿道，还存在其他部位的感染，头孢曲松肯定未必对所有的患者都是合适的。并且入院后抗感染治疗方案中阿莫西林-克拉维酸是最常用的抗生素，其次是环丙沙星和头孢曲松。也就是说大部分患者在给予单次剂量的头孢曲松以后更换了抗感染方案。那么依靠单一种类抗生素且单次给药，仅从给药时间上的差异上来改变病死率应该是非常困难的。这应该也是该研究无阳性结果的一方面原因。

4. 两组血培养阳性率不同

在干预组中发现的革兰氏阳性菌多于对照组[389 例(35%) vs 279 例(26%)；$P<0.000\ 1$]，研究者认为在院前环境中留取血液标本进行微生物培养的污染风险更高。但救护车中相对较差的卫生条件导致这种较高的血培养污染风险的同时是否带来了更高的导致血流感染的风险呢？并且感染病原中革兰氏阳性菌的比例可能更大，恰恰头孢曲松对这类细菌感染的效果是不足的。如果干预组实际存在更高的血流感染比例，必将拥有更高的死亡风险，这在一定程度上也会降低院前抗感染带来的益处。

三、该研究的启示

根据脓毒症 3.0 的定义，脓毒症是宿主对感染的反应失调，产生危及生命的器官功能损害。由此可见失调的炎症反应在导致患者的器官功能障碍及死亡中有重要作用，而并非仅仅是感染本身。因此我们也有相应的理由来质疑抗感染治疗时机对脓毒症病死率的影响。但是对比 PHANTASi 研究与发现延迟抗感染导致病死率增加的观察性研究[1,4,7]发现，研究对象在严重程度上有较大的区别，PHANTASi 研究的患者绝大多数血流动力学是稳定的。观察性研究的结果也是提示血流动力学不稳定的患者往往能从更早的抗感染治疗中获益更大[7]。另外和那些没有得出抗生素治疗时机与病死率相关的研究一样，患者接受抗生素的时间均是较早的，大都在 3 h 或 6 h 以内。因此我们有理由相信对于血流动力学稳定的患者，抗感染治疗并不是那么的争分夺秒，并且脓毒症出现的时间也并非一定是感染开始的时间，规范地完成脓毒症的 3 h 及 6 h 集束化治疗可以合理地保障这些患者的安全。然而结合观察性研究的结果我们认为，虽然 PHANTASi 研究没有得出更早的抗感染可以改善脓毒症预后的结论，但是尚不能否定更早的抗感染对感染性休克患者的价值。有待下一步选择脓毒症休克的患者来开展关于抗感染时机与患者结局的随机对照试验来回答这样的问题。

（河南科技大学第一附属医院，马亚青，张咏梅，毛毅敏）

» 参考文献 «

[1]KUMAR A,ROBERTS D,WOOD K E,et al. Duration of hypotension before initiation of effective antimicrobial therapy is the critical determinant of survival in human septic shock[J]. Crit Care Med,2006,34(6):1589-1596.

[2]ALAM N,OSKAM E,STASSEN P M,et al. PHANTASi Trial Investigators and the ORCA (Onderzoeks Consortium Acute Geneeskunde) Research Consortium the Netherlands. Prehospital antibiotics in the ambulance for sepsis:a multicentre,open label,randomised trial [J]. Lancet Respir Med,2018,6(1):40-50.

[3]UDY A A,SMITH K,BERNARD S. Timing of antibiotics in the management of community-acquired sepsis: Can a randomised controlled trial of prehospital therapy provide answers? [J]. Emerg Med Australas,2018,30(2):270-272.

[4]DE GROOT B,ANSEMS A,GERLING D H,et al. The association between time to antibiotics and relevant clinical outcomes in emergency department patients with various stages of sepsis:a prospective multi-center study[J]. Crit Care,2015 Apr 29;19(1):194.

[5]FERRER R, MARTIN-LOECHES I, PHILLIPS G, et al. Empiric antibiotic treatment reduces mortality in severe sepsis and septic shock from the first hour:results from a guideline-based performance improvement program[J]. Crit Care Med,2014,42(8):1749-1755.

[6]STERLING S A,MILLER W R,PRYOR J,et al. The impact of timing of antibiotics on outcomes in severe sepsis and septic shock:A systematic review and meta-analysis[J]. Crit Care Med,2015,43(9):1907-1915.

[7]BURRELL A R,MCLAWS M L,FULLICK M,et al. SEPSIS KILLS:early intervention saves lives[J]. Med J Aust,2016,204(2):73-77.

[8]SEYMOUR C W,GESTEN F,PRESCOTT H C,et al. Time to treatment and mortality during mandated emergency care for sepsis[J]. N Engl J Med,2017,376(23):2235-2244.

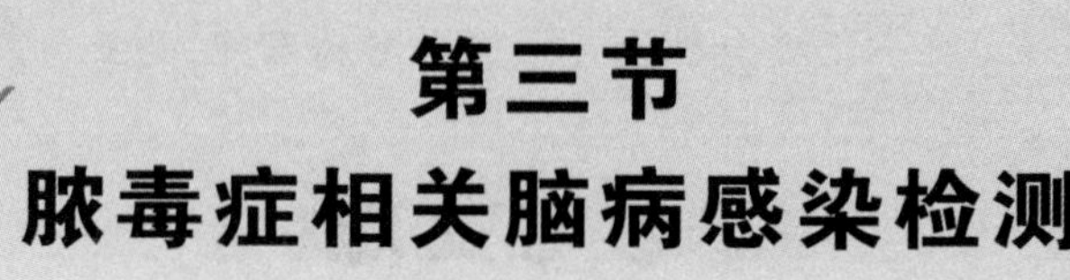

第三节 脓毒症相关脑病感染检测

脓毒症常伴随急、慢性脑功能障碍及神经性炎症[1]。脓毒症脑神经性炎症是由细菌传播到大脑并持续感染引起的，还是仅由循环炎症介质引起的无菌过程尚有争议。脓毒症是否存在脑细菌感染，对脓毒症相关性脑病的诊治有重要的意义。Singer 等[2]近期发表了一项研究，通过动物实验及对密歇根大学的脑样本库的资料分析，探讨肠道细菌在脓毒症期间是否播散到大脑及与神经炎症的关系。

一、研究概况

该研究分为两部分，①动物实验采用盲肠结扎穿刺术（cecal ligation and puncture，CLP）制备小鼠脓毒症模型，将脓毒症存活小鼠与未手术组、假手术+抗生素治疗组、单独抗生素治疗组进行比较；②人脑样本分析将死于脓毒症的患者的脑组织与死于非传染性原因的患者的脑组织进行比较。用 16S 核糖体 RNA（16S ribosomal RNA，16SrRNA）基因测序对小鼠和人脑标本进行细菌分类，比较脓毒症组和非脓毒症组之间的差异，与神经炎症标志物 S100 钙结合蛋白 A8（S100 calcium binding protein A8，S100A8）进行置换多元方差分析，分析脑微生物分布与神经炎症的关系。

在动物实验中发现，CLP 后第 1 天，脓毒症小鼠脑内细菌序列与假手术+抗生素治疗组和未手术组不同（$P=0.008$），血液培养均无细菌生长。造模第 5 天，脓毒症存活小鼠大脑中检测到的细菌序列与假手术+抗生素治疗组、单独抗生素治疗组和未手术组小鼠脑内细菌序列不同（$P=0.002$）。CLP 第 14 天和第 50 天，各组细菌序列无明显差异（$P=0.498$和 0.532）。脓毒症存活小鼠的多形杆菌操作分类单元（*operational taxanomic unit*，OTU）相对丰度在 CLP 后第 5 天显著高于对照组（$P<0.01$），但 14 d 后恢复到基线水平。在人脑样本分析中，与非脓毒症对照组相比，死于脓毒症的患者大脑皮质组织 16SrRNA 基因测序发现的细菌类群差异有统计学意义（$P=0.0008$）。在脓毒症患者大脑中检测到的微生物区系具有明显的变异性，包括上呼吸道和下消化道的大量分类群。脓毒症与非脓毒症脑标本的分离主要是由于嗜血杆菌、奈瑟菌和莫拉氏菌的相对丰度不

同所致，个别脓毒症患者的脑标本以肠杆菌科、类杆菌属等肠道相关类群为主。阴性测序对照标本中未发现脓毒症相关微生物菌群。

该研究发现，脓毒症后脑神经炎症增强，与实验中的脓毒症脑微生物学改变有关。S100A8 的表达与 OTU008 丰度（$P<0.001$）及术后第 5 天的总体微生物菌落结构（$P<0.001$）有关。除增加组织损伤相关分子模式表达外，脓毒症存活小鼠还表现出小胶质细胞和脑组织巨噬细胞的反应性增加。CLP 第 5 天 CA1 区和上覆运动皮质的 Iba1 免疫反应增强（$P=0.035$）。从 CX3CR1 表达的 GFP 报告中分离出的小胶质细胞和组织巨噬细胞显示肿瘤坏死因子的启动。在人脑样本分析中发现，以 S100A8/A9 蛋白浓度为协变量，对人脑标本中的 16S 序列进行分析，发现 S100A8/A9 蛋白浓度测定的神经炎症与细菌类群结构密切相关（$P=0.034$），表明 S100A8/A9 浓度相近的人脑标本具有与 16SrRNA 基因测序结果相似的细菌群落结构，提示在脓毒症患者中神经炎症与改变的脑微生物菌落相关。

二、研究意义和局限

该研究提出了一个重要的临床问题，脓毒症的神经炎症是否与脑细菌播散有关。通过动物实验及人脑样本研究，该研究证明脓毒症会导致脑细菌菌群分布的改变，在脓毒症存活的小鼠模型和死于脓毒症相关的患者中都与神经炎症有关，这表明细菌直接移位到脑，并在脓毒症的脑功能障碍中起作用。由于该研究的研究结果来源于动物实验和尸体标本，故可能存在以下方面的局限性。

动物实验中，通过 CLP 制备脓毒症模型，肠道是感染的主要来源。研究中以亚胺培南/西司他汀治疗，改变肠道微生物区系，影响脓毒症的基本病情，因此不能说明细菌传播在神经炎症中的独立作用。小鼠脓毒症模型的使用允许随时间的变化研究大脑细菌分类群，这解决了临床研究对脓毒症患者大脑细菌的研究受到患者死于急性疾病的限制，但该研究对标本采集时间的选择集中在第 1 天、第 5 天、第 14 天、第 50 天，并没有说明选择上述时间的依据。实验过程中提到脓毒症存活小鼠，未提及 CLP 后病死率。所以，不排除为了研究足够长时间的脓毒症存活小鼠的资料，而选择符合存活时间的脓毒症小鼠，这可能导致研究基线的不一致。

本研究过程无论是动物实验还是人脑标本分析，对急慢性脑功能障碍没有明确的定义和评价方法。如何界定脓毒症的脑损伤，对于研究结果有直接影响。该研究缺乏评价脑功能评价指标，没有在脓毒症脑损伤与否之间进一步对比细菌移位及神经性炎症，降低了该项研究的获益。

S100A8/A9 作为损伤相关的分子模式，目前尚没有充足的依据提示其对脓毒症神经炎症的特异性。该研究中，将 S100A8/A9 作为炎症标记物可能是由于该标记在样本库中的高初始表达或对储存条件的稳定性。研究证实，S100A8/A9 在创伤、感染、热、应激等因素引起的炎性过程中表达明显[3]。所以，该研究以 S100A8/A9 为炎症标记物，评估脑细菌播散与神经炎症的关系，对于探讨脓毒症脑神经炎症与脑细菌播散的关系，特异性有待进一步斟酌。

三、研究启示及展望

该研究从动物实验和人脑样本分析对脓毒症脑细菌存在与否，以及和神经炎症的关系进行了探讨，为我们在脓毒症相关性脑病的发病机制及诊治策略的制订提供了许多可资参考和借鉴之处。

该研究证实脓毒症会导致脑细菌分布的改变，在脓毒症模型存活的小鼠和死于脓毒症的患者中都与神经炎症有关，这表明细菌直接播散到脑中，在脓毒症的脑功能障碍中起作用。但该研究仅证实神经炎症与脑细菌播散有关，并未证实其因果关系。脓毒症脑病神经性炎症可能是由多种原因形成的。该研究中，对 CLP 后的腹腔感染及炎症通过治疗得以控制，没有发现细菌在脓毒症后 2 周出现在大脑中的证据，即没有发现慢性脑细菌感染的证据。因此，脓毒症后持续的神经炎症很可能是由宿主免疫反应的重新调整及缺血、神经递质失衡和血管功能障碍等多种机制引起的，而不是由持续或慢性感染引起的[4-5]。此外，本研究发现了小胶质细胞的活化。小胶质细胞对各种中枢神经系统损伤（包括创伤、缺血和感染等）反应迅速，一定程度上维持中枢神经系统的稳态，但有时亦可能加重损伤，导致严重疾病伴随脑功能障碍。另有研究发现，即使在脑卒中等非传染性危重疾病状态下，肠道通透性的增加会增加细菌移位的风险，呼吸衰竭和休克的幸存者亦有遗留慢性脑功能障碍表现[5]。

虽然接触微生物病原体不是危重疾病中发展急慢性脑功能障碍的唯一途径[6]，但大脑微生物区系的改变与神经炎症有关。对肠道微生物群的调节也可能成为治疗和减少并发症的目标。

目前，脓毒症的抗菌药物治疗往往是针对相应正确的感染来源，并且常常不包括经验性治疗肠道相关的厌氧菌[7-8]。临床试验表明，选择性清除肠道细菌可减少器官功能障碍，改善脓毒症的结果，尽管这种做法尚未在世界范围内被采用[9]。这项研究和其他研究表明，应重新关注细菌对脓毒症患者特定器官功能障碍的影响，以及即使在没有脑炎的情况下早期抗生素治疗中枢神经系统感染是否会改变脓毒症后脑功能障碍的发生率。当然，还需要进一步的研究来阐明特定的细菌是否在神经炎症中起着重要的作用。

该研究对脓毒症期间脑细菌存在的研究结果提示细菌通过血脑屏障。有关脓毒症脑屏障损害的机制尚未完全了解。血脑屏障功能及形态的完整性是维持中枢神经系统的稳态一个重要因素。作为对创伤、烧伤或感染等应激事件的反应，血脑屏障功能及形态的完整性可以改变,导致脑实质水肿和炎症因子的进入[9]。有研究发现,外周微生物可能随单核细胞通过血脑屏障进入脑实质,这些微生物在细胞迁移后释放到脑实质[10-11]。

现有证据提示动物实验中脑细菌播散,发现有氧培养脑实质匀浆,未发现各组间细菌菌落差异,但在缺氧条件下,发现厌氧菌在各组之间有差异。该研究过程中观察结果提示我们进一步明确,脓毒症情况下细菌通过血脑屏障的背景及血脑屏障对通过细菌的选择性。了解不同类型的细菌对血脑屏障的破坏,可以提供细菌如何进入中枢神经系统的图像,这可能有助于发现每一种细菌控制和管理感染的治疗策略[12]。

该研究通过经典的 CLP 制备小鼠脓毒症模型进行动物实验及收集密歇根大学的脑样本库的资料进行分析,将 CLP 后脓毒症小鼠及死于脓毒症患者和相应对照组研究对象之间对脑细菌感染情况进行对比。虽然 Singer 等进行的这项研究有如前所述的一些局限,但此研究针对一个重要的临床问题进行了有益探索。该研究的可资借鉴之处在于,为脓毒症患者的急慢性脑功能障碍及神经炎症的病理生理学机制提供了一个新的思路:针对脓毒症相关性脑病的防治,是否可以通过调整脓毒症治疗方程中抗生素的选择而获益,以及是否可以采取维持血脑屏障稳态的方式减少微生物对脑的影响。目前,针对脓毒症相关性脑病的脑细菌感染的确诊方法及细菌菌落分布对脑功能的影响,有待进一步的探讨,也寄希望于未来更严谨的检验手段为下一步研究提供支持。

(新疆医科大学第一附属医院,滑晓莉,于湘友)

» 参考文献 «

[1] SINGER M,DEUSTSCHMAN C S,SEYMOUR C W,et al. the third international consensus definitions for sepsis and septic shock(Sepsis-3)[J]. JAMA,2016 reb 23;315(8):801-810.

[2] SINGER B H,DICKSON R P,DENSTAEDT S J,et al. Bacterial dissemination to the brain in sepsis[J]. Am J Respir Crit Care Med,2018,197(6):747-756.

[3] WANG S,SONG R,WANG Z,et al. S100A8/A9 ininflammation[J]. Frontiers in Immunology,2018,9 Sloo A8/A9. in Inflammation. 1298.

[4] BARICHELLO T,SAYANA P,GIRIDHARAN V V,et al. Long-term cognitive outcomes after sepsis:a translational systematic review[J]. Molecular Neurobiology,2019 Jan;56(1):186-251.

[5] GIRARD T D,THOMPSON J L,PANDHARIPANDE P P,et al. Clinical phenotypes of delirium during critical illness and severity of subsequent long-term cognitive impairment:a

prospective cohort study[J]. Lancet Respiratory Medicine,2018,6(3):213.

[6] BASHAR F R, VAHEDIAN-AZIMI A, HAJIESMAEILI M, et al. Post-ICU psychological morbidity in very long ICU stay patients with ARDS and delirium[J]. J Crit Care, 2018 Feb;43:88-94.

[7] SHERWIN R, WINTERS M E, VILKE G M, et al. Does early and appropriate antibiotic administration improve mortality in emergency department patients with severe sepsis or septic shock? [J]. Journal of Emergency Medicine,2017,53(4):588-595.

[8] CAMPION M, SCULLY G. Antibiotic use in the Intensive Care Unit: Optimization and De-Escalation[J]. Journal of Intensive Care Medicine,2018,6:270807602.

[9] DANIELSKI L G, GIUSTINA A D, BADAWY M, et al. Brain barrier breakdown as a cause and consequence of neuroinflammation in sepsis[J]. Mol Neurobiol,2018,55(2):1045-1053.

[10] SANTIAGOTIRADO F H, ONKEN M D, COOPER J A, et al. Trojan horse transit contributes to blood-brain barrier crossing of a eukaryotic pathogen[J]. Mbio,2017,8(1):e2116-e2183.

[11] LIU W T, LV Y J, YANG R C, et al. New insights into meningitic Escherichia coli infection of brain microvascular endothelial cells from quantitative proteomics analysis[J]. J Neuroinflammation,2018,15(1):291.

[12] AL-OBAIDI M, DESA M. Mechanisms of blood brain barrier disruption by different types of bacteria, and bacterial-host interactions facilitate the bacterial pathogen invading the brain[J]. Cell Mol Neurobiol,2018,38(7):1349-1368.

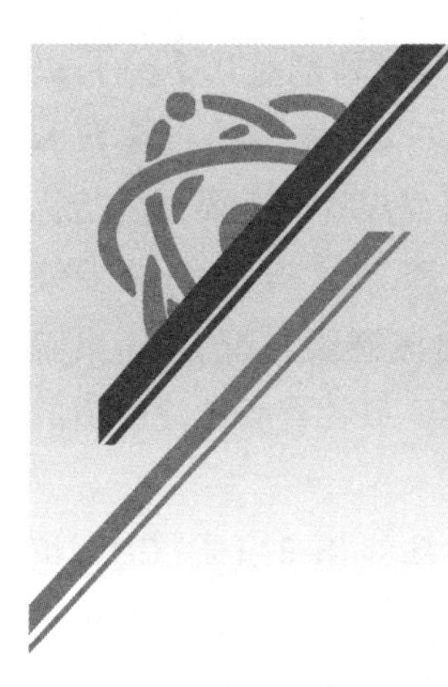

第四节 机械通气患者的脱污染策略和血行耐药菌感染

在重症监护病房(intensive care unit,ICU),患者的病情危重,免疫功能常低下,加上侵入性操作较多,获得性感染的发生率明显增加,尤其是多重耐药菌引起的感染。因此,近些年针对如何预防多重耐药菌感染成为人们关注的重点,应运而生的是脱污染策略。脱污染策略通过杀灭口咽部和胃肠道的条件致病菌,避免其移行和移位,减少呼吸道感染和血源性感染[1-2]。而在高耐药时代,脱污染策略的价值究竟如何,是否可以降低多重耐药菌感染和病死率,还是本身就有增加耐药菌感染的可能,值得深入研究。2018 年Wittekamp 等[3]在 *JAMA* 上发表了一项随机对照研究,以探讨在中重度耐药水平的 ICU 里,2%洗必泰(chlorhexidine,CHX)进行口腔护理、选择性口咽脱污染(selective oropharyngeal decontamination,SOD)和选择性消化道脱污染(selective digestive tract decontamination,SDD)与 ICU 获得性多重耐药革兰氏阴性杆菌血行感染(multidrug-resistant gram-negative bacteria,MDRGNB)和 28 d 病死率之间的关系。

一、脱污染研究的概况

这项研究的实施是在 2013 年 12 月 1 日至 2017 年 12 月 31 日进行的,在比利时、西班牙、葡萄牙、意大利、斯洛文尼亚和联合国的 13 个 ICU 中进行的一项非盲多中心试验,纳入的 ICU 至少 5%革兰氏阴性杆菌血流感染是由产超广谱 β-内酰胺酶的细菌引起的。入组患者预期使用机械通气时间超过 24 h。

该研究共纳入 8 665 例患者,基线组有 2 251 例,CHX 组有 2 108 例,SOD 组有 2 224 例,SDD 组有 2 082 例。所有医院开始都有至少为期 6 个月的基线期,每天对所有 ICU 患者进行 2%的洗必泰全身擦浴直至患者出院,并且严格按照世界卫生组织(World Health Organization,WHO)要求的手卫生执行。入组 ICU 均需接受 3 个干预期,顺序是随机的,每个干预期为期 6 个月,洗脱期 1 个月。在 3 个干预期间,洗必泰擦浴和手卫生是持续进行的。干预期分别为 2%洗必泰口护组(CHX 组),SOD 组[使用的口腔糊剂,

19 万单位硫酸多黏菌素、10 mg 硫酸妥布霉素和 10 万单位制霉菌素(每剂量 0.5 g)],以及 SDD 组(相同的口腔糊剂,以及 190 万单位硫酸多黏菌素、80 mg 硫酸妥布霉素和 200 万单位制霉菌素(通过鼻胃管给 10 mL)),均为每日 4 次。研究设计的主要预后指标是,与基线期相比,每个干预组 ICU 获得性 MDRGNB(主要终点)和 28 d 病死率(次要终点)的情况。其他次要终点包括高耐药微生物的 ICU 获得性血流感染情况,ICU 出院率,医院出院率,任何微生物的 ICU 获得性血流感染情况,以及 ICU 患者直肠和呼吸道的耐药菌的定植流行率。

ICU 获得性 MDRGNB 发生在 144 名患者中(共 154 次),基线组 2.1%,CHX 组 1.8%,SOD 组 1.5%,SDD 组 1.2%。与基线组相比较,CHX 组、SOD 组和 SDD 组的绝对危险度降低分别为 0.3%[95% *CI*(-0.6%,1.1%)],0.6%[95% *CI*(-0.2%,1.4%)],0.8%[95% *CI*(0.1%,1.6%)],并无统计学意义。各组的 28 d 病死率分别为 31.9%(基线组)、32.9%(CHX 组)、32.4%(SOD 组)和34.1%(SDD 组)。28 d 病死率的调整后的优势比(*OR* 值)分别为(CHX 组)1.07[95% *CI*(0.86,1.32)],(SOD 组)1.05[95% *CI*(0.85,1.29)]和(SDD 组)1.03[95% *CI*(0.80,1.32)],各组间均无明显差异。得到结论为在中-重度耐药水平的 ICU 中,对机械通气的患者,与标准护理相比,脱污染策略不能降低 MDRGNB,也与 ICU 患者的病死率无关。在各项次要终点指标上,均未见明显差异。在干预期间,多黏菌素耐药性的流行率也没有增加。

二、脱污染研究的意义和局限

脱污染策略的目标是预防感染,代表性的致病菌为革兰氏阴性菌、金黄色葡萄球菌、胃肠道的酵母菌和口咽酵母菌。目前,在荷兰的 ICU 中 SDD 和 SOD 是常规进行的,但他们的这种措施并没有被其他国家广泛采用,主要是因为在抗生素耐药水平较高的环境中,疗效数据有限,并且担心抗生素耐药的发生。所以,这篇文章主要是针对我们目前最关心的这些问题进行了探究,为我们的临床决策提供理论依据。既往的研究总体上针对脱污染策略还是存在争议的。这项研究的意义在于涉及了 6 个欧洲国家的 ICU,比单一的荷兰 ICU 更好地反映了欧洲的耐药率的平均水平,从而提高了研究结果的外部有效性和通用性。此外,该研究针对各类菌群的血行感染均进行了监测和分析,更加全面地反映了脱污染策略的血行感染的情况。对耐药菌的流行率也进行了详细的全单位监测。

该研究结果表明在中重度耐药水平的 ICU 中,与标准护理相比,机械通气患者使用 CHX、SOD、SDD 在 ICU 获得性 MDRGNB 28 d 病死率方面无统计学差异,并没有得到预期的阳性结果,可能的原因如下。

这里的 SDD 策略并没有包括 4 d 的预防性静脉使用第三代头孢菌素的疗程,这可能降低了 SDD 的效果。在此之前的荷兰研究中,均包括这项疗程。研究发现在 SDD 期间,有48次ICU获得性血行感染发生在纳入的前4天,其中17例涉及对第三代头孢菌素敏感的病原体。所以,可能未全身使用第三代头孢一定程度上影响了结果。

这些ICU总体的直肠耐药菌的定植率和血行感染率均较以前的研究高。观察到的第三代头孢菌素耐药肠杆菌科的直肠整体定植率为17.6%,而由高耐药微生物引起的ICU获得性血行感染(bloodstream infection,BIS)的总比例为25.5%,明显高于以前的荷兰研究。在这种情况下,使用常规SDD或SOD方案的脱污策略可能不太有效,尤其是在对氨基糖苷类药物和多黏菌素耐药的革兰氏阴性菌耐药率较高的地区。

干预措施的实施时间段较短。干预措施在机械通气结束时停止,而不是在ICU出院时停止。在之前的一项荷兰研究中,SDD和SOD的应用时间在95%以上住院天数[5-6],而在这个研究中,机械通气天数占ICU总天数的69.2%,反映患者接受研究干预的最大时间比例。事实上,在CHX、SOD和SDD期间,在没有机械通气的情况下,分别有32、23和33次ICU获得的BSI发生。

关于耐药菌的定植流行率研究,6个月的时间为期尚短,不足以验证干预之后的耐药情况的变化。一般需要得到准确的验证至少需要数年的时间。同时,MDRGNB的感染率的监测结束于ICU出院,无法评估干预措施的长期效果。

而对所有ICU患者执行洗必泰擦浴和手卫生策略直至出院,在以前的荷兰研究中并没有执行,虽然目前的研究无法评估这些策略对革兰氏阴性菌的定植和感染的影响,但它们可能降低了3种干预措施提供益处的潜力。

这项研究设计进行了每个干预措施与基线水平的比较,但是没有在干预组之间进行比较。样本量偏少,没有达到10 800名患者的最初目标样本。因此,这项研究可能没有足够的验证能力来发现主要结果与临床相关的差异。

三、脱污染研究的启示和展望

以往的研究表明在低耐药水平的ICU中,SDD和SOD可以改善患者的预后[4-5],而且SDD比SOD更有效[6-7]。虽然该研究结果未显示出预期的统计学方面的意义,但该研究为我们进一步明确脱污染策略的临床应用提供了有益的线索,为我们提供了许多可资参考和借鉴之处。

这项研究的结果表明基线组和干预组并没有明显统计学差异,从另外一个角度看,我们可以得到启示:干预组不会增加血行耐药菌感染率和病死率。SDD最早在外科ICU中展开临床研究,并被证实能明显减少术后患者的院内感染率,后来被推广应用于内外科危重患者呼吸机相关性肺炎、脓毒症、多器官功能障碍综合征等并发症的防治,作为一种新的感染防治措施,SDD的疗效虽然已经被Meta分析和不少临床研究证实。许多随机对照试验和Meta分析的结果证实SDD与医院感染(主要是呼吸机相关性肺炎)、

ICU 病死率、ICU 住院时间和抗生素使用的减少有关[8]。但是在感染控制专家、微生物学家和监护室医师中的质疑的声音仍然存在，争议的中心问题是，脱污染策略能否防治感染和降低病死率，是否会导致耐药菌的出现。该研究的意义也在此，虽然该研究未表现出任何临床获益，但由此可以进一步的指出，干预组不会增加耐药菌的血行感染和病死率，对个体而言，相对安全。这为后续的研究提供了可行和安全的研究方案，为之后的研究提供安全保证。

该研究结果中 ICU 获得性 MDRGNB 的发病率，在基线组为 2.1%，CHX 组为 1.8%，SOD 组为 1.5%，SDD 组为 1.2%。虽然差异无统计学意义，单从数值上看，似乎脱污染策略可以一定程度地减少 MDRGNB。而近期 Catalina 等[9]研究表明，在耐药水平较高的 ICU 环境中，SDD 与临床相关的多重耐药菌感染减少有关，而且可以减少呼吸机相关性肺炎的发生，与多黏菌素和妥布霉素耐药菌定植率下降有关。Catalina 等的研究周期长达 4 年之久，似乎更能反映感染和耐药菌流行率的情况，而且先前的大多数研究均提出了脱污染策略可以减少呼吸机相关性肺炎的发生，与 Catalina 等的研究结果一致，更加增加了可信度。虽然 *JAMA* 上的这篇研究没有得到阳性结果，但如前所述，数值上更倾向于可以降低多重耐药感染率，可能与研究周期尚短有关，以后的研究可以考虑适度延长研究周期。由此看来，脱污染策略的有效性并没有被全盘否决，这类研究仍是有意义的。

脱污染策略对抗生素耐药率影响究竟如何？事实上，耐药细菌的出现并不是完全可以预防的，但可以通过减少使用抗菌药物所产生的选择性压力来避免耐药细菌的选择和生长。SDD 尚未被临床实践指南广泛采用或推荐，主要是因为担心选择性抗菌药物耐药。

虽然 SDD 在改善危重患者的临床结局方面有明显的潜力，但其对抗生素耐药率的长期生态效应仍需大型多国随机试验来进行评估。该研究对纳入人群每周 2 次进行直肠和呼吸道标本的采集，并且每月一次对该研究中心所有患者进行当天的定植率调查并分析了每月流行率的情况，并没有得到预期的阳性结果，但也表明似乎脱污染策略不会增加耐药率。在干预期间，多黏菌素耐药性的流行率也没有增加。这质疑了反对脱污染的声音，单从抗生素耐药的长期生态来看，未来可能需要针对性地进行更多的周期更长的研究。

选择性脱污染策略的执行，对未被覆盖的革兰氏阳性菌引起的感染是否会有一定程度促进作用？一些作者记录了使用 SDD 而导致的由革兰氏阳性杆菌引起的肺炎或菌血症的发生；其他作者报道说，SDD 治疗组的耐甲氧西林金黄色葡萄球菌、凝固酶阴性葡萄球菌和肠球菌的携带水平显著增高[9-10]。这项研究并没有对选择性脱污策略展开详细的探讨。在之后的研究中，我们可能也要将重点放在这方面，这将是非常有意义的。

该研究为我们提供了新的思路。既往研究的 SDD 方案大多数都包括了静脉使用第三代头孢菌素,并且 SDD 方案实施至机械通气患者出院。而本研究中 SDD 方案未采用该预防措施,机械通气结束时即停止 SDD。这提示我们需从多个角度来探讨脱污染策略对临床结局的影响。

总而言之,这项研究有如前所述的一些局限,但此研究针对一个重要的临床问题进行了大型的探索。该研究的可资借鉴之处在于,脱污染策略可能不像我们以前认为的那样有效,同时对于细菌耐药性方面的情况仍不十分明确,以及研究设计方面也与以往有所不同,我们仍需要进一步的探讨,同时也寄希望于未来有高质量的循证医学证据为我们的临床决策提供支持。

(南昌大学第一附属医院,刘芬,胡迪)

» 参考文献 «

[1] SILVESTRI L,DE LA CAL M A,VAN SAENE H K:Selective decontamination of the digestive tract:the mechanism of action is control of gut overgrowth[J]. Intensive Care Med,2012,38(11):1738–1750.

[2] BUELOW E,GONZALEZ T B,Versluis D,et al. Effects of selective digestive decontamination(SDD) on the gut resistome[J]. J Antimicrob Chemother,2014,69(8):2215–2223.

[3] WITTEKAMP B H,PLANTINGA N L,COOPER B S,et al. Decontamination strategies and bloodstream infections with antibiotic–resistant microorganisms in ventilated patients:a randomized clinical trial[J]. JAMA,2018,320(20):2087–2098.

[4] DE JONGE E,SCHULTZ M J,SPANJAARD L,et al. Effects of selective decontamination of digestive tract on mortality and acquisition of resistant bacteria in intensive care:a randomised controlled trial[J]. Lancet,2003,362(9389):1011–1016.

[5] DE SMET A M,KLUYTMANS J A,COOPER B S,et al. Decontamination of the digestive tract and oropharynx in ICU patients[J]. N Engl J Med,2009,360(1):20–31.

[6] OOSTDIJK E A N,KESECIOGLU J,SCHULTZ M J,et al. Effects of decontamination of the oropharynx and intestinal tract on antibiotic resistance in ICUs:a randomized clinical trial[J]. JAMA,2014,312(14):1429–1437.

[7] PLANTINGA N L,DE SMET A M G A,OOSTDIJK E A N,et al. Selective digestive and oropharyngeal decontamination in medical and surgical ICU patients:individual patient data meta–analysis[J]. Clin Microbiol Infect,2018,24(5):505–513.

[8] CAVALCANTI A B,LISBOA T,GALES A C. Is selective digestive decontamination useful

for critically ill patients? [J]. shock,2017,47(Suppl 1):52-57.

[9] SÁNCHEZ-RAMÍREZ C, HÍPOLA-ESCALADA S, CABRERA-SANTANA M, et al. Long-term use of selective digestive decontamination in an ICU highly endemic for bacterial resistance[J]. Critical Care,2018 May 80;22(11):141.

[10] CENTERS FOR DISEASES PREVENTION AND CONTROL. Antimicrobial resistance threats in the United Sates[R/OL]. https://www. cdc. gor/drugresis tance,2013.

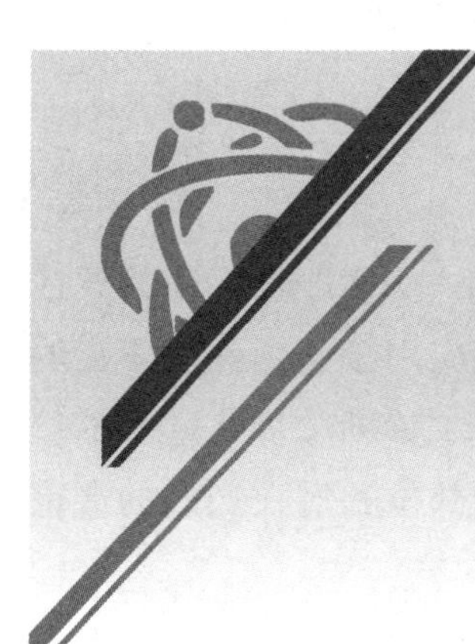

第五节 降钙素原指导抗生素治疗

抗生素耐药性的日益普遍是一个全球性问题。据估计，到 2050 年，每年将有 1 000 万人死于抗菌素耐药[1]。抗生素危机的原因取决于几个因素，包括抗生素滥用或过度使用。事实上，据报道，多达 30% ~50% 的抗生素治疗的适应证、剂量或治疗时间是错误的[2]。过度使用抗生素，反过来可能导致成本增加、不良事件增多和住院时间延长。另一方面，脓毒症或脓毒性休克患者可能需要早期抗生素治疗[3]。一项针对危重患者的研究发现，任何适当的抗生素治疗的延迟都会增加病死率[4]。

虽然降钙素原(procalcitonin，PCT)在抗感染治疗的重要作用正在逐步达成共识，但如何恰当地利用 PCT 来指导抗感染治疗仍然存在诸多问题。就在今年 Michele Bartoletti 等发表了 PCT 指导抗生素治疗(procalcitonin-guided antibiotic therapy，PGAT)的专家共识，进一步阐述 PCT 在抗感染治疗方面的应用价值。

一、PCT 的特点

PCT 是一种由 116 个氨基酸组成的蛋白质，是降钙素的肽前体。PCT 是由甲状旁腺 C 细胞合成并参与钙稳态的激素。PCT 也可以由肺和肠道的神经内分泌细胞产生，并作为急性期反应物释放，以响应炎性刺激，特别是来自于细菌的炎症刺激。炎症期间 PCT 水平升高与细菌内毒素和炎性细胞因子相关。对病毒感染和非感染性炎症刺激如自身免疫病和慢性炎性过程的反应，血清 PCT 水平的升高不太明显，很少会超过 0.5 ng/mL，PCT 作为细菌性脓毒症的重要生物标志物具有多种特点。首先，在脓毒症的急性期，PCT 的产量通常增多；其次，细菌损伤后的 PCT 峰值通常很快达到，其值与刺激强度相关；最后，PCT 的半衰期较短，在感染好转后通常会迅速下降。根据上述特点，以往研究表明 PCT 是细菌感染的标志，不但具有良好的敏感性和特异性[5-6]，还能减少抗生素的使用，指导呼吸道感染识别和早期抗生素降级或停用[7]。

二、PGAT 专家共识的概述

在解读 PCT 结果时，要将临床和影像学检查结果的仔细评估、病情严重程度的评估和患者的特点的评估都考虑在内。在诊断为感染的患者中，PCT 应用于鉴别预后不良的情况时，共血清浓度随时间的变化趋势比单一测量更准确。用 PCT 诊断脓毒症通常的诊断临界值（>0.5 ng/mL）是不准确的，应该根据特定的环境、感染部位和潜在疾病的严重程度进行调整。

该共识的另一特点是评估专家在不同的临床环境下对 PCT 使用给出的适宜性的意见。不同临床环境下 PCT 使用的特点如下。

1. 急诊科

根据专家的意见，在急诊科和（或）急诊抢救室应使用 PCT 来区分细菌感染与非细菌感染或非感染性疾病。因此，PCT 应该在包括紧急/急诊情况下的生化实验室中检测。

2. 内科呼吸道感染疾病科

对于非重症感染的住院患者，在内科或呼吸感染性疾病科 PCT 可以用于诊断细菌感染并指导尽快启动抗生素治疗。对于还未达到脓毒症甚至脓毒症休克的社区获得性肺炎患者，医生可以利用 PCT 指导及时行抗生素治疗，并且可以将 PCT 作为预后不良的预测指标。对于慢性阻塞性肺疾病（COPD）急性加重的患者，PCT 可用于诊断是否合并细菌感染。在非危重患者中，抗生素治疗 48 h 后 PCT 升高不能作为治疗升级的理由。在这种情况下，可以随时监测 PCT 水平以指导抗生素停药。

3. ICU 或重症监护患者

在危重病医学中，PCT 应用于确认需要及时抗生素治疗的患者。此外，PCT 还可用于鉴别预后较差的患者。在后一种情况下，必须分析血清 PCT 水平的趋势。然而，两个连续样本之间的时间框架应该根据不同的临床情况进行调整。在危重患者中，抗生素治疗 48 h 后 PCT 增加不是抗生素升级的依据。在 ICU 中，PCT 必须作为一种抗生素管理工具。监控 PCT 水平是为了随着时间的推移寻找停药的时机。在 ICU 中，接受肾脏替代治疗的患者也必须使用 PCT 指导抗生素治疗。然而，PCT 结果应根据临床、放射学、微生物学和神经体液因素进行谨慎解读。

4. 外科和腹腔内感染

对于因腹腔内感染进行手术干预的患者，即使怀疑术后腹膜炎，也可以使用 PCT 来指导抗生素使用的疗程。相反，对于腹腔内感染的术后患者，PCT 随时间的升高趋势应该可以支持再次评估抗生素治疗方案。在急性坏死性胰腺炎患者中，随着时间的推移，应监测 PCT 水平以支持抗生素升级或停药。然而，在这种情况时，支持抗生素升级的

PCT 最准确的升高水平仍有待确定。

三、PGAT 目前的应用价值

在这个专家共识中系统评估了在不同的临床环境中 PCT 检测的应用价值,还评估了关于 PCT 作为诊断和(或)预后指标及作为抗生素管理工具的专家意见。PCT 被认为是细菌感染的一种有用的生物标志物,在包括急诊科、内科病房、外科病房和 ICU 的不同环境中用于脓毒症的早期标志物[5]。在过去的 Meta 分析中,包括 30 篇报道和 3 244 例患者,PCT 在脓毒症诊断中的整体敏感性、特异性和 ROC 曲线下面积分别为 0.79、0.77 和 0.85[6]。对于 COPD 急性加重的患者,确定的结论是患者临床特征、病史和影像学资料的结果优于一些生物标志物的结果。在过去的一项多中心研究中,对下呼吸道感染患者根据 PCT 结果指导临床决策,即启动或停止抗生素治疗。PCT 组患者抗生素总暴露显著降低,两组不良反应发生率相似[8]。专家共识的结果与目前美国感染性疾病学会关于医院获得性肺炎或呼吸机相关性肺炎的指南一致,都认为 PCT 水平与启动抗生素治疗的决策过程没有相关性[9]。PCT 使用的一个重要区别可能是用于危重患者的抗生素管理以缩短抗生素治疗的时间。在最近的一项试验中,研究者使用 PCT 指导抗生素停药,结果显示抗生素消耗量明显降低,28 d 和 1 年病死率显著降低[10]。因此研究者提出 PCT 可以排除细菌感染的存在的假设,从而更准确地诊断非感染过程。通过对呼吸系统感染患者的随机对照分析,进一步证实了这一观察结果[11]。最后,在一篇基于随机试验的荟萃分析数据,使用 PCT 评估急性呼吸道感染与标准疗法相比抗生素治疗 48 h 后 PCT 的增加并不意味着应用抗生素量的增加。在丹麦的一项多中心随机试验中,一种基于 PCT 来逐步增加抗生素治疗的研究,结果表明增加抗生素疗程与提高生存率无关。此外,这一研究得出抗生素增加导致了更高的抗生素消耗和更长的 ICU 住院时间[12]。然而,最近的一项随机多国试验显示,PCT 值降低 80% 以上与 28 d 病死率降低有关[13]。该研究将 PCT 的短期变化作为病死率的预测指标进行评估,发现 28 d 内死亡的患者 PCT 值比基线平均增加 30%。而存活的患者 PCT 值没有任何增加。PCT 的最佳临界值仍然是 1 个问题,它确保感染诊断的最佳敏感性和特异性的辩论。对于下呼吸道感染,截断值 0.15 ~ 0.25 μg/L 通常被认为是足够的[14]。然而,危及生命的腹腔感染患者和 ICU 血流感染患者试验经验表明应该考虑更高的截断值[15]。这种情况下,较高的截断值可能有助于区分细菌感染和真菌感染[16-17]。

四、PGAT 存在的问题和局限性

PGAT 仍需要进一步的研究来解决 PCT 使用的几个方面。尤其在腹腔内感染,包括急性坏死性胰腺炎的细菌重复感染中，应调查和确定具体的截断值。另外，免疫缺陷患者被排除在大多数临床试验之外，因此，包括这项共识在内的大多数有效证据不能应用于免疫缺陷宿主。最后，在这个专家共识中，对 PCT 使用的几个方面进行了评估和讨论。专家认为 PCT 是 ICU 和非 ICU 患者血液中细菌感染的重要标志。其应用可能适用于抗生素降级和停药的评估。然而，抗生素治疗的起始或升级在特定的情况下，包括呼吸道感染，不应该仅仅基于血清 PCT 水平。总的来说，在每一个临床环境中，为了正确地解释 PCT 的结果，应该仔细评估临床特征和影像学的发现，评估疾病的严重程度和患者的病史特点。

（信阳市中心医院重症医学科，芦乙滨，孙玉宝）

》参考文献《

[1] Review on antimicrobial resistance antimicrobial resistance: tackling a crisis for the health and wealth of nations[R]. Accessed: January 2017.

[2] VENTOLA C L. The antibiotic resistance crisis: part 1: causes and threats[J]. P T, 2015 Apr; 40(4): 277–283.

[3] RHODES A, EVANS L E, ALHAZZANI W, et al. Surviving sepsis campaign: international guidelines for management of sepsis and septic shock: 2016[J]. Intensive Care Med, 2017 Mar; 43(3): 304–377.

[4] FERRER R, MARTIN – LOECHES I, PHILLIPS G, et al. Empiric antibiotic treatment reduces mortality in severe sepsis and septic shock from the first hour: results from a guideline–based performance improvement program[J]. Crit Care Med, 2014 Aug; 42(8): 1749–1755.

[5] PRKNO A, WACKER C, BRUNKHORST F M, et al. Procalcitonin guided therapy in intensive care unit patients with severe sepsis and septic shock–a systematic review and meta–analysis[J]. Crit Care, 2013 Dec 11; 17(6): R291.

[6] WACKER C, PRKNO A, BRUNKHORST F M, et al. Procalcitonin as a diagnostic marker for sepsis: a systematic review and metaanalysis[J]. Lancet Infect Dis, 2013 May; 13(5): 426–435.

[7] BOUADMA L, LUYT C E, TUBACH F, et al. Use of procalcitonin to reduce patients exposure to antibiotics in intensive care units(PRORATA trial): a multicentre randomised controlled trial[J]. Lancet, 2010 Feb 6; 375(9713): 463–464.

[8] SCHUETZ P, CHRIST – CRAIN M, THOMANN R, et al. Effect of procalcitonin –

based guidelines vs standard guidelines on antibiotic use in lower respiratory tract infections: the ProHOSP randomized controlled trial[J]. JAMA, 2009 Sep 9; 302(10): 1059-1066.

[9] KALIL A C, METERSKY M L, KLOMPAS M, et al. Management of adults with hospital-acquired and ventilator-associated pneumonia: 2016 Clinical Practice Guidelines by the Infectious Diseases Society of America and the American Thoracic Society[J]. Clin Infect Dis, 2016 Sep 1; 63(5): e61-e111.

[10] DE JONG E, VAN OERS J A, BEISHUIZEN A, et al. Efficacy and safety of procalcitonin guidance in reducing the duration of antibiotic treatment in critically ill patients: a randomised, controlled, open-label trial[J]. Lancet Infect Dis, 2016 Jul; 16(7): 819-827.

[11] SCHUETZ P, WIRZ Y, SAGER R, et al. Effect of procalcitonin-guided antibiotic treatment on mortality in acute respiratory infections: a patient level metaanalysis[J]. Lancet Infect Dis, 2018 Jan; 18(1): 95-107.

[12] JENSEN J U, HEIN L, LUNDGREN B, et al. Procalcitonin-guided interventions against infections to increase early appropriate antibiotics and improve survival in the intensive care unit: a randomized trial[J]. Crit Care Med, 2011 Sep; 39(9): 2048-2058.

[13] SCHUETZ P, BIRKHAHN R, SHERWIN R, et al. Serial procalcitonin predicts mortality in severe sepsis patients: results from the multicenter procalcitonin MOnitoring SEpsis (MOSES) Study[J]. Crit Care Med, 2017 May; 45(5): 781-789.

[14] SCHUETZ P, ALBRICH W, MUELLER B. Procalcitonin for diagnosis of infection and guide to antibiotic decisions: past, present and future[J]. BMC Med, 2011 Sep 22; 9: 107.

[15] SAEED K, DALE A P, LEUNG E, et al. Procalcitonin levels predict infectious complications and response to treatment in patients undergoing cytoreductive surgery for peritoneal malignancy[J]. Eur J Surg Oncol, 2016 Feb; 42(2): 234-243.

[16] GIACOBBE D R, MIKULSKA M, TUMBARELLO M, et al. Combined use of serum (1,3)-beta-D-glucan and procalcitonin for the early differential diagnosis between candidaemia and bacteraemia in intensive care units[J]. Crit Care, 2017 Jul 10; 21(1): 176.

[17] PIERALLI F, CORBO L, TORRIGIANI A, et al. Usefulness of procalcitonin in differentiating Candida and bacterial blood stream infections in critically illseptic patients outside the intensive care unit[J]. Intern Emerg Med, 2017 Aug; 12(5): 629-635.

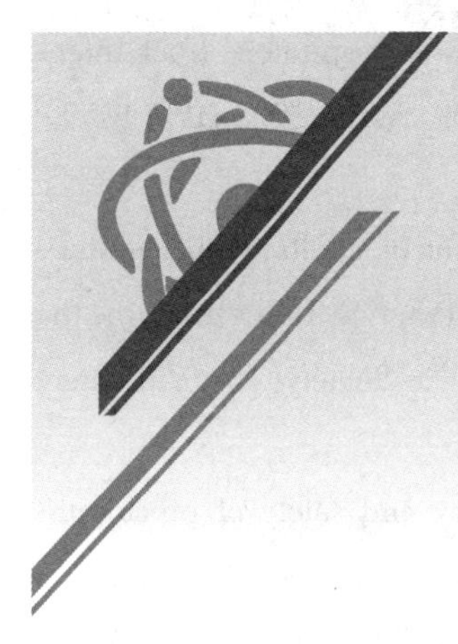

第六节 二代测序法在重症感染中的应用

脓毒症是个全球性的健康问题,发生率越来越高,根据7个高收入国家的数据统计,预计每年有3 150万例脓毒症,并可导致530万脓毒症患者死亡[1]。

对脓毒症患者而言,诊治时间非常宝贵,早期干预是影响患者预后的决定性因素,主要的干预除了各种监测下的脏器功能支持、液体复苏等治疗手段外,感染源的控制及抗生素的使用至关重要[2]。最新的指南推荐要尽早启动抗感染治疗,最好能在诊断感染后的1 h之内[3],但对治疗者来说,具体感染了何种病原体当时是未知的。目前大多数早期抗感染治疗都是经验性的,有研究表明46%的经验性抗感染治疗是不合适的,并和35%的死亡相关[4],有50%的病例使用不必要的抗生素或者使用抗生素的抗菌谱过于宽泛,由此可增加病原体耐药性和药物毒性的风险。因此早期识别感染源是进行有针对性抗菌治疗的关键,既能降低药物的不良反应,也可改善患者的预后[5]。众所周知,传统病原检测方法耗时长、敏感性低,因此急需新的、快速敏感的检测方法来满足临床需要。随着科学技术的进步,对病原微生物行DNA测序逐渐成为临床病原微生物检测的重要工具与手段,直接检测样本中的核酸序列比以往的病原培养法更快,可检测的病原更广,检测结果更全面,突破了以往“怀疑什么就检测什么”的限制,是临床病原诊断的新利器。

DNA测序在过去的几十年间也经历了多种模式的转变,第1代DNA测序技术(Sanger法)用的是1975年由桑格和考尔森开创的链终止法或者是1976–1977年由马克西姆和吉尔伯特发明的链降解法,并在1977年测定出第一个基因组序列,自从人类进入了基因组学时代,该测序技术测序读长可达1 000 bp,准确性高,但其高成本与低通量的缺点严重影响了实际应用,不能满足研究需要,因此第2代DNA测序技术(又称下一代测序、高通量测序)应运而生,能一次并行对几十万到几百万条DNA分子进行序列测定,一般序列读长较短,具有费用更低、通量更高、速度更快的优点。近年来第3代测序技术(又称从头测序技术)初露锋芒,可以实现对每一条DNA分子的单独测序,多基于纳米技术,测序过程无须进行PCR扩增,较2代技术具有诸多优势,可能是未来测序的发展方向。目前临床应用的主流方法是第2代测序技术,NGS是一个可以对病原体进行诊断的简单方法,在不知道患者感染了何种病原体的情况下,NGS 就可以识别出特定的细菌、真菌、寄生虫、病毒及其他微生物。临床适用性强,血浆、脑脊液、肺泡灌洗液、痰液,脓液等样本都可以行 NGS 检测。

2014 年美国学者 Wilson 在《新英格兰医学杂志》报道了世界首例采用脑脊液 2 代测序法诊断神经系统感染的病例。一位 14 岁的小男孩患上神秘脑炎,因为发热、头痛在 4 个月内 3 次入院,医生对他进行多项检测,即便是脑组织活检也未能查出病因,随后的脑脊液 NGS 报告提示钩端螺旋体感染,随后 CDC 对其血清学检测及 PCR 检测证实为圣地罗西钩端螺旋体感染,应用青霉素治疗 32 d 后小男孩遂即出院[6]。自此,有越来越多的学者利用 NGS 这个强有力的工具对疑似神经系统感染又不明原因的患者进行检测。一项系统回顾分析显示,纳入的 25 篇研究中,总共有 44 个疑似脑炎的病例进行了该项诊断技术,对不明原因的脑炎诊断起到了重要作用,文章作者推荐 NGS 作为慢性或者脑炎症状反复出现患者的一线诊断方法[7]。

有学者将脓毒症患者血浆样本经传统培养法检测与经 NGS 技术检测相比较,发现用培养法检测的敏感性及特异性较差,经 NGS 检测结果要优于传统培养法,该研究将血浆中分离出的游离 DNA 行 NGS 检测,同时对样本做血培养,结果发现在脓毒症起始阶段,血培养的阳性率为 33%,NGS 的阳性率为 72%,根据专家分析,NGS 阳性结果中有 96% 是合理的,并可能促使 53% 的病例接受更合理的治疗。得出结论:NGS 技术可以为感染提供一个有价值的诊断平台,对临床病原体的识别比血培养法有更高的敏感性和特异性,患者可能从 NGS 这种更为恰当的诊断技术中获益[5]。

复杂性腹腔感染是临床实践的重要问题,确定病原体相对困难,占用了大量医疗资源。病死率高,在一些观察性研究中病死率达到 5%,队列研究中病死率更是接近 50%[8],因此确定病原菌后行针对性抗感染治疗尤其重要。近年来有学者利用 NGS 技术对腹腔感染病原体进行诊断。一项针对急性胆囊炎的研究发现,NGS 除了可以识别病原体,还能检测出产超广谱 β-内酰胺酶基因,且结果与培养得到的药物敏感性相匹配,提示 NGS 检测结果既可识别病原菌,又可为相关病原体的耐药性提供信息[9],指导治疗者抗生素的选择。

我国学者研究发现 NGS 诊断重症肺炎的表现优于传统检测方法,这项回顾性研究总共纳入 178 名重症肺炎患者,其中 130 例对照组患者使用传统微生物培养检测方法,48 例 NGS 组患者使用 NGS 技术检测,结果发现,NGS 组患者 28 d 和 90 d 病死率显著低于对照组,NGS 组患者的病原体检测的阳性率明显高于对照组,尤其表现在检测肺炎链球菌、流感嗜血杆菌、产黑色素普氏菌种上。提示 NGS 技术可能是更快速、更准确地诊断 ICU 中重症肺炎病原体的诊断方法,且相对于传统诊断方法而言,患者的预后会更好[10]。

感染人体的病原体有上千种,但以目前的诊断方法只能识别其中的一小部分,病原的 NGS 检测可以鉴别和定量血液中 1 250 种与临床相关的细菌、病毒、真菌和真核寄生虫。发表在*Nature*子刊的一项研究发现,有脓毒症风险患者的NGS检测结果与血培养结果一致性达到93.7%,两者差异主要体现在那些不能被培养的细菌上,或者患者取样前已接受了抗生素治疗。在166例被认定没有脓毒症的样本中,NGS检测发现其中的62例样本含有游离微生物DNA,这些DNA可能来自于共生菌,且与脓毒症无关。该研究还发现NGS出报告的速度明显快于传统法(53.0 h vs 92.4 h),85%的报告结果在送检后的1 d内取得,超过半数的检测报告可以识别出至少一种病原微生物[11]。Simner等[12]研究发现相对于传统法需3~5 d来检测,NGS只需48 h(平均24 h)。

除了可以比传统方法更快、更准确地确定病原体外,高通量技术和生物信息学为我们在疾病的传播、病原体的毒力及抗菌素耐药性的理解提供了新的视角。实验室中那些纷繁复杂的检测流程迟早要被一个简单的检测流程所取代,虽然只是一个简单的流程,但涵盖了各种病原体[13],美国公共卫生系统已将病原体基因测序融入进感染性疾病的监测中,并得到高级分析检测(AMD)项目的支持[14]。

虽然NGS优势明显,作为1个诊断方法,NGS也有它的局限性。比如如何区分检测病原体是感染源或是定植菌,阳性结果是否来自外源性核酸,NGS如何进行标准化操作化规范,如何存储、保护、分析和解读报告数据等。因此即便目前越来越多的商业和临床实验室进行NGS检测,对治疗者而言,充分了解该方法的优势和弊端仍非常必要[12]。

(上海市第一人民医院危重病科,张媛,王瑞兰)

》参考文献《

[1] FLEISCHMANN C, SCHERAG A, ADHIKARI N K, et al. Assessment of global incidence and mortality of hospital-treated sepsis. current estimates and limitations[J]. Am J Respir Crit Care Med, 2016, 193(3): 259-272.

[2] FERRER R, MARTIN-LOECHES I, PHILLIPS G, et al. Empiric antibiotic treatment reduces mortality in severe sepsis and septic shock from the first hour: results from a guideline-based performance improvement program[J]. Crit Care Med, 2014, 42(8): 1749-55.

[3] RHODES A, EVANS L E, ALHAZZANI W, et al. Surviving Sepsis Campaign: international guidelines for management of sepsis and septic shock: 2016[J]. Intensive Care Med, 2017, 43(3): 304-377.

[4] PAUL M, SHANI V, MUCHTAR E, et al. Systematic review and meta-analysis of the efficacy of appropriate empiric antibiotic therapy for sepsis[J]. Antimicrob Agents Chemother, 2010, 54(11): 4851-4863.

[5] GRUMAZ S, GRUMAZ C, VAINSHTEIN Y, et al. Enhanced performance of next-genera-

tion sequencing diagnostics compared with standard of care microbiological diagnostics in patients suffering from septic shock[J]. Crit Care Med,2019,47(5):e394-e402.

[6]WILSON M R,NACCACHE S N,SAMAYOA E,et al. Actionable diagnosis of neuroleptospirosis by next-generation sequencing[J]. N Engl J Med,2014,370(25):2408-2417.

[7]BROWN J R,BHARUCHA T,BREUER J. Encephalitis diagnosis using metagenomics:application of next generation sequencing for undiagnosed cases[J]. J Infect,2018,76(3),225-240.

[8]SAWYER R G,CLARIDGE J A,NATHENS A B,et al. Trial of short-course antimicrobial therapy for intraabdominal infection[J]. N Engl J Med,2015,372(21):1996-2005.

[9]KUJIRAOKA M,KURODA M,ASAI K,et al. Comprehensive diagnosis of bacterial infection associated with acute cholecystitis using metagenomic approach[J]. Front Microbiol,2017,8:685.

[10]XIE Y,DU J,JIN W,et al. Next generation sequencing for diagnosis of severe pneumonia: China,2010-2018[J]. J Infect,2019,78(2):158-169.

[11]BLAUWKAMP T A,THAIR S,ROSEN M J,et al. Analytical and clinical validation of a microbial cell-free DNA sequencing test for infectious disease[J]. Nat Microbiol,2019,4(4):663-674.

[12]SIMNER P J,MILLER S,CARROLL K C. Understanding the promises and hurdles of metagenomic next-generation sequencing as a diagnostic tool for infectious diseases[J]. Clin Infectious Dis,2018,66(5):778-788.

[13]GWINN M,MACCANNELL D,ARMSTRONG G L. Next-generation sequencing of infectious pathogens[J]. JAMA,2019,321(9):893-894.

[14]US CENTERS FOR DISEASE CONTROL AND PREVENTION. Advanced molecular detection[R/OL]. https://www.cdc.gov/amd. 2016.

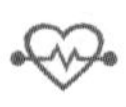

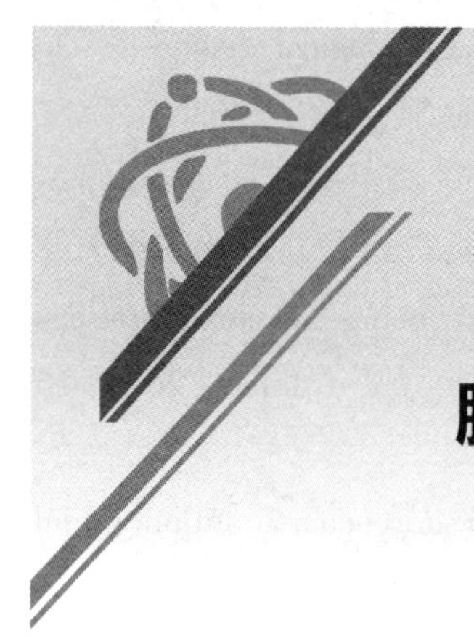

第七节 腹腔大手术及腹腔感染与急性肾损伤

感染中毒性休克导致急性肾损伤的发病率高、病死率高,是当前重症医学科面临的重要难点及挑战,因其缺乏有效的治疗手段,早期预防是临床工作的关键。腹腔大手术后腹腔感染的重症患者的诊治是临床重症医学工作的重点之一,近年腹部大手术后急性肾损伤(acute kidney injury,AKI)的发生越来越多地得到临床工作者的关注。本年度腹腔大手术后急性肾损伤、严重感染与急性肾损伤均有新发表的相关研究,本文就这些新内容对临床工作中尽早发现、预防急性肾损伤有何启发和意义做一分析。

一、腹腔大手术与急性肾损伤

腹腔大手术围手术期的患者出现 AKI 不仅增加慢性肾脏病的风险,其病死率也更高。幸而,多数 AKI 患者为短暂性的,表现为不合并肾脏器质性损伤的暂时性肌酐清除率降低,而持续性的急性损伤时多有肾小管的损伤。然而,有研究证实,短暂性的 AKI 也影响远期病死率[3]。Mizota 等[1]人近期发表了一项研究,分析腹部大手术后短暂性和持续性 AKI 的发病率和对远期预后的影响。

该回顾性研究最终纳入 3 751 例全身麻醉下腹部大手术的患者,包括肝脏、结直肠、胃肠、胰腺或食管切除术,急性肾损伤和慢性肾脏病的诊断和分期以改善[3]全球肾脏疾病预后组织(Kidney Disease:Improving Global Outcome,KDIGO)2012 年指南[4-5]为标准。主要结果是术后 1 年的病死率,次要结果包括住院期间病死率,住院时间,术后 3 个月、1 年的慢性肾脏病进展。其中,258 例确诊 AKI(6.9%),短暂性 AKI 共 216 例(5.8%),持续性 AKI 为 42 例(1.1%)。和无 AKI 并发症的患者相比较,短暂性 AKI 和持续性 AKI 的患者住院期间病死率更高、住院时间更长,术后 3 个月、1 年的慢性肾脏病发生率和病死率更高。Kaplan-Meier 生存曲线分析显示短暂性 AKI 和持续性 AKI 患者病死率更高($P<0.001$),无 AKI 并发症患者术后 1 年存活率为 94.6%,短暂性 AKI 患者为83.7%,持续性 AKI 患者为 74.5%。多元 logistic 回归分析显示短暂性 AKI 和持续性

AKI 与术后 1 年慢性肾脏病的进展独立相关。

该研究首次提出短暂性 AKI 患者与术后 1 年慢性肾脏病的进展和病死率相关，其肾脏功能的监测与随诊应多加关注。通过对该研究的结果分析发现，尽管短暂性 AKI 患者的血肌酐水平在术后 7 d 内已降至正常，但其肾脏可能已存在器质性损伤，使其对导致慢性肾脏病的因素更加敏感、易损，例如高血压及高血糖。因此，对于确诊短暂性 AKI 的患者围手术期的管理，特别是血肌酐水平很快恢复至正常的患者，其血糖、血压水平的监测和控制仍需要密切关注，术后长期肾功能的监测和随访对患者的远期生存率有重要意义。对于确诊持续性 AKI 患者，其术后慢性肾脏病的发展、远期病死率均高于短暂性 AKI 组，这与之前的研究结果一致，尽早发现 AKI，及时干预治疗，使肾功能恢复至正常水平对患者长远预后意义重大。

但本研究明显还存在一些局限，未考虑肾毒性药物、血管紧张素转换酶抑制剂、血管紧张素受体拮抗剂的使用，患者尿蛋白等实验室检查结果也没有列为分析因素，这些欠缺可以为临床后续的研究提供借鉴。

二、腹腔感染与急性肾损伤

复杂腹腔感染（complicated intra-abdominal infections，cIAIs）目前仍是当下 ICU 的主要病因及死因。继发于感染的脓毒症，引起急性器官功能障碍，因其高病死率、致残率和高额医疗花费一直是临床工作的一个巨大挑战。有研究提示外科术后引起 AKI 最常见[4]的原因是脓毒症和心力衰竭[6]。腹腔感染的早期诊断，及时的外科干预，积极预防脓毒症的进展，对减少各系统器官的损伤及 AKI 的发病有重要意义。

Pascale 等[5]2019 年发表的一项新的研究，回顾性分析收治的生物学确诊的 cIAIs 患者 137 例，其中 34.3% 的患者确诊 AKI 且需要持续肾脏替代治疗（continuous renal replacement therapy，CRRT）。该研究还指出初始得当的经验性抗感染治疗的重要性，对于复杂腹腔感染，早期联合使用针对肠球菌的碳青霉烯类药物和耐甲氧西林的金黄色葡萄球菌的药物可以提高患者的治愈率，有效彻底清除病原菌，降低脓毒症发生率和病死率。

近年有研究报道脓毒症合并 AKI 的发生率高达 72% ~ 88%，病死率为 25% ~ 39%[6-7]。Kudo 等[7-8]人今年发表了一项多中心研究，573 例脓毒症患者中急性呼吸窘迫综合征（acute respiratory distress syndrome，ARDS）的发病率为 18.7%，AKI 的发病率为 41.7%。而 ARDS 相关的病死率为 31.8%，AKI 相关的病死率为 36.4%。文章还特别指出，3 期 AKI 是住院脓毒症患者的主要死亡原因之一。分析该文章的结果发现，脓毒症致多器官功能障碍时，对不同脏器的影响和其相关病死率是存在差异的。这与 Capan 等[8-9]发表的另一项研究有相似观点。研究指出 78% 的感染患者可以检测到至少 1 个器官的功能障碍。就个体器官而言，比血肌酐基线水平升高 50% 的患者病死率最高（17.3%），其后是需要呼吸机辅助通气（13.1%）。

既往针对脓毒症的治疗忽视了器官间的差异，特别是肾脏与心脏、呼吸器官并没有受到同样的重视。基于具有临床意义的时间框架理解器官功能障碍的关系，量化住院期间脓毒症引起的器官损害至关重要。简单说来，个体化治疗转向器官化治疗或许将改变未来诊治感染及脓毒症的思路和程式，但这仍需对疾病更全面的认识和临床研究。

三、肾动脉阻力指数与急性损伤

围手术期 AKI 的发病是多因素导致的，特别是肾脏血流动力学改变、炎症反应、缺血再灌注损伤和肾毒性药物的使用。前文已经提到了腹部大手术后 AKI 和严重感染致 AKI 患者的住院时长、病死率均较高，早期有效地识别 AKI 高风险患者至关重要。肾动脉阻力指数（renal resistive indes，RRI），是在肾弓状动脉或者小叶动脉水平通过多普勒超声无创评估肾脏血流灌注及微血栓病变的工具，近年有应用于严重脓毒症、感染中毒性休克患者肾脏灌注的评估及 AKI 发病率的预测。

Bellos 等[9-10]发表了关于 RRI 作为手术后出现 AKI 的相关因素的 Meta 研究，旨在探讨其作为术后 AKI 相关因素的意义及其敏感性和特异性。该 Meta 研究分析最终纳入 10 个研究，345 例术后确诊 AKI 的患者，其中有 6 项研究于术后立即行 RRI 评估检查，确诊 AKI 组的患者 RRI 明显升高，并且于术后 48 h 内出现峰值。文中特别指出，有两项研究提供了短暂性 AKI 和持续性 AKI 两亚组患者的 RRI 数据。Wu 等[10-11]研究报告指出短暂性 AKI 和持续性 AKI 均升高，但持续性 AKI 患者升高明显。而 Guinot 等[11]研究观察到只有持续性 AKI 组患者 RRI 升高。该研究还指出外科术后出现 AKI 的患者 RRI 升高，其敏感性为 81.8%，特异性为 77.6%。而此前已有学者指出 RRI 诊断 AKI 较 AKIN 标准有时间优越性，可提前 24 h 诊断，用于术后早期评估 AKI 高危患者[12-13]。

本研究尚存在一些局限性和不足。10 项研究纳入的总例数仍不足，特别是用作计算最佳临界值有过高评估检查准确性的风险。另外，研究中未提到术中 RRI 测评的意义，术前的检查评估也不够完善。

早前已有报道 RRI 升高可以预测心血管事件的发生，并且与肾病的进展、高血压患者尿蛋白水平相关。同时，对预测造影剂及脓毒症相关的 AKI 有很好的效用。结合该研究的结果，RRI 很有前景作为预测围术期 AKI 的参考指标，对于术后 RRI 升高的患者提示出现肾功能障碍的风险升高，应迅速给予有效的干预，例如优化肾脏血流动力学、加强血糖的监测、避免高氯化物液体的输注。但将 RRI 作为 AKI 的参考指标尚未在国际上得到共识，目前仍需更多的大样本研究，特别是增加手术中及术后多时段的评估检查，以期探讨评估最佳时机及临界值。

本文重点研读分析了3篇有关于急性肾损伤的文章,分别从不同角度阐述了当前有关AKI的研究热点,旨在加强临床工作中对AKI的认识,提高该疾病的预防、诊断及治疗效率,但现有的思路与观点仍需要大量临床研究的支持及国际专家的共识。

(首都医科大学附属北京安贞医院综合外科监护,钟维佳,张京岚)

» 参考文献 «

[1] KIM C S,BAE E H,MA S K,et al. Impact of transient and persistent acute kidney injury on chronic kidney disease progression and mortality after gastric surgery for gastric cancer[J]. Plos One,2016 Dec 9;11(12):e168119.

[2] MIZOTA T,DONG L,TAKEDA C,et al. Transient acute kidney injury after major abdominal surgery increases chronic kidney disease risk and 1-year mortality[J]. Journal of Critical Care,2019 Apr;50:17-22.

[3] KIDNEY DISEASE:IMPROVING GLOBAL OUTCOMES CHRONIC KIDNEY DISEASE WORK GROUP. KDIGO 2012 clinical practice guideline for the evaluation and management of chronic kidney disease[J]. Kidney Int Suppl,2013,3:1-150.

[4] PROWLE J R,BELLOMO R. Sepsis-associated acute kidney injury:macrohemodynamicand microhemodynamic alterations in the renal circulation[J]. Semin Nephrol,2015 Jan;35(1):64-74.

[5] PASCALE G D,CARELLI S,SPANU T,et al. Risk factors for mortality and cost implications of complicated intra-abdominal infections in critically ill patients[J]. Journal of Critical Care,2019 Apr;50:169-176.

[6] KUDO D,KUSHIMOTO S,et al. The impact of organ dysfunctions on mortality in patients with severe sepsis:a multicenter prospective observational study[J]. Journal of Critical Care,2018 Jun;45:178-183.

[7] PEREIRA M,RODRIGUES N,GODINHO J,et al. Acute kidney injury in patients with severe sepsis or septic shock:a comparison between the 'Risk,Injury,Failure,Loss of kidney function,End-stage kidney disease'(RIFLE),Acute Kidney Injury Network(AKIN) and Kidney Disease:Improving Global Outcomes(KDIGO) classifications[J]. Clin Kidney J,2017,10(3):332-340.

[8] MARTY P,SZATJNIC S,FERRE F,et al. Doppler renal resistive index for early detection of acute kidney injury after major orthopedic surgery[J]. Eur J Aneasthesiol,2015,32(1):37-43.

[9] CAPAN M,HOOVER S,IVY J S,et al. Not all organ dysfuctions are created equal-prevalence and mortality in sepsis[J]. Journal of Critical Care,2018,48:257-262.

[10] BELLOS I,PERGIALIOTIS V,KONTZOGLOU K. Renal resistive index as predictor of acute kidney injury after major surgery:a systematic review and meta-analysis[J]. Journal of Critical Care,2019,50:36-43.

[11] GUINOT P G, BERNARD E, ABOU ARAB O, et al. Doppler-based renal resistive index can assess progression of acute kidney injury in patients undergoing cardiac surgery[J]. J Cardiothorac Vasc Anesth,2013,27(5):890-896.

[12] WU H B,QIN H,MA W G,et al. Can renal resistive index predict acute kidney injury after acute type a aortic dissection repair? [J]. Ann Thorac Surg, 2017, 104(5): 1583-1589.

第八节 多黏菌素 B 血液灌流治疗脓毒症和感染性休克

——EUPHRATES 研究的启示

多黏菌素 B 血液灌流(polymyxin B hemoperfusion,PMX-HP)治疗脓毒症和感染性休克仍然存在争议。2016 版 SSC 指南在 2012 版基础上增加了“血液净化治疗”,但是对于包括 PMX-HP 在内的多种血液净化技术并未作推荐应用[1]。备受关注的 EUPHRATES 研究已有结果,研究者先后在 *JAMA* 和 *Intensive Care Med* 发表文章,对 PMX-HP 治疗感染性休克和高内毒素血症进行了报道[2-3]。

一、EUPHRATES 研究概况

该研究为随机、双盲、安慰剂对照的多中心临床研究,共纳入美国和加拿大 55 家医院 450 名成人感染性休克且内毒素活性测定(endotoxin activity assay,EEA)≥0.60 的患者。患者被随机分为 PMX-HP 组(224 例)和假治疗组(226 例)。PMX-HP 组患者在纳入后进行 2 次 PMX-HP(24 h 内),每次 2 h(至少 90 min);假治疗组则在相应时间进行假的血液灌流(置放血透机于床旁,切断透析管,模拟管道置入患者体内并固定,由不透明敷料覆盖)。除了是否灌流外,两组患者均接受常规的治疗。研究的主要终点为所有纳入患者及多器官功能障碍(multiple organ dysfunction,MOD)评分 9 分以上患者的28 d病死率。

该研究纳入患者的平均年龄为 59.8 岁,女性 177 名(39.3%),仅 1 名患者未能完成研究。两组患者基线一致,可以进行比较。在所有患者中,PMX-HP 不能降低 28 d 病死率(PMX-HP 组与假治疗组比较,37.7% vs 34.5%,$P=0.49$);对 MOD 评分 9 分以上患者,PMX-HP 也不能降低 28 d 病死率[PMX-HP 组(145 例)与假治疗组(148 例)比较,44.5% vs 43.9%,$P=0.92$]。共发生 264 起严重不良事件(PMX-HP 组为 65.1%,假治疗组为 57.3%)。最常见的不良事件为脓毒症的加重(PMX-HP 组为 10.8%,假治疗组为9.1%)和感染性休克的恶化(PMX-HP 组为 6.6%,假治疗组为 7.7%)。

研究者对该研究进行了探索性的事后分析。选择 MOD 评分>9 分且 EEA 为 0.60 ~ 0.89 的患者共 194 名，其中 PMX-HP 组 88 名，假治疗组 106 名。在经校正基线 APACHEII 评分和平均动脉压（MAP）后，PMX-HP 组与假治疗组相比，主要终点指标 28 d 病死率降低 10.7%（26.1% vs 36.8%，P=0.047）。在其他终点指标上，PMX-HP 组与假治疗组相比，MAP 上升（中位数 8 mmHg vs 4 mmHg，P=0.04），脱离呼吸机天数增加（20 d vs 6 d，P=0.004）。在细菌培养阴性的患者中，PMX-HP 组（30 例）与假治疗组（31 例）相比，28 d 病死率下降（20% vs 41.9%，P=0.005）。所有患者 EAA 变化的中位数为-12.9%（-86.3%，+49.2%），而两组患者第 1 天到第 3 天 EAA 水平并无差异。

二、EUPHRATES 研究的意义与局限

该研究为迄今为止纳入病例数最多的一项随机对照试验。它基于一种推测，即血液内毒素水平升高的患者才有可能从 PMX-HP 治疗中获益。该研究首次依据 EEA 进行治疗，纳入 EEA≥0.60 的感染性休克患者，之前还未有过一项研究通过测量内毒素活性选择最可能临床获益的对象。该研究与先前的两项多中心随机对照试验有所不同。EUPHAS 研究[4]和 ABDOMIX 研究[5]纳入的是腹腔感染（革兰氏阴性杆菌感染为主）相关的脓毒症和感染性休克的患者，而 EUPHRATES 研究纳入的是机体所有感染部位的和各种细菌所致的感染性休克患者，其起病更急，死亡的风险更高。此外，该研究还通过假的血液灌流而达到双盲的要求。EUPHRATES 研究旨在探讨常规治疗基础上的 PMX-HP 能否改善感染性休克和高内毒血症患者的生存率。

该研究的结果显示，PMX-HP 不能改善感染休克和高内毒素血症（EEA≥0.60）患者的 28 d 病死率。尽管病死率已呈现出下降的趋势，但最终的统计学结果没有差异，可能的原因如下。

1. 开始治疗的延迟

该研究纳入的是感染性休克的患者。当严重感染出现休克和多器官功能障碍之后才开始 PMX-HP 估计难以从中获益。在该研究中，从纳入研究到开始 PMX-HP 的平均时间为 3.5 h。

2. 内毒素清除不充分

该研究采用 24 h 内 2 次 PMX-HP，每次 2 h 的固定方案对内毒素的清除是不充分的。患者在灌流前后 EAA 并无差异也说明了这一点。当内毒素水平不甚高时，常规的 PMX-HP 尚可有效清除内毒素而使患者获益。但内毒素水平过高时（EAA>0.9，相当于 50 μg/mL 内毒素浓度），就远远超出了常规 PMX-HP 治疗对内毒素的吸附和清除能力，故而 PMX-HP 难以带来临床益处。

3. 全血内毒素检测的局限性

考虑到内毒素在血液和其他组织分布的不均匀性和内毒素蛋白结合的复杂性，血液内毒素水平难以充分反映机体内的内毒素负荷。另外，EAA 也不能充分地反映内毒素的绝对值。

4. 样本量仍然较小

尽管该研究为目前样本量最大的随机对照研究，但在检验两组间主要终点的差别上仍缺乏效能。该研究中，PMX-HP 组已出现减少 28 d 病死率的趋势，随着样本量的增加可能会显示出统计学的差异。

三、EUPHRATES 研究的启示与展望

该研究结果引起人们对 PMX-HP 清除内毒素的临床获益再次产生质疑，而事后分析的结果又为 PMX-HP 治疗脓毒症和感染性休克带来了一抹曙光。该研究有不少值得思考和借鉴的地方。

（一）PMX-HP 治疗脓毒症和感染性休克仍有价值

即使在感染源控制之后，脓毒症也常因炎症失控性放大和扩散而引起多器官功能衰竭。内毒素又称脂多糖（LPS），是革兰氏阴性细菌细胞壁的基本成分（毒性成分主要是脂质 A）。作为典型的病原相关分子模式，内毒素通过激活免疫细胞表面的 Toll 样受体-4 及其他的机制而促发机体的炎症反应，引起休克和器官功能障碍[6]。经血液净化直接清除血液中的内毒素被认为是抑制脓毒症时过度炎症反应的有效方法。

PMX-HP 是一种选择性吸附和清除血液中内毒素的体外技术[7]。Toraymyxin 将 PMX 固定于聚苯乙烯编织纤维，对内毒素有高度的亲和力而能有效清除内毒素。自从 1994 年 Toraymyxin 在日本上市以来，PMX-HP 得到广泛应用，已用于治疗超过 10 万例的脓毒症患者。不少的研究报道了 PMX-HP 治疗的有效性（如改善血流动力学、恢复器官功能和降低病死率），但多为小样本的观察性研究，且主要来源于日本学者的报道。2000 年后，在 EUPHRATES 研究之前，仅有的 2 项多中心随机对照试验，且都来自欧洲，纳入的均为腹腔感染需急诊手术的患者，但结果却不一致。EUPHAS 研究纳入 64 名患者，结果显示：术后 24 h 内开始行 PMX-HP 可以显著改善血流动力学指标和氧合状态，并降低 28 d 病死率[4]。而在纳入 232 名患者的 ABDOMIX 研究中，术后 12 h 内开始行 PMX-HP 未能降低器官衰竭的发生率和 28 d 病死率[5]。在该研究中，尽管整体上 PMX-HP 未能降低感染性休克患者 28 d 病死率，但对于 MOD 评分>9 分且 EEA 0.60 ~ 0.89 的患者，PMX-HP 显示出改善生存的益处。多项 Meta 分析的研究结果也不一致。

在 Chang 等[8]进行的一项研究中,PMX-HP 可以降低脓毒症患者死亡的风险,然而纳入了观察性的研究。新近的一项 Meta 分析纳入包括本研究在内的 6 项 RCT 研究和 857 例患者,研究结果显示,PMX-HP 不能降低脓毒症和感染性休克患者 28 d 病死率和器官衰竭的数量,不过也未明显增加严重不良事件的风险[9]。鉴于脓毒症时内毒素清除的合理性及 PMX-HP 吸附内毒素的确切性,PMX-HP 在脓毒症和感染性休克中的应用价值值得进一步去证实。

(二)进行 PMX-HP 时应注意的一些问题

有效的 PMX-HP 治疗并不取决于危重疾病的类型、微生物的种类,或者是感染的部位,应依据 EEA 为患者实施个体化治疗方案而使其从中获益[10]。

1. 进行常规的 EAA 检测

EAA 为检测血液中具有生物反应活性的脂质 A 的活性,具有快速获取结果的特点(约 30 min)。PMX-HP 主要目的是清除血液中的内毒素,所以通过 EAA 检测血液内毒素水平有助于选择合适的纳入人群及评估 PMX-HP 清除内毒素的效果。对那些 EAA 不高的患者,内毒素清除可能是无效的。连续监测 EAA 可确定患者内毒素负荷是否减少,或者是一直处于低水平。本研究以 EEA≥0.60 的感染性休克患者为研究对象。最近 Navas 等[11]的一项病例对照研究也以升高的内毒素水平(EAA>0.60)作为纳入标准。

2. 选择合适的获益人群

PMX-HP 可能使特定的目标人群临床获益。与 EUPHAS 研究[4]和 ABDOMIX 研究[5]不同的是,EUPHRATES 研究并未限定病原微生物的种类和感染的部位,革兰氏阳性杆菌生长者占纳入人数的 22.1%,感染的部位除腹腔外,也包括肺部、颅脑、皮肤、泌尿生殖器等。从理论上讲,PMX-HP 仅对革兰氏阴性细菌感染时内毒素促发的脓毒症有益,但由于脓毒症和感染性休克患者病情危重而复杂,已出现高内毒素血症作为干预的指征还是具有一定合理性的。除了吸附内毒素外,PMX 还有其他的作用,如吸附内源性大麻素、激活的中性粒细胞和单核细胞,改变单核细胞表面抗原,以及调控肾小管细胞的凋亡等[6]。

3. 把握开始治疗的时机

EUPHRATES 研究纳入的对象为伴高内毒素血症的感染性休克的患者。如果脓毒症患者在出现休克之前一发现 EEA≥0.6 就开始 PMX-HP,治疗的临床效果就有可能会改善。所以一旦决定进行 PMX-HP,宜及早开始。

4. 采用个体化的治疗方案

随机对照研究常常采用统一的治疗方案,这对于病情随时可能变化的脓毒症和感染性休克患者来说是不合适的。PMX-HP 的常规用法为每次 2 h,连续 2 d。内毒素的释放是一个在感染部位持续产生的动态过程，更有来自肠道的内毒素入血[7]。本研究的研究者认为，EAA>0.9 患者缺乏治疗效果的原因是清除内毒素的 PMX 吸附柱达到饱和，或者由于这些患者内毒素水平过高，PMX-HP 治疗也难以改善预后。Romschin 等[12]也认为，目前的 PMX 吸附柱对 EAA>0.9 的患者是无效的。除了控制感染源、使用抗生素、保护肠屏障功能等之外，可以考虑增加 PMX-HP 的频次及持续时间。新近的一项研究结果显示，PMX 吸附柱可维持 24 h 吸附内毒素的作用[13]。

总之，EUPHRATES 研究提示，感染性休克患者的内毒素水平会影响常规 PMX-HP 治疗的临床结局。对于脓毒症和感染性休克患者，在高细菌负荷和高内毒素血症情况下应早期实施 PMX-HP，注意调整治疗的剂量，并联合内毒素清除和相关炎症介质清除的技术和方法，以到达改善患者预后的目的，期待着更大样本的随机对照研究去明确 PMX-HP 的临床应用价值。

（新疆医科大学第一附属医院，潘鹏飞，于湘友）

参考文献

[1]SINGER M, DEUTSCHMAN C S, SEYMOUR C W, et al. The third international consensus definitions for sepsis and septic shock (Sepsis-3)[J]. JAMA, 2016, 315(8):801-810.

[2] DELLINGER R P, BAGSHAW S M, ANTONELLI M, et al. Effect of targeted polymyxin B hemoperfusion on 28-day mortality in patients with septic shock and elevated endotoxin level: the EUPHRATES randomized clinical trial[J]. JAMA, 2018, 320(14):1455-1463.

[3] KLEIN D J, FOSTER D, WALKER P M, et al. Polymyxin B hemoperfusion in endotoxemic septic shock patients without extreme endotoxemia: a post hoc analysis of the EUPHRATES trial[J]. Intensive Care Med, 2018, 44(12):2205-2212.

[4] CRUZ D N, ANTONELLI M, FUMAGALLI R, et al. Early use of polymyxin B hemoperfusion in abdominal septic shock: the EUPHAS randomized controlled trial[J]. JAMA, 2009, 301(23):2445-2452.

[5]PAYEN D M, GUILHOT J, LAUNEY Y, et al. Early use of polymyxin B hemoperfusion in patients with septic shock due to peritonitis: a multicenter randomized control trial[J]. Intensive Care Med, 2015, 41(6):975-984.

[6]YAMASHITA C, MORIYAMA K, HASEGAWA D, et al. Evidence and perspectives on the use of polymyxin B-immobilized fiber column hemoperfusion among critically ill patients[J]. Contrib Nephrol, 2018, 196:215-222.

[7] HONORE P M, DE BELS D, REDANT S, et al. Eliminating endotoxin by polymyxin B he-

moperfusion and/or continuous renal replacement therapy: should the focus be on timing, dosing, and type of renal epuration? [J]. Ann Intensive Care, 2019, 9(1):35.

[8] CHANG T, TU Y K, LEE C T, et al. Effects of polymyxin B hemoperfusion on mortality in patients eith severe sepsis and septic shock: a systemic review, meta-analysis update, and disease severity subgroup meta-analysis[J]. Crit Care Med, 2017, 45(8): e858-e864.

[9] FUJII T, GANEKO R, KATAOKA Y, et al. Polymyxin B-immobilized hemoperfusion and mortality in critically ill adult patients with sepsis/septic shock: a systematic review with meta-analysis and trial sequential analysis[J]. Intensive Care Med, 2018, 44(2): 167-178.

[10] HONORE P M, DE BELS D, PRESEAU T, et al. Efficacy of polymyxin B hemoperfusion in and beyond septic shock: is an "endotoxin severity score" needed? [J]. Crit Care, 2018, 22(1):205.

[11] NAVAS A, FERRER R, MARTINEZ M L, et al. Impact of hemoperfusion with polymyxin B added to hemofiltration in patients with endotoxic shock: a case-control study[J]. Ann Intensive Care, 2018, 8(1):121.

[12] ROMASCHIN A D, OBIEZU-FORSTER C V, SHOJI H, et al. Novel insights into the direct removal of endotoxin by polymyxin B hemoperfusion[J]. Blood Purif, 2017, 44(3): 193-197.

[13] MALARD B, LAMBERT C, KELLUM J A. In vitro comparison of the adsorption of inflammatory mediators by blood purification devices[J]. Intensive Care Med Exp, 2018, 6(1):12.

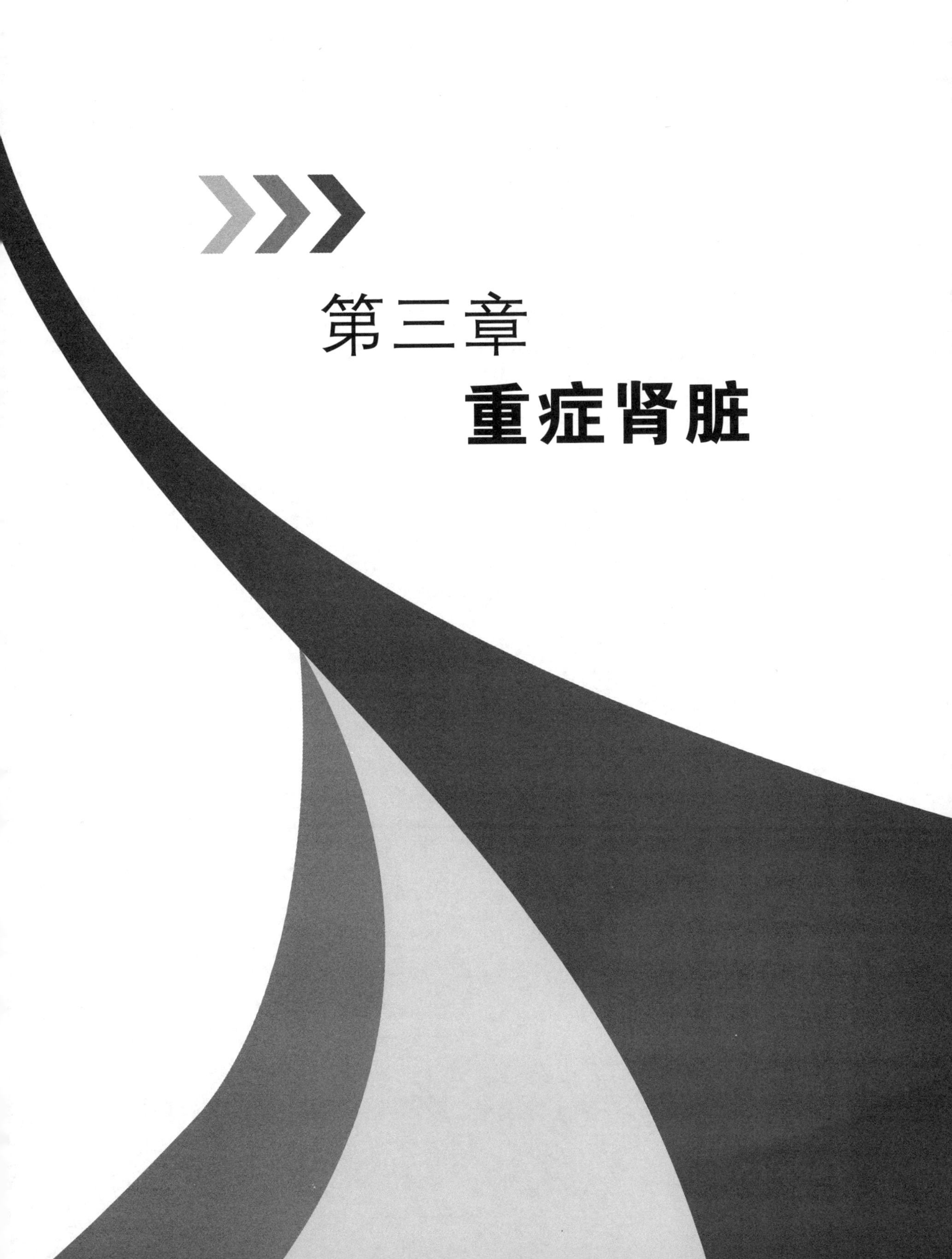

第三章

重症肾脏

第一节 重症患者不同阶段促肾上腺皮质激素与皮质醇分泌的特点

已知重症患者在严重应激因素的打击下会出现激素分泌紊乱，这是皮质激素应用于重症患者治疗的病理生理基础，但关于皮质激素用于重症患者诊疗的临床研究结果仍然存在较大争议[1-2]。因此，明确重症患者在不同疾病阶段促肾上腺皮质激素(adrenocorticotrophic hormone，ACTH)与皮质醇分泌的特点，对于明确疾病的病理生理机制，确定准确的治疗靶点具有重要意义。近期 Peeters 等发表了一项相关研究，探讨了重症患者不同疾病阶段体内 ACTH 和皮质醇分泌变化。

一、研究概况

该研究采用随机、双盲、安慰剂对照的交叉队列设计，共涉及 5 个 ICU，纳入 120 名重症患者。按照 ICU 停留时间随机分为 3 组，分别是急性期组(ICU 3 ~ 6 d)、亚急性期组(ICU 7 ~ 16 d)、慢性期组(ICU 17 ~ 28 d)，每组各 40 名患者，同时按照人口统计学方法匹配健康对照组(20 名)。每个时间段组均和健康对照组做对比。纳入标准：成年人、疾病稳定达到 48 h、预计还将在 ICU 停留至少 48 h。排除标准：正在全身使用糖皮质激素治疗或使用依托咪酯、唑类及其他可能导致肾上腺功能不全的药物，无须器官支持治疗，无动脉或中心静脉置管，由其他 ICU 转入，存在导致神经内分泌功能紊乱的大脑、垂体或者肾上腺的损伤，妊娠期或者哺乳期女性，已参与其他研究，入 ICU 12 h 内死亡。

每名试验者于每日上午 11:00 随机接受 100 μg 可的瑞林[一种人工合成的促肾上腺素皮质激素释放激素(corticotropin releasing lormone，CRH)类似物]或者安慰剂(1 mL 0.9% 的 NaCl 溶液)，连续使用 2 d(图 3-1)。测定血中 ACTH、总皮质醇、游离皮质醇、血浆白蛋白和皮质醇结合蛋白(CBG)的含量。

研究结果显示：①和健康对照组相比，危重患者的基础 ACTH 水平无差异，但基总皮质醇和游离皮质醇的基础水平均明显升高，而 CBG 的含量降低。随着 ICU 时间延长，患者体内基础 ACTH 和 CBG 的水平轻微升高，而总皮质醇浓度和游离皮质醇始终保持高水平。CRH 类似物和安慰剂的给药顺序未影响 ACTH 对 CRH 的反应性。重症患者急性期体内的 ACTH 反应性无变化，而在亚急性期和慢性期患者体内的 ACTH 反应性均表现降低。急性期到亚急性期，患者体内 ACTH 对 CRH 的反应性平均降低了 55%。而从亚急性期到慢性期，患者体内 ACTH 对 CRH 的反应性保持恒定。②重症患者体内总皮质醇对 CRH 的反应性在 3 期均明显降低，而游离皮质醇对 CRH 的反应性维持在正常水平。但随着疾病时间延长，体内总皮质醇和游离皮质醇对 CRH 的反应性呈进行性下降趋势。③重症患者体内 ACTH 的半衰期未发生改变，而总皮质醇和游离皮质醇的半衰期均延长至正常水平的 3 倍以上。④重症患者体内 ACTH、总皮质醇和游离皮质醇对 CRH 的反应性与预后无关，与有无脓毒症或脓毒症休克无关。肾脏替代治疗和机械通气同样不会影响它们对 CRH 的反应性。此外，给予外源性 CRH 未造成血流动力学不稳定等不良反应。

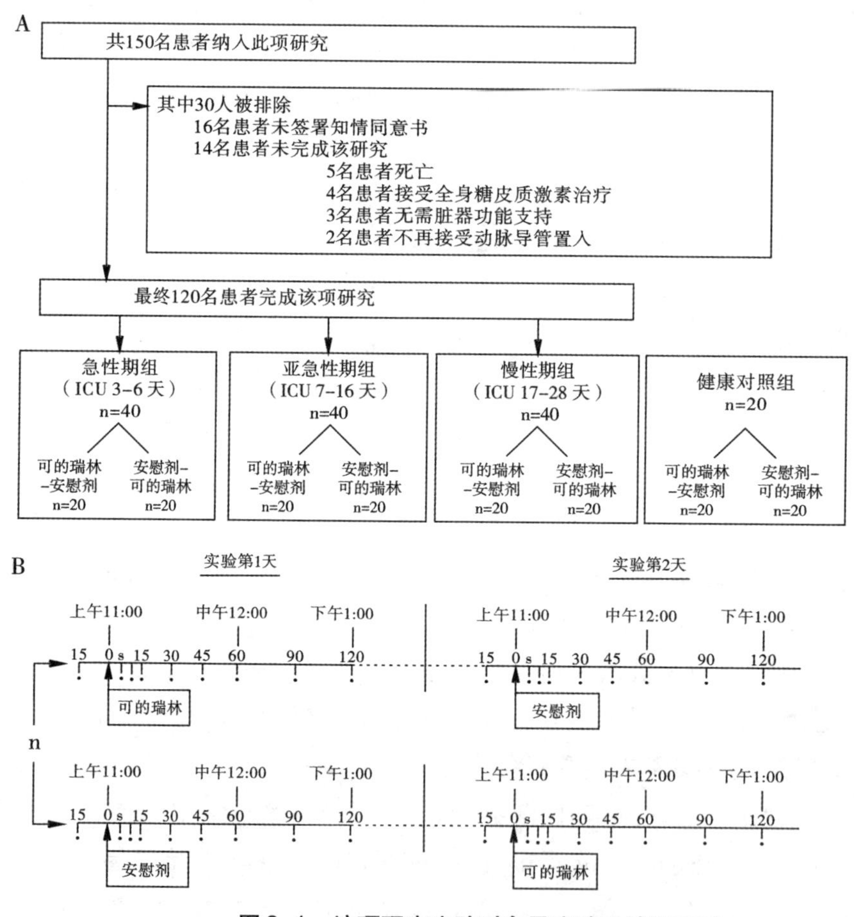

图 3–1　该项研究实验对象及实验设计流程图

A. 实验对象流程图　B. 亚组干预方式为随机交叉、ICU 即重症监护单元（血样本）

二、研究的意义和局限

该研究提出了一个重要的临床假设，危重疾病（脓毒症、脓毒症休克及其他高致死性因素）的慢性阶段，循环中皮质醇结合蛋白结合力受到抑制及皮质醇的代谢降低，从而引起血浆中游离皮质醇的浓度升高，这导致体内 ACTH 对外源性 CRH 的反应性降低。该研究的目的在于验证该假设的正确性，为使用 CRH 可以预防 ICU 患者发生中枢性肾上腺皮质功能减退，提供理论依据。

虽然该研究通过使用外源性 CRH 证实了重症患者体内 ACTH 反应性降低是缘于体内皮质醇水平升高产生的负反馈机制，而不是休克或者炎症介质对下丘脑或者垂体组织的直接损伤，但该研究仍然存在以下局限。

由于无法获得实验对象的下丘脑和垂体组织，未能直接检测下丘脑和垂体组织中 CRH、血管加压素、ACTH、CRH 受体 1 和血管加压素受体的表达情况。该检测只能在以后的慢性危重症动物模型实验[3]中得以进一步证实。

无法彻底排除镇静药物对下丘脑的影响。由于镇静药物的主要成分是阿片类物质[4]，且已有研究证实手术或慢性疼痛期间使用阿片类药物可以降低血中 ACTH 的浓度[5-6]。进一步研究发现，吗啡可以减弱健康人体内 ACTH 对外源性 CRH 的反应性，且阻滞发生在垂体水平之上[7]。然而，本研究证实，虽然在危重病急性期使用了更高剂量的镇静药物，但患者体内 ACTH 对外源性 CRH 的反应性仍然正常。这在一定程度上说明，镇静药物对重症患者体内 ACTH 的反应性未产生影响。

该研究中，血中游离皮质醇的含量是利用血中总皮质醇浓度、白蛋白和皮质醇结合蛋白（CBG）根据 Coolen 法计算得出，并未检测透析是否对结果产生偏移[8]。因为，重症患者血中总皮质醇的浓度是增加的，如果体内白蛋白和 CBG 清除减少，那么计算出的游离皮质醇浓度将会偏高。

在危重症的急性、亚急性和慢性阶段，ACTH 对 CRH 的反应性均与预测患者无关。

三、研究的启示和展望

该研究提出了一个重要的临床问题并进行了一些有益的探索，为我们的临床诊治提供了许多可资参考和借鉴之处。

危重症患者的典型特征是血浆中高皮质醇（游离）浓度和低于正常水平的促肾上腺激素（ACTH）。探究其原因，说法各一，争论不断。一种解释为炎症或低灌注引起下丘脑和垂体细胞受损，从而导致促肾上腺激素释放激素（CRH）、血管加压素（AVP）和 ACTH 的分泌受损[1]。另一种解释为重症患者体内的高游离皮质醇通过负反馈效应抑制垂体和/或下丘脑的分泌水平，致使 ACTH、CRH 和 AVP 的分泌降低[2]。如何判断重症患者是下丘脑或垂体的腺体损伤还是肾上腺本身出现问题仍然是一个临床难题。本研究借用库欣综合征患者中常用的 ACTH 反应实验，采用随机、双盲、安慰剂对照的交叉队列，利用给予外源性 CRH 证实，重症患者体内 ACTH 对 CRH 的反应性随疾病的时间延长而降低，是由高皮质醇血症对中枢产生的长期负反馈所致，并非疾病对下丘脑或者垂体细胞的直接损伤。这种巧妙的设计方式值得临床借鉴。

在危重症的不同时间段，体内总皮质醇对 CRH 的反应性均低于正常水平，而游离皮质醇的反应性却保持正常。此研究发现，随着危重症时间延长，总皮质醇和游离皮质醇对 CRH 的反应性均呈进一步下降趋势，究其原因可能是 CRH 促使 ACTH 的释放受到抑制，抑或是肾上腺腺体功能下降所致。诚然，恰当的 ACTH 信号刺激对维持肾上腺的完整性和肾上腺皮质的正常功能是至关重要[9]。一项尸检结果发现，危重症时间达数周以上患者的肾上腺表现出带状结构缺失、脂滴耗竭和 ACTH-调节基因表达受到抑制[10]。ACTH 的分泌受到抑制会对肾上腺的功能产生负性调节[11-12]。这种负性调节作用进一步解释了 ICU 时间超过 4 周的危重患者，为何体内的总皮质醇和游离皮质醇水未出现明显升高[13]。患者转出 ICU 后 1 周时间里，其体内 ACTH、总皮质醇和游离皮质醇的水平均显著高于正常水平。这进一步阐明住 ICU 期间，患者存在中枢性的肾上腺皮质功能抑制，长时间抑制会导致患者发生中枢性肾上腺皮质功能不全。恰当的干预措施可以保护 ICU 长期患者避免发生肾上腺功能不全。

如果是 CRH 分泌不足导致 ACTH 的表达和分泌减少，那么给予外源性 CRH 可以激活 ACTH 的分泌和释放，从而阻止在危重症慢性阶段发生肾上腺萎缩[14]。现已证实，连续给予外源性 CRH 可以反复激活 ACTH 的分泌，并且维持 ACTH 分泌的昼夜节律和脉冲性[15]。危重患者接受外源性 CRH 治疗应当在更早阶段进行，即 ACTH 保留着对 CRH 的充分反应性。如果 ACTH 保留着对负反馈敏感性，那么外源性 CRH 就不会造成体内皮质醇水平过高及皮质醇组织特异性的活性，这对 CRH 使用的安全性非常重要。

综上所述，虽然 Peeters 等进行的这项研究有如前所述的一些局限，但此研究针对一个重要的临床问题进行了有益探索。该研究的可资借鉴之处在于，对于重症患者，尤其是危重疾病时间较长患者，深刻理解体内促肾上腺皮质激素与皮质醇分泌的特点是非常重要的，同时补充外源性 CRH 对减轻重症患者肾上腺皮质功能不全是安全和可行的。但 CRH 的最佳剂量、实施方法和临床效应，仍需要进一步的探讨，同时也寄希望于未来有高质量的循证医学证据为我们的临床决策提供支持。

（中国人民解放军总医院第八医学中心，王佳兴，张玉想）

》参考文献《

[1] DJILLALI A. The role of ACTH andcorticosteroids for sepsis and septic shock: an update[J]. Frontiers in Endocrinology,2016 Jun 20;7:70.

[2] JAMESON J, DE GROOT L DE KRETSERD, et al. Endocrinology: adult and pediatric,[M]. T th. Philadelphia:Elsevier,2016.

[3] MARC J, RUBEN W, THOMAS D, et al. Thehepatic glucocorticoid receptor is crucial for cortisol homeostasis and sepsis survival in humans and male mice [J]. Endocrinology,2018,159(7):2790-2802.

[4] PASCOE J E, WILLIAMS K L, MUKHOPADHYAY P, et al. Effects of mu, kappa, and delta opioid receptor agonists on the function of hypothalamic-pituitary-adrenal axis in monkeys[J]. Psychoneuroendocrinology,2008,33(4):478-486.

[5] WEALE N K. Effect of remifentanil infusion rate on stress response to the pre-bypass phase of paediatric cardiac surgery[J]. British Journal of Anaesthesia,2004,92(2):187-194.

[6] WATANABE K, KASHIWAGI K, KAMIYAMA T, et al. High-dose remifentanil suppresses stress response associated with pneumoperitoneum during laparoscopic colectomy[J]. Journal of Anesthesia,2014,28(3):334-340.

[7] RITTMASTER R S, JR G B C, SOBEL D O, et al. Morphine inhibits the pituitary-adrenal response to ovine corticotropin-releasing hormone in normal subjects[J]. Journal of Clinical Endocrinology & Metabolism,1985,60(5):891.

[8] MOLENAAR N, GROENEVELD A B J, DE JONG M F C. Three calculations of free cortisol versus measured values in the critically ill[J]. Clinical Biochemistry,2015,48(16/17):1053-1058.

[9] FERREIRA J G, CÉLIA D CRUZ, NEVES D, et al. Increased extracellular signal regulated kinases phosphorylation in the adrenal gland in response to chronic ACTH treatment[J]. Journal of Endocrinology,2007,192(3):647.

[10] EVA B, LIES L, THOMAS J, et al. Impact of duration of critical illness on the adrenal glands of human intensive care patients[J]. J Clin Endocrinol Metab,2014,99(11):4214-4222.

[11] BOONEN E, MEERSSEMAN P, VERVENNE H, et al. Reduced nocturnal ACTH-driven cortisol secretion during critical illness[J]. Am J Physiol Endocrinol Metab,2014,306(8):883-892.

[12] STAVREVA D A, WIENCH M, JOHN S, et al. Ultradian hormone stimulation induces glucocorticoid receptor-mediated pulses of gene transcription[J]. Nature Cell Biology, 2009, 11(9): 1093-1102.

[13] PEETERS B, MEERSSEMAN P, VANDER PERRE S, et al. Adrenocortical function during prolonged critical illness and beyond: a prospective observational study[J]. Intensive Care Medicine, 2018, 44(10): 1720-1729.

[14] UR E, CAPSTICK C, MCLOUGHLIN L, et al. Continuous administration of human corticotropin-releasing hormone in the absence of glucocorticoid feedback in man[J]. Neuroendocrinology, 1995, 61(2): 191-197.

[15] SCHULTE H M, CHROUSOS G P, GOLD P W, et al. Continuous administration of synthetic ovine corticotropin-releasing factor in man[J]. Physiological and Pathophysiological Implications Journal of Clinical Investigation, 1985, 75(6): 1781-1785.

 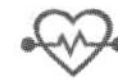

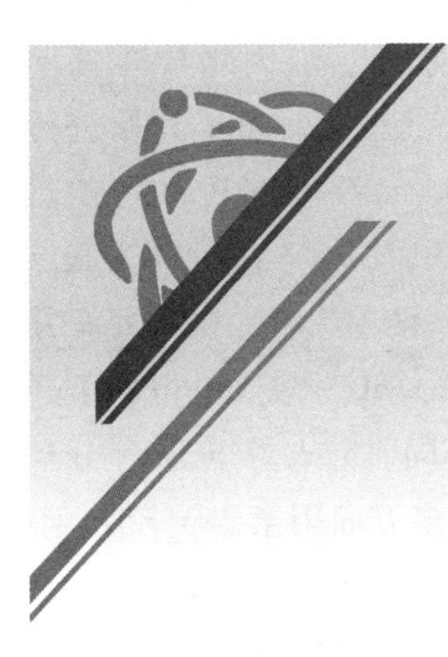

第二节
重症肾脏研究中需要解决的十大问题

急性肾损伤(acute kidney injury,AKI)是以肾小球滤过率(glomerular filtration rate,GFR)急剧减退为特征的临床综合征,是临床常出现的肾脏急危重症。AKI 作为一个全球性的公共卫生问题,其预后与病因、发生、发展、严重程度、人口分布、地域、经济状况等多种因素相关。其院内病死率高、医疗资源消耗大,并且存活患者慢性肾脏病发生率与远期病死率都显著增高。AKI 已成为全球严重的医疗负担,但目前临床治疗手段有限,其发展空间很大,故 AKI 是重症医学的热点话题。

2017 年 Intensive Care Medicine 在编发的“The intensive care medicine agenda on acute kidney injury”中指出,未来 AKI 的研究重点在于以下几个方面。①生物标志物指导肾脏替代治疗的启动;②AKI 集束化治疗;③AKI 集束化预防;④电子预警对 AKI 识别、病程和预后的影响;⑤以肾功能为研究终点评估液体治疗方案和液体类型;⑥连续肾脏替代治疗(continuous renal replacement therapy,CRRT)撤除的时机;⑦液体清除策略是否能够预防 AKI;⑧AKI 对患者长期预后的影响;⑨蛋白负荷评估患者肾功能储备;⑩特异性的药物干预。

一、生物标志物指导肾脏替代治疗的启动

肾脏替代治疗(renal replacement therapy,RRT)已逐渐成为合并 AKI 重症患者的主要治疗手段。但何时为开始进行 RRT 的最佳时机目前尚无定论。虽然目前临床上以血肌酐(Scr)、血尿素氮(BUN)、尿量等指标作为 RRT 最佳始动时机的标准,以期找到特定指标对患者预后意义最大的截点值,但尚未得到统一结论。关于 AKI 患者开始 RRT 时机的研究很多,由于不同研究人群疾病的严重程度、AKI 的严重程度及“早期”或“晚期”开始 RRT 的判断指标存在着较大的差异,临床很难制定统一的 RRT 开始标准。①以 BUN 水平作为 RRT 治疗截点:BUN 是人体内蛋白质代谢产物,主要经肾小球滤过后排出体外。肾功能轻度受损时 BUN 水平可无明显变化;当肾功能受损严重、肾小球滤过率

(GFR)降至50%以下时,随着BUN排出量的减少,其血中水平明显升高,因此BUN在一定程度上可反映肾脏功能。有3项研究结果均提示BUN处于低水平时及早开始进行RRT对患者预后有利,各项研究分别选取BUN中位数76、80、100 mg/L为进行RRT的时机[1-3]。而Bagshaw等[4]的前瞻性研究共纳入1 238例患者,以BUN 24.2 mmol/L为截点将患者分为早期组和晚期组,得到了与Gettings等[5]相反的结论,两组患者住院病死率并无统计学差异。同样和Oh等[6]的回顾性研究选取BUN 45.7 mg/dL为截点也得出了开始行RRT时BUN水平与患者预后无关的结论。由此可见,在不同研究人群以BUN分早期、晚期行RRT对患者预后影响结论不一,原因可能为BUN受多方面因素影响较大,不足以仅根据BUN水平考虑是否开始进行RRT。②以Scr水平作为RRT治疗截点:Scr是人体肌肉代谢产物,可作为代表GFR的指标。能准确反映肾实质受损情况,但敏感度不高。仅有2项临床研究[4,7]单独根据Scr作为标准定义早期与晚期。其中Bagshaw等[4]的前瞻性研究中以Scr 309 μmol/L作为标准将综合重症加强治疗病房(ICU)患者分为早期和晚期组,结果显示两组病死率分别为53.4%、71.0%($P<0.000\ 01$)。Ostermann等[7]回顾性分析了1 847例ICU患者,同样以Scr 309 μmol/L作为区分早期与晚期的截点,也提示Scr<309 μmol/L时及早行RRT能降低患者病死率。两项研究Scr水平截点一致,结论一致,但均提出受人体肌肉代谢因素、营养状态及住院时间等影响,容量过负荷时Scr水平可能存在稀释等问题,不能完全依赖Scr水平决定是否开始进行RRT。

AKI患者何时开始行RRT至今尚无明确结论,已有不少临床研究提示早期行RRT治疗对患者预后有利,但也有临床研究得出相反结论。目前BUN、Scr、尿量是研究的焦点所在,但要通过找到截点值来指导临床工作,仍需前瞻性多中心大规模随机对照试验进一步探讨。目前AKI的各种特异性指标如中性粒细胞明胶酶相关载脂蛋白(NGAL)、胱抑素C(Cys C)、尿白细胞介素-18(uIL-18)、肾损伤分子-1(KIM-1)等已得到了多科学者的关注,可能会在AKI早期诊断及肾功能恢复预测方面具有积极意义,有望成为提供早期行RRT最佳时机的指标。

二、急性肾损伤集束化治疗

目前AKI的治疗方法大体分为药物治疗和肾脏替代治疗两大类。其中药物治疗多用于AKI的预防、早期治疗及辅助治疗。例如提前口服或静脉N-乙酰半胱氨酸(NAC)使用等比氯化钠等扩容剂,对有高造影剂肾病风险的患者,可有效预防由造影剂引起的AKI;对容量负荷过重的患者使用利尿剂也可以起到预防和治疗AKI的作用等[8-9]。而RRT主要是针对AKI较重的患者,目前常用的RRT有连续性肾脏替代治疗(continuous renal replacement therapy,CRRT)和间歇性血液透析(intermittent hemodialysis,IHD)等。AKI患者通常存在血流动力学不稳定、机体分解代谢异常旺盛的情况,进行RRT可帮助机体清除更多的代谢产物及有毒物质，促使机体的血流动力学更加稳定。近些年来，有关 RRT 的方法也在不断地更新完善。持续缓慢低效血液透析（slow low efficiency dialysis，SLED）对血流动力学干扰较小；脉冲式高容量血液滤过（pulse high volume hemofiltration，PHVHF）也可改善脓毒症 AKI 患者血流动力学的不稳定性；血液灌流（hemoperfusion，HP）及生物人工肾（bioartifieial kidney，BAK）均能有效清除体液循环中的炎性因子[10-12]。这些进展为 RRT 在临床上的应用提供了更多的选择，然而 RRT 在临床上应用不得忽视的一个重要问题，即如何把握开始 RRT 的时机。目前，临床上常以患者出现容量过多、高血钾症、氮质血症、代谢性酸中毒、严重的尿毒症等症状作为开始 RRT 的指征。有报道提示早期开始 RRT 可能改善预后，但同时也可能伴随着风险的增加，过晚开始 RRT 治疗可能会存在延长治疗时间及增加住院天数的情况，然而目前仍没有充分的数据来确定何时开始 RRT 才是最佳时机。脓毒症现已有许多版本的集束化治疗方案，为脓毒症的标准化治疗提供指导。但目前为止，尚无 AKI 的集束化治疗方案。关于 AKI 集束化治疗方案的制订将是下一步研究热点之一。

三、急性肾损伤集束化预防

AKI 的一级预防是指原有或无慢性肾脏病（chronic kidney disease，CKD）患者，没有 AKI 的证据时，降低 AKI 发生率的临床措施。AKI 的预防比治疗更加重要，积极筛查易感因素、识别高危人群、避免使用肾毒性药物、保持足够的肾脏灌注、维持内环境稳定等均是有效的预防措施。

1. AKI 的预防措施

有关 AKI 预防措施主要有以下方面。

（1）AKI 常见的易感因素和高危人群　老年人，基础存在 CKD，合并高血压、糖尿病、动脉硬化性疾病和营养不良的人群是 AKI 常见的高危人群。此类人群在联合用药的选择，发生急性感染、容量不足时的治疗，拟行造影检查和手术治疗时的围手术期处理均应特别警惕肾损伤的发生。

（2）保持肾脏灌注　低血容量和低血压是影响肾脏灌注诱发 AKI 的重要因素。对于容量不足的患者，积极的液体复苏，维持稳定的血容量、保持肾脏灌注，可有效预防 AKI，也可早期逆转肾前性 AKI，避免 AKI 的发生。但液体复苏要避免矫枉过正，一般认为 AKI 的早期液体复苏以达到一种平衡或微弱的负性平衡为妥[13]。

（3）维持内环境稳定　高钾血症、代谢性酸中毒是 AKI 患者常见的内环境紊乱表现，并且可以互为因果，形成恶性循环[14]。血液透析是重症患者的最佳治疗方式。在开始透析治疗之前，应给予急诊处理。包括高糖联合胰岛素降钾、钙剂拮抗高钾的心脏毒性、使用碳酸氢钠纠正酸中毒等，但对于容量负荷过重和无尿、少尿患者则不适合大量补液，口服降钾树脂可有效控制和预防高危人群高钾血症的发生。

2. AKI 的集束化预防方案制订

到目前为止尚无 AKI 的集束化预防方案，关于 AKI 集束化预防方案的制定将是下一步研究热点之一。

（1）电子预警在 AKI 中应用　随着人工智能在重症医学领域的应用，电子预警系统也逐渐于临床中开始应用。美国学者 wilsonf 等[15]进行了一项单盲平行随机对照试验，旨在评价使用急性肾损伤电子自动化预警系统能否减轻 AKI 的严重程度并改善患者预后。该研究纳入美国宾夕法尼亚大学医院中合并改善全球肾脏病预后组织（KDIGO）标准 1 期或以上 AKI 的成年患者；排除入院时血肌酐（Scr）>353.6 μmol/L（>4.0 mg/dL），Scr 检测次数少于 2 次，收住于临终关怀或留观病区，以及终末期肾病的患者。研究人员将纳入对象随机分为 2 组（根据内外科、重症与非重症分层），预警组根据发送的急性肾损伤电子预警信息进行治疗，对照组按照常规治疗。主要评价指标包括 7 d 内患者 Scr 水平最大相对变化值、透析情况及患者死亡情况。结果显示，该研究对 2013 年 9 月 17 日至 2014 年 4 月 14 日收治的 23 664 例患者进行了筛查，最终有 1 201 例患者纳入了预警组，1 192 例患者纳入了对照组。两组患者间 7 d 内 Scr 变化、透析及死亡情况并无明显差异。预警组中位 Scr 水平最大相对变化值为 0（0，18.4）%，而对照组则为 0.6（0，17.5）%（P=0.81）。预警组有 87 例（7.2%）患者需要接受透析治疗，对照组则有 70 例（5.9%）需要接受透析治疗（P=0.18）。预警组有 71 例（5.9%）患者死亡，对照组则有 61 例（5.1%）死亡（P=0.40）。研究人员据此得出结论：使用 AKI 电子自动化预警系统并不能改善住院患者的临床预后。在没有进一步仔细研究的情况下，应当慎重使用电子预警系统。但国内有研究指出电子预警系统在一定程度上降低了 AKI 的漏诊率，但对主要的临床终点事件无改善作用。故电子预警系统在 AKI 识别、病程及预后的应用价值仍需进一步探讨。

（2）以肾功能为研究终点评估液体治疗方案和液体类型　关于 AKI 的液体复苏，有多种液体类型可供选择。大致划分为晶体液（如 0.9% 生理盐水或乳酸林格氏平衡液）和胶体液［如羟乙基淀粉（hydroxyethyl starch，HES）、葡聚糖、明胶、白蛋白、血液制品］。由于不同研究得出的结论并不一致，在复苏时应用哪种液体目前仍存在争论。由于证据不充分，目前临床上复苏液体的应用没有统一。但是，对于包括儿童在内的大多数危重患者，接受晶体液、胶体液和（或）血液制品的联合复苏，可能效果更好。与 20% 白蛋白溶液不一样，生理盐水与白蛋白液体（sAFE）研究和一项 6 997 例危重患者多中心随机双盲对照研究比较 4% 白蛋白溶液和 0.9% 生理盐水，发现 4% 白蛋白溶液对肾脏无害，尿量、器官衰竭及肾脏替代治疗持续时间无组间区别。总之，淀粉类液体有肾毒性，明胶肾毒性没明确，并且这类胶体价格上比等渗生理盐水高 10 倍以上，而从肾脏保护角度考虑，白蛋白似乎更有价值，但价格高于生理盐水。因此，等渗生理盐水是重症监护液体复苏最有可能的选择,但仍无足够的临床证据支持。然而,等渗性生理盐水并非生理,因为其过量氯离子对肾脏也产生不良反应。多项研究证实,高氯液体对肾功能产生负面影响。

这些研究虽然都证明不同液体类型对肾功能影响不同,但是其都是以 AKI 发生率为研究终点,极少以 AKI 后肾功能为研究终点。

3. 肾功能为研究终点来评估液体治疗方案和液体类型是下一步研究方向

(1)CRRT 撤除的时机　相对于 CRRT 开始时机的研究而言,何时撤离 CRRT 的研究数据明显缺乏。RRT 停止的失败与患者病死率升高相关。可以考虑停止 RRT 的情况为自身肾功能恢复到可以满足患者需求,或 RRT 与治疗目标不一致;停止 RRT 包括完全停止,或是净化方式频率或时间的改变。目前没有相应的指南提供 CRRT 转变为 IRRT 的标准。行 CRRT 患者的尿量容易受到超滤的影响,利尿剂的使用也会明显影响尿量,尽管如此,尿量仍然是评价肾功能恢复及预测停机的重要指标。来自 23 个国家 54 个 ICU 的一项观察性研究的研究结果显示,自主尿量为≥400 mL/d 预测 RRT 停止成功的概率为 80.8%[16]。另有研究证实,停用 CRRT 24 h 内使用呋塞米后的尿量也可以预测患者住院期间肾功能的恢复情况[17]。肌酐可以被 CRRT 所清除,然而肌酐值并不能准确地反映肾脏对溶质的清除能力,不过在评价 CRRT 停机时机上仍然具有一定的价值。一项回顾性的单中心的队列研究显示,尿中尿素排泄量>1.35 mmol/(kg・h)预测 ICU 内 AKI 患者撤离 IHD 成功的精确度为 82.1%,受试者工作特征曲线的曲线下面积为0.96,均高于尿量和尿中尿素的浓度[18]。分子量较大的生物标志物不易被 CRRT 清除,其血或尿浓度的变化可反映 CRRT 时患者本身肾脏对溶质的清除能力。这类标志物主要有中性粒细胞明胶相关脂质运载蛋白(neutrophil gelatinase-associated lipocalin,NGAL)、胱抑素 C 等。尿量联合生物标志物对 CRRT 停机的判断可能有更高的准确性,值得进一步研究。

(2)液体清除策略是否能够预防 AKI　液体超负荷不仅是 AKI 的结果,也是发生 AKI 的原因。液体超负荷时可出现肾间质水肿,引起肾动脉灌注、静脉回流及组织氧供减少,从而发生 AKI[19]。对于血容量不足的患者,推荐进行控制性的液体复苏,同时应避免液体超负荷[20]。在经过有效的液体复苏后,患者即使对容量还有反应也要考虑使用血管活性药物以避免过度液体正平衡。体内过多液体的清除需根据基础尿量、肾功能、电解质状况、液体超负荷的严重程度等进行决策,更重要的是要随时进行评估。液体状况的静态评估主要是液体积聚的程度的评估,而对心输出量(cardiac output,CO)和组织灌注的动态评估可反映机体对液体清除速率的耐受性。近年研究结果则相反,Goldstein 等[21]调查了 21 个儿童中心接受 RRT 的 AKI 患儿资料,结果发现:存活组每日液体增长率为(16.41±13.82)%,死亡组为(34.04±21.07)%($P=0.033$);与液体未过量者相比,液体负荷过重(体质量增加>10%)的患儿病死率增加3 倍[22]。对 1 120 例成人脓毒性 AKI 患者的研究发现,存活者平均每日液体量为(0.15±1.06)L,死亡者为(0.98±1.50)L,且 AKI 患者液体过量与肾功能未恢复或延迟恢复相关。此外,液体过量时,内脏水肿引起的腹部高压及肾脏间质水肿是肾功能恶化的重要因素;同时,全身水肿改变了组织结构,减少了组织的供氧和代谢,造成局部毛细血管及淋巴循环障碍,以致器官功能失调,而多器官功能障碍综合征(MODS)则是患者死亡的主要原因。

4. 关于液体清除是否能预防 AKI 的发生,研究较少,值得进一步研究

(1)AKI 对患者长期预后的影响　AKI 患者院内病死率高、医疗资源消耗大,并且存活患者远期病死率和慢性肾脏病发生率都显著增高。在全球荟萃分析中,429 535 例 AKI 患者的院内全因病死率为 23%,并且随 AKI 的临床分期增加病死率明显升高:1 期为(15%);2 期为(29%);3 期为(48%),其中需要 RRT 的患者病死率为 49%。研究显示,AKI 患者的病死率与地区政府的医疗投入相关,国家 GDP 用于全部卫生花费的比例每升高 1%,AKI 的发病率增高 0.54%,但是 AKI 病例的病死率却降低 1.36%。患者院内死亡的独立危险因素主要包括年龄、糖尿病病史、ICU 患者的 SOFA(sequential organ failure assessment)评分及肾损害程度[23]。近年来,AKI 患者的长期预后日益引起关注。在存活的 AKI 患者中,约 40% 遗留慢性肾损害、10% ~20% 需持续性透析,远期病死率为 31% ~58%[24]。1 项大型队列研究结果显示,AKI 患者冠状动脉事件及脑卒中事件的发生风险分别增加 67% 和 25%[25]。因此,对于 AKI 患者不仅局限于急性期的治疗,还需要开展远期随访及慢性肾脏病的一体化治疗,并且注意评估心脑血管合并疾病状态。

(2)蛋白负荷评估患者肾功能储备　蛋白负荷后肾脏肾小球滤过率峰值(maxGFR)与肾小球滤过率基线(bGFR)的差值为肾脏功能储备(RFR)。口服 1 ~1.2 g/kg 蛋白 1 ~2 h 后,肾脏 GFR 会明显增强[26]。这是肾脏对生理变化的适应能力。静息状态下肾脏在基线水平工作,但肾脏的能力可在一定负荷下达到峰值[27]。1983 年 Bosch 等[26]通过蛋白质负荷试验提出了 RFR 的概念,25 ~38 岁健康成年人口服 90 g 蛋白质2.5 h后 GFR 达最大值(171.0±7.7)mL/(min·1.73 m^2),健康个体 RFR 均值为 34 mL/(min·1.73 m^2)。Fliser 等[28]研究发现,虽然临床年轻人和老年人 bGFR 均处于正常范围,但老年人 bRFR 明显低于年轻人。Barai 等研究发现,健康个体 RFR 为 23.4%,CKD 1 期患者为 19.08%,CKD 2 期患者为15.4%,CKD 3 期患者为 8.9%,CKD 4 期患者为6.7%;但在 bGFR 正常或轻微降低的个体,RFR 也可能已经完全耗尽。Livi 等[29]对比研究了存在和不存在肾脏受累症状的多发性硬化患者的 RFR,结果显示二者的 RFR 均降低。进一步研究发现,RFR 降低是多发性硬化患者肾脏受累的早期表现,而且提示发生肾功能不全和系统性高血压的风险增高[30]。糖尿病患病 5 年以上的患者 RFR 低于患病时间不足 5 年者,但二者在尿微量白蛋白排泄率方面无差异,说明 RFR 比尿微量白蛋白排泄率更有早期诊断价值[31]。是评估肾功能的敏感指标,可以早期提示无明显临床症状的肾功能损害。但是,需要进一步研究 RFR 降低在 AKI 或 CKD 发生发展中的作用,并采取相应的措施干预 AKI 或 CKD 的进展。RFR 在不同人群的差异、基础研究和临床应用有待进一步探索。

5. 特异性的药物干预

AKI 的治疗仍以对症支持为主，改善全球肾病预后组织（Kidney Disease：Improving Global Outcomes，KDIGO）未推荐任何用于预防和治疗 AKI 的药物。目前正在研究中的防治 AKI 药物大致分为：抑制细胞死亡类、抗炎类和修复类。全球研究者们针对 AKI 发病机制的各个环节探寻各种可能防治 AKI 的药物，并对部分药物进行验证性研究，但因为各种原因，均未取得明显进展。其临床试验失败的原因如下：①动物模型代表性差；②没有早期诊断、区分病因、指导治疗的标记物；③AKI 持续时间短；④没有有效的替代终点；⑤作用靶点单一，通常只作用于一种通路。防治 AKI 药物的研究遇到瓶颈。放弃过去仅关注某 1 种或少数几种机制和通路的做法，全方位、多通路、靶向性的药物研究应该成为未来的方向。干细胞具有抗炎、抗凋亡、促进再生等多种功能，或许会成为理想的 AKI 治疗方法。运用纳米医药技术改良药物特性，开发肾靶向治疗药物，也可能给 AKI 治疗带来新的希望。

（郑州大学第一附属医院，王海旭，孙同文）

》参考文献《

[1] LIU K D，HIMMELFARB J，PAGANINI E，et al. Timing of initiation of dialysis in critically ill patients with acute kidney injury[J]. Clin J Am Soc Nephrol，2006，1(5)：915-919.

[2] WU V C，KO W J，CHANG H W，et al. Early renal replacement therapy in patients with postoperative acute liver failure associated with acute renal failure：effect on postoperative outcomes[J]. J Am Coll Surg，2007，205(2)：266-276.

[3] CARL D E，GROSSMAN C，BEHNKE M，et al. Effect of timing of dialysis on mortality in critically ill，septic patients with acute renal failure[J]. Hemodial Int，2010，14(1)：11-17.

[4] BAGSHAW S M，UCHINO S，BELLOMO R，et al. Timing of renal replacement therapy and clinical outcomes in critically ill patients with severe acute kidney injury[J]. J Crit Care，2009，24(1)：129-140.

[5] GETTINGS L G，REYNOLDS H N，SCALEA T. Outcome in post-traumatic acute renal failure when continuous renal replacement therapy is applied early vs late[J]. Intensive Care Med，1999，25(8)：805-813.

[6] OH H J，SHIN D H，LEE M J，et al. Urine output is associated with prognosis in patients with acute kidney injury requiring continuous renal replacement therapy[J]. J Crit Care，2013，28(4)：379-388.

[7] OSTERMANN M, CHANG R W. Correlation between parameters at initiation of renal replacement therapy and outcome in patients with acute kidney injury[J]. Crit Care, 2009, 13(6): R175.

[8] SU X, XIE X, LIU L, et al. Comparative effectiveness of 12 treatment strategies for preventing contrast-induced acute kidney injury: a systematic review and bayesian network meta-analysis[J]. Am J Kidney Dis, 2017, 69(1): 69-77.

[9] JOANNIDIS M, DRUML W, FOMI L G, et al. Prevention of acute kidney injury and protection of renal function in the intensive care unit: update 2017: Expert opinion of the Working Group on Prevention, AKI section, European Society of Intensive Care Medicine[J]. Intensive Care Med, 2017, 43(6): 730-749.

[10] KOVACS B, SULLIVAN K J, HIREMATH S, et al. The effect of sustained low efficient dialysis versus continuous renal replacement therapy on renal recovery after acute kidney injury in the intensive care unit: a systematic review and meta-analysis[J]. Nephrology (Carlton), 2017, 22(5): 343-353.

[11] LCHNER G F, WIEDERMANN C J, JOANNIDIS M. High-volume hemofiltratiou in critically ill patients: a systematic review and meta-analysis[J]. Minerva Anestesiol, 2014, 80(5): 595-609.

[12] SONG J H, HUMES H D. The bioartificial kidney in the treatment of acute kidney injury[J]. Curr Drug Targets, 2009, 10(12): 1227-1234.

[13] KHWAJA A. KDIGO clinical practice guidelines for acute kidney injury[J]. Nephron Clin Pract, 2012, 120(4): c179-c184.

[14] 姜物华, 丁小强. 老年急性肾损伤的防治特点[J]. 中国实用内科杂志, 2014, 34(12): 1147-1150.

[15] WILSONF P, SHASHATY M, TESTANI J, et al. Automated, electronic alerts for acute kidney injury: a single-blind, parallel-group, randomised controlled trial[J]. Lancet, 2015, 385(9981): 1966-1974.

[16] UCHINO S, BELLOMO R, MORIMATSU H, et al. Discontinuation of continuous renal replacement therapy: a post hoc analysis of a prospectivemulticenter observational study[J]. Crit Care Med, 2009, 37(9): 2576-2582.

[17] VOORT P H, BOERMA E C, PICKKERS P. The furosemide stress test to predict renal function after continuous renal replacement therapy[J]. Crit Care, 2014, 18(3): 429.

[18] ANIORT J, AIT HSSAIN A, PEREIRA B, et al. Daily urinary urea excretion to guide intermittent hemodialysis weaning in critically ill patients[J]. Crit Care, 2016, 20: 43.

[19] DING X, CHENG Z, QIAN Q. Intravenous fluids and acute kidney injury[J]. Blood

Purif,2017,43(1-3):163-172.

[20]JOANNIDIS M,DRUML W,FORNI L G,et al. Prevention of acute kidney injury and protection of renal function in the intensive care unit:update 2017:Expert opinion of the Working Group on Prevention, AKI section, European Society of Intensive Care Medicine[J]. Intensive Care Med,2017,43(6):730-749.

[21]GOLDSTEIN S L,CURRIER H,GRAF C,et al. Outcome in children receiving continuous venovenous hemofiltration[J]. Pediatrics,2001,107(6):1309-1312.

[22]SUTHERLAND S M,ZAPPITELLI M,ALEXANDER S R,et al. Fluid overload and mortality in children receiving continuous renal replacement therapy:the prospective pediatric continuous renal replacement therapy registry[J]. Am J Kidney,2010,55(2):316-325.

[23]HSU R K,MCCULLOCH C E,DUDLEY R A,et al. Temporal changes in incidence of dialysis-requiring AKI[J]. J Am Soc Nephrol,2013,24(1):37-42.

[24]DOYLE J F. Forni L G. Acute kidney injury:short-term and long-term effects[J]. Critical Care,2016,20(1):1-7.

[25]WU V C,WU C H,HUANG T M,et al. Long-term risk of coronary events after AKI[J]. J Am Soc Nephrol,2014,25(3):595-605.

[26]BOSCH J P,SACCAGGI A,LAUER A,et al. Renal functional reserve in humans:effect of protein intake on glomerular filtration rate[J]. Am J Med,1983,75(6):943-950.

[27]KOYNER J L,CHAWLA L S. Use of stress tests in evaluating kidney disease[J]. Curr Opin Nephrol Hypertens,2017,26(1):31-35.

[28]FLISER D,ZEIER M,NOWACK R,et al. Renal functional reserve in healthy eldedy subjects[J]. Joumal of the american society of nephrology,1993,3(7):1371-1377.

[29]LIVI R,TEGHINI L,PIGNONE A,et al. Renal functional reserve is impaired in patients with systemic sclerosis without clinical signs of kidney involvement[J]. Ann Rheum Dis,2002,61(8):682-686.

[30]LIVI R,GUIDUCCI S,PERFETTO F,et al. Lack of activation of renal functional reserve predicts the risk of signiflcant renal involvement in systemic sclerosis[J]. Ann Rheum Dis,2011,70(11):1963-1967.

[31]ZALETEL J,CERNE D,LENART K,et al. Renal functional reserve in patients with type 1 diabetes mellitus[J]. Wien Klin Wochenschr,2004,116(7/8):246-251.

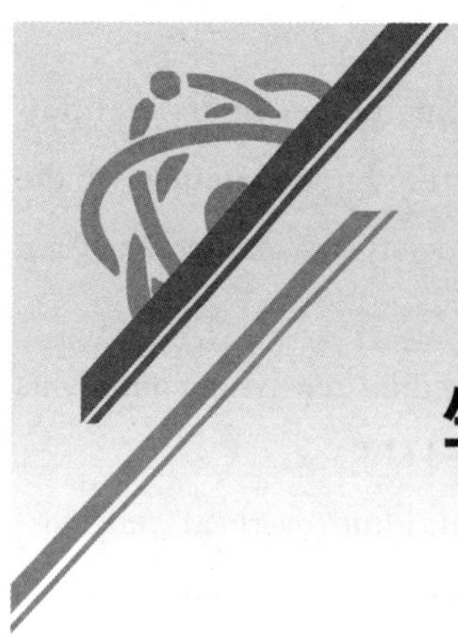

第三节 急性肾损伤新型生物标志物的研究进展

急性肾损伤(acute kidney injury,AKI)是一种常见的临床急危重症,常伴随严重的短期或长期并发症,其突出特点是肾功能的快速损伤。AKI 在重症患者中的发病率高达 30% ~50%,因此,因其高发病率、大量的资源耗费及高昂的经济负担,成为备受关注的人类健康问题。AKI 是通过分子生物学改变导致细胞损伤引起的,可由生物标志物早期发现,代表了肾损伤的早期应激反应[1]。既往 AKI 诊断标志物是血清尿素氮和肌酐升高,管型的存在,高钠排泄指数和尿素排泄指数及低渗尿。然而,这些传统的标志物对于早期诊断 AKI 价值很小。目前,已经发现了多种对 AKI 早期检测敏感又特异的新型生物标志物[2],尤其是在营养不良和高龄的患者中。主要分为功能相关标志物(如胱抑素 C)和损伤相关标志物(如中性粒细胞明胶酶相关脂质运载蛋白、白介素-18、肾损伤分子-1)、细胞周期阻滞性生物标志物(组织金属蛋白酶抑制剂-2 和胰岛素样生长因子结合蛋白-7)。这些生物标志物除了可以在肌酐升高之前筛选 AKI,还有助于判断肾损伤程度和损伤位置(肾小球或肾小管)、监测药物毒性、预测 AKI 的治疗效果和肾脏恢复情况。下面主要介绍不同类型生物标志物的特点及相关研究。

一、功能标志物——胱抑素 C

胱抑素 C(cystatin C,CysC),又名半胱氨酸蛋白酶抑制剂 C,是一种由有核细胞产生的一种小分子蛋白,分子量为 13.3 kD,其以恒定的速率(血清水平:0.8 ~2.04 mg/L)释放入血[2],并依赖于肾小球滤过清除。因此,它的表现类似于 Scr,但较少受性别、种族、肌肉量和水合状态的影响。由于 CysC 仅占肌酐分布容积的 1/3,任何原因的肾功能损伤都将使血清 CysC 比 Scr 更快地上升[3]。研究证明,在 ICU 患者中,CysC 可能比 Scr 早 1 ~2 d 检测 AKI[4]。然而,对于心脏手术患者,CysC 的作用比 Scr 更差。目前,高昂的检测费用(Scr 的 5 ~10 倍)也限制了它的日常使用。

二、损伤标志物——中性粒细胞明胶酶相关脂质运载蛋白

中性粒细胞明胶酶相关脂质运载蛋白（neutrophil gelatinase-associated lipocalin，NGAL）是一种分子量为25 kD的脂质运载蛋白，人体内的NGAL主要以单体和分子量为45 kD的二聚体形式存在，也以异质二聚体形式存在，由中性粒细胞分泌并与明胶酶共价结合，是中性粒细胞次级颗粒蛋白之一[5]。尽管NGAL表达于包括近端小管细胞在内的上皮细胞，但是已有研究证明，肾损伤后尿NGAL（urinary NGAL，uNGAL）的主要来源是肾单位的髓袢升支粗段和集合管[6]。NGAL在不同细胞类型中以非常低的恒定水平表达，包括肾、肺、胃和结肠。在对新生儿、儿童和成人的缺血或中毒性肾损伤和多种动物模型研究中发现NGAL的mRNA和蛋白水平均明显上调。因此，Paragas等[7]人认为NGAL的生物学进化是保守的，赋予了对感染的重要保护作用。缺血损伤后，肾组织中NGAL水平在3 h内上升10倍，并呈持续上升趋势，6～12 h达到高峰，这取决于损伤的严重程度。当损伤严重时，持续升高可达5 d。这种早期升高和持久的模式使NGAL成为诊断AKI的高度敏感的标志物。

NGAL是研究最广泛的AKI生物标志物，已在不同的患者群体中显示其效能，如儿童、成人心脏手术患者、危重症患者、急诊患者及肾移植患者等。Holzscheiter等[8]人的最新荟萃分析（16项研究共2 906例患者）探讨了尿NGAL是否可以作为成人心脏手术后预测AKI的生物标志物，发现尿NGAL的曲线下面积（AUC）为0.72。值得注意的是，所纳入的研究在AKI诊断标准和样品采集时间（术后0～24 h）方面有所不同。根据Scr水平分层后，该关联仍然存在。NGAL>104 ng/mL，同时Scr>1.4 mg/dl的患者住院期间死亡或透析发生率为15%。而NGAL或Scr升高无其他表现患者死亡或透析的发生率为5%。尿NGAL水平升高可以预示终末期肾病或死亡的长期不良结局。

总之，NGAL是一种“现成的基因”，当肾脏细胞受到应激和（或）损伤时，基因迅速表达，比Scr更敏感。这些数据表明，仅基于Scr的AKI诊断是不够的，可以加用NGAL对不同的患者进行分类。但需要注意的是，尿路感染可能提高尿NGAL水平，在这种情况下，推荐测量血浆NGAL。

三、损伤标志物-白介素-18

白介素-18（interleukin-18，IL-18），又称γ干扰素诱导因子，是一种分子量为24 kD的细胞因子，属于白介素-1超家族。IL-18首先被肾小管细胞和巨噬细胞合成为一种不含信号肽的无活性前体并存在于细胞内，直到被半胱氨酸-天冬氨酸蛋白酶-1（Caspase-1）裂解或由单核细胞（或巨噬细胞）分泌后释放入血[9]。裂解的IL-18通过IL-18受体

或 IL-18 受体异质二聚体信号转导通路发挥促炎作用。研究显示 IL-18 缺陷小鼠对缺血-再灌注诱导的 AKI 有保护作用。同样,Caspase-1 缺乏的小鼠,在发生缺血-再灌注后很少出现严重的 AKI。随后,研究发现 IL-18 结合蛋白可以抑制 IL-18 诱导产生 γ 干扰素,在缺血-再灌注损伤之前给药可改善大鼠的肾脏损害。另一项研究显示,在心脏手术后的前 3 d 内,IL-18 是预测 AKI 进展或 AKI Ⅰ 期患者死亡最好的尿生物标志物;而且联合肾损伤分子-1(kidney injury molecule-1,KIM-1)可作为 AKIN 3 期或死亡的强预测因子(AUC=0.93)[10]。目前关于 IL-18 作为 AKI 的生物标志物临床效用的研究相对较少,然而,使用抗 IL-18 治疗可能是未来潜在的 AKI 治疗选择,这可能使尿 IL-18 成为重要的辅助生物标志物。高尿 IL-18 水平的患者从抗 IL-18 治疗中获益最多,而低 IL-18 水平的患者不受益。

四、细胞周期阻滞生物标志物——组织金属蛋白酶抑制剂-2 和胰岛素样生长因子结合蛋白 7

细胞周期阻滞是细胞损伤或处于有害环境时的一种保护机制。由于细胞增殖可能参与 DNA 的损伤,细胞周期阻滞可以阻止细胞进入细胞周期。在细胞应激或损伤期间,肾小管细胞表达组织金属蛋白酶抑制剂-2(tissue inhibitor of metalloproteinases-2,TIMP-2)和胰岛素样生长因子结合蛋白 7(insulin-like growth factorbinding protein 7,IGFBP7)。在缺血性或脓毒症 AKI 时,肾脏上皮细胞发生 G1 期细胞周期阻滞。细胞周期依赖性激酶抑制剂 p21 阻滞细胞周期从 G1 期到 S 期[11]。

TIMP-2 属于金属蛋白酶内源性抑制剂,是一种分子量为 21 Da 的蛋白。IGFBP-7 是胰岛素样生长因子结合蛋白超家族的一员,是一种分子量为 29 kDa 的分泌蛋白,亲和力低,通过胰岛素样生长因子 1 受体抑制信号传导。TIMP-2 和 IGFBP-7 均可诱导细胞周期停滞,并在 AKI 患者中表达上调,尿 TIMP-2 和 IGFBP-7 是肾小管上皮细胞损伤早期表达的生物标志物[12]。Meersch 等[13]研究发现,冠状动脉旁路移植术后患者的尿 TIMP-2 和 IGFBP-7 水平在术后 4 h 内升高。尿 TIMP-2 和 IGFBP-7 水平显著降低提示肾功能恢复。IGFBP-7 和 TIMP-2 已经成为 AKI 危险分层的新型标志物。两种生物标志物都是诱导 G1 期细胞周期停滞的诱导剂,被认为是 AKI 发生的关键机制,并且比先前描述的生物标志物如 NGAL、KIM-1 和 IL-18 价值更高。IGFBP-7 和 TIMP-2 各自的 AUC 分别是 0.76、0.79。值得一提的是,在存在 CKD、糖尿病和脓毒症等重要合并症的非 AKI 患者中,TIMP-2 和 IGFBP-7 都不升高。另有研究证明,TIMP-2 和 IGFBP-7 也可用于预测肾脏的主要不良事件(死亡、透析或持续性肾损害)[14]。

2014 年,美国食品药品监督管理局(food and drug administration,FDA)批准了 Nephro Check Test(Astute Medical Inc. San Diego,USA)的上市,这是一种细胞周期阻滞生物标志

物 TIMP2 和 IGFBP7[15]的快速定量实验。（TIMP2）·（IGFBP7）组合可以高度预测在未来 12～24 h 内哪些患者会发展为中-重度 AKI。随后，一项关于 728 名危重患者的国际多中心 Sapphire 研究表明，（TIMP2）·（IGFBP7）组合是 AKI 的特异性生物标志物，不受其他并发症（如脓毒症或 CKD）的影响，并且可以作为强信号或“肾脏警报器”，以确定患者何时处于即将发生 AKI 的风险中[16]。该研究认为尿液生物标志物的升高是肾小管细胞应激或早期损伤的结果。OPAL 队列研究证明 Cut off 值（0.3）对预测患者在未来 12 h 内发生中-重度 AKI 具有高度敏感性，可以在常规临床实践中使用以识别 AKI 的高危患者。第二，Cut off 值（2.0）可以确定具有 AKI 极高危风险的患者亚组，并对其实施更积极的干预措施。Nephro Check Test 可以通过医疗技术及实验平台定量测量（TIMP2）·（IGFBP7），从而扩大了实验在世界范围内的可用性。

此外，最近的一项 Meta 分析表明，尿（TIMP2）·（IGFBP7）指数是重症监护病房 AKI 患者的早期预测指标，并且具有中度的诊断准确性，在早期诊治中（小于 4 h），建议使用的 Cut off 值为 0.3（ng/mL）^{2}/1 000；而对于治疗超过 24 h 的患者，2.0（ng/mL）^{2}/1 000 更合适[17]。Vijayan 等[18]证明了在危重疾病早期测定（TIMP2）·（IGFBP7）指数可以识别肾脏替代治疗和死亡风险增加的 AKI 患者。随后，Cuartero 等[19]人的一项前瞻性、观察性研究表明，（TIMP-2）·（IGFBP7）可以在入 ICU 12 h 内预测脓毒症和非脓毒症患者的 AKI，其 AUC 为 0.798［95% *CI*（0.709，0.886），*P*<0.000 1）］。其 Cut off 值低于 0.8（ng/mL）2/1 000能够排除需要 RRT 的患者。

五、其他新型生物标志物

最近，一些新发现的潜在生物标志物已被提出用于特定条件下早期检测 AKI。如血清抗菌素、骨桥蛋白、肠三叶因子（intestinal trefoil factor，TFF3）、谷胱甘肽-S-转移酶（glutathione S-transferase，GST）和丙酮酸激酶 M2 等，一些致力于研究肾损伤发展机制的体外研究及动物模型表明，这些生物标志物与药物相关性肾损害发展有关[20]。然而，需要进一步的研究来证实此种关系及新标志物的潜在益处。

目前，关于新型生物标志物在诊断 AKI 方面的研究已经取得重大进展。除了早期诊断 AKI 之外，其中一些还可以提供关于潜在病因的信息，而且显示了 AKI 患者从急性损伤到恢复过程中涉及的不同病理生理阶段。新型生物标志物可以在血肌酐升高之前检测到肾功能的细微变化，并且可以在没有血肌酐变化的肾损伤证据时识别肾损伤患者，即“亚临床 AKI”。将来，可能会把新型功能和损伤生物标志物纳入定义以更好地表示 AKI。

然而，一种理想的生物标志物应该是无创的、可在疾病早期检测且与预后相关、具有组织特异性，并与疾病的病理生理过程密切相关。虽然上述介绍了几种有发展前景的

AKI 新型生物标志物，仍无理想的生物标志物。“肾肌钙蛋白”尚未被发现，部分是目前AKI 定义的缺点和异质性造成的。因此，需要进一步大型设计严谨的临床研究以确定新型生物标志物在诊断 AKI 中的临床效用

（兰州大学第二附属医院，常雪妮，董晨明）

参考文献

[1] WASUNG M E, CHAWLA L S, MADERO M. Biomarkers of renal function, which and when? [J]. Clinica Chimica Acta, 2015, 438(438): 350-357.

[2] GHATANATTI K, TELI A, TIRKEY S S, et al. Role of renal biomarkers as predictors of acute kidney injuryin cardiac surgery[J]. Asian Cardiovasc Thorac Ann, 2014, 22(2): 234.

[3] PICKERING J W, ENDRE Z H. Challenges facing early detection of acute kidney injury in the critically ill[J]. World Journal of Critical Care Medicine, 2012, 1(3): 61.

[4] LEEM A Y, PARK M S, PARK B H, et al. Value ofserum cystatin C measurement in the diagnosis of sepsis-induced kidney injury and prediction of renal function recovery[J]. Yonsei Medical Journal, 2017, 58(3): 604.

[5] KOKKORIS S, PIPILI C, GRAPSA E, et al. Novel biomarkers of acute kidney injury in the general adult ICU: a review[J]. Renal Failure, 2013, 35(4): 579-591.

[6] SINGER E, MARKÓ L, PARAGAS N, et al. Neutrophil gelatinase-associated lipocalin: pathophysiology and clinical applications[J]. Acta Physiologica, 2013, 207(4): 663-672.

[7] PARAGAS N, KULKARNI R, WERTH M, et al. α-intercalated cells defend the urinary system from bacterial infection[J]. Journal of Clinical Investigation, 2014, 124(7): 2963.

[8] HOLZSCHEITER L, BECK C, RUTZ S, et al. NGAL, L-FABP, and KIM-1 in comparison to established markers of renal dysfunction[J]. Clinical Chemistry & Laboratory Medicine, 2014, 52(4): 537-546.

[9] 王瑶，王洪亮. 急性肾损伤相关生物标志物研究现状[J]. 中国急救医学，2018，38(2): 108-110.

[10] 陈灿锋，王建新，杨小星，等. 生物标志物联合检测早期在心脏手术后急性肾损伤诊断中的应用[J]. 国际检验医学杂志，2017，38(24): 3467-3468.

[11] KASHANI K, CHEUNGPASITPORN W, RONCO C. Biomarkers of acute kidney injury: the pathway from discovery to clinical adoption[J]. Clinical Chemistry & Laboratory

Medicine,2017,55(8):1074-1089.

[12] WANG W G,SUN W X,GAO B S,et al. Cell cycle arrest as a therapeutic target of acute kidney injury[J]. Current Protein & Peptide Science,2017,18(12):1224-1231.

[13] GAIÃO S M,Paiva J AOC. Biomarkers of renal recovery after acute kidney injury[J]. Revista Brasileira De Terapia Intensiva,2017,29(3):373-381.

[14] CUARTERO M,BALL Ú S J,SABATER J,et al. Cell-cycle arrest biomarkers in urine to predict acute kidney injury in septic and non-septic critically ill patients[J]. Annals of Intensive Care,2017,7(1):92.

[15] U. S. Food and Drug Administration. FDA allows marketing of the first test to assess risk of developing acute kidney injury [Press release][EB/OL]. http://www. fda. gov/NewsEvents/Newsroom/PressAnnouncements/ucm412910. htm.

[16] KASHANI K,AL-KHAFAJI A,ARDILES T,et al. Discovery and validation of cell cycle arrest biomarkers in human acute kidney injury[J]. Critical Care,2013,17(1):R25.

[17] SONG ZZ,MA ZC,QU K,et al. Diagnostic prediction of urinary [TIMP-2] x [IGFBP7] for acute kidney injury:a meta-analysis exploring detection time and cutoff levels[J]. Oncotarget,2017,8(59):100631-100639.

[18] VIJAYAN A,FAUBEL S,ASKENAZI D J,et al. Clinicaluse of the urine biomarker [TIMP-2]× [IGFBP7] for acute kidney injury risk assessment[J]. American Journal of Kidney Diseases the Official Journal of the National Kidney Foundation,2016,68(1):19-28.

[19] CUARTERO M,BALL Ú S J,SABATER J,et al. Cell-cycle arrest biomarkers in urine to predict acute kidney injury in septic and non-septic critically ill patients[J]. Annals of Intersive Care,2017,7(1):92.

[20] JI H C,SUN Y K,JI Y S,et al. Pyruvate kinase MZ:a novel biomarker for the early detection of acute kidney injury[J]. Toxicol Res,2016,32(1):47-56.

第四节 脓毒症性急性肾损伤的超声造影

脓毒症(sepsis)是急危重症医学面临的重要临床问题,急性肾损伤(acute kidney injury,AKI)是脓毒症发生发展过程中最常见的并发症之一。脓毒症性 AKI 的发生可延长患者的住院时间增加病死率,而高病死率可能与其病理生理改变的不明确性、缺乏权威性的诊断方法及治疗的滞后性密切相关。因此,对于重症监护室医师而言,寻求一种能够早期诊断脓毒症性 AKI 的方法显得至关重要。Alexandre 等[1]人近期开展了一项动物实验研究,旨在通过进行实时定量超声造影检查探索脓毒症性 AKI 的早期及初始液体复苏后肾脏微循环灌注情况。

一、研究概况

该项研究共纳入 15 只受试猪,实验准备阶段,通过手术在受试猪的肾动脉放置超声探头测量肾血流量(RBF)变化。随机选取其中 9 只受试猪作为实验组,通过静脉注射脂多糖诱导脓毒症休克模型,未实施任何干预措施的 6 只猪则被定义为对照组。随后,选取实验过程中的 3 个时间节点进行超声造影检查,分别为:诱导脓毒症休克前期(t_0)、脓毒症休克期(t_1)(平均动脉压<60 mmHg 或者乳酸>2.0 mmol/L)和初始液体复苏期(t_2)(平均动脉压正常后 1 h)。研究的主要目标是:通过探索一种新的测量技术,即动态超声造影,来寻找与脓毒症 AKI 中已知的微循环改变密切相关的变量,并使用肾脏激光散斑成像(laser speokle imaging,LSI)的独立方法来验证这些变量。由于微循环改变是脓毒症诱导全身炎症反应的标志,作为该研究的次要目标,通过使用细胞摄像机暗场成像(cytocam-incident dark field,cytocam-IDF)进行舌下腺微循环状态评估,以研究脓毒症性 AKI 中的微循环改变是否也可以在更加临床可及的组织结构中(如舌下区)观察到。

主要研究结果如下:通过分析实验组和对照组的 3 个超声造影参数,即峰值强度(peak enhancement,PE)、平台期强度/峰值强度比值(plateau/PE)及肾皮质叶间动脉和毛细血管之间的微泡传输时间(intarenal microcirculatory transit time,IRMTT)的变化趋势,动态监测到通过肾脏微循环的峰值强度从 t_0期到 t_1期不断减弱,即便进入初始液体复苏期

(t_2),其微循环灌注量仍呈进行性下降趋势,对照组无明显变化趋势。与此同时,用 LSI 测量整个肾脏表面,灌注(按流量计算)从 t_0 期到 t_1 期进行性下降,在 t_2 期后下降更大。究其原因,可能是休克初期肾脏毛细血管前小动脉血管收缩,导致肾皮质微循环灌流较低;然而,在进行液体复苏治疗后,与平均动脉压(cmean arterial pressare,MAP)、中心静脉压(central venous pressure,CVP)、心输出量(cardiac outpat,CO)均恢复至正常时,PE 仍是下降趋势,作者猜测可能与组织炎症和微血管损害加重相关。

其次,作者通过观察注射造影剂后造影剂是否恢复到基线水平,从而识别脓毒症诱导的缓慢毛细血管血流的存在,被堵塞的毛细血管将阻止微泡离开肾脏微血管,因此超声造影参数表现为:平台期强度/峰值强度比值增声,推测可能是出现炎症诱导的微循环通畅障碍。这一现象可以结合舌下腺的微血管成像观察到。(通过 cytoeam-2DF 技术追踪舌下腺单-毛细血管成像显示:t_1t_2 期的毛细血管均存在不同程度的)

在 t_0 期,舌下腺正常的毛细血管微循环血流灌注充盈,成像良好;进入 t_1 期,舌下腺组织内的毛细血管密度逐渐减低,甚至局部毛细血管成像逐渐表现出血流淤滞甚至阻塞情况。更为惊讶的是,进入 t_2 期后,即使宏观的血流动力学等相关指标(如 MAP、CVP、CO)恢复正常后,这些已经淤滞或阻塞的毛细血管仍未能实现再通,作者推测可能与感染导致的微血管通透性增加或肾脏局部组织水肿具有一定的相关性,给予大量的液体复苏反而在一定程度上恶化结局。最后,基于脓毒症肾脏微循环病理生理学的理解,作者首次在该脓毒症检查中引用一种新的超声造影参数量化肾微循环部灌注,称为"IRMTT",即通过测量肾皮质叶间动脉和毛细血管之间的微泡传输时间。该研究发现,实验过程中超声造影参数"IRMTT"延长,可能暗示了肾脏微循环血流及再分配出现问题,可能与局部微循环中"动-静脉短路"增强有关,侧面解释了脓毒症休克时尽管肾功能发生显著变化,但肾脏没有组织学损伤的原因。Alexandre 等通过在受试猪的肾动脉放置随时间流量变化的探针测量 RBF 变化,并将这些结果与超声造影定量评估结果相比较,发现超声造影参数的变化趋势与 RBF 改变基本一致。宏观的血流动力学的改变与微循环灌注变化的相关性,在诱导休克的过程中,宏观的血流动力学参数变化趋势与微循环的灌注量呈正相关。但是,进入液体复苏期,即使以 MAP 为治疗目标得以纠正后,微循环的灌注量并未得到相应的改善,而舌下腺的微循环灌注成像及肾脏 LSI 技术则侧面验证上述肾脏微循环的变化情况。

二、研究背后的思考

脓毒症是一种临床综合征,主要特征表现为感染引起全身炎症。遵循拯救脓毒症运动(Surviving Sepsis Campaign)2016 年发布的指南,依据美国重症医学学会(Society of Critical Care Medicine,SCCM)和欧洲重症监护医学协会(European Society of Intensive Care

Medicine，ESICM）的定义[2-3]，研究显示从脓毒症到脓毒性休克，疾病的严重程度进行性增加；脓毒症的病死率较高，总体病死率估计值≥10%，而发生脓毒症休克时病死率则≥40%[4]。

急性肾损伤是指肾功能突然下降，导致尿素和其他含氮废物潴留及细胞外液容量和电解质失调。目前已制定一些关于 AKI 的共识中，改善全球预后组织（Kidney Disease：Improving Global Outcomes，KDIGO）定义和分期系统是最新且优选；但这些定义仅基于血清肌酐和尿量的改变，对于临床早期诊断评估和处理，实用性有限。传统观点认为大循环血压降低引起肾血管收缩和局部缺血-再灌注损伤是脓毒症性 AKI 的主要病理生理机制[5]，但这种观点受到某些动物及临床研究的质疑，研究发现在大循环血压降低的状态下肾血流量反而增加，其原因可能是肾出球小动脉舒张。因此有研究推测肾脏微循环的改变可能是造成 AKI 患者组织氧合降低的原因[6]。

脓毒症期间时常发生微循环和血管内皮细胞的损伤，从而减少了组织细胞氧交换的横断面积、阻碍组织氧合并引起组织缺血及细胞损伤，因此认为微循环（毛细血管）障碍可能是脓毒症中最应关注的目标。有研究显示，在脓毒症性 AKI 发生的最初的 48 h 内，肾脏灌注不足导致的功能性改变明显于其组织结构发生的病理性改变，由于肾功能性改变是可逆的[7]，早期识别脓毒症性 AKI 的诊断并及时干预尤其重要。

超声造影检查以 2 代超声造影剂为媒介，采用时间-强度曲线（time-intensive curve，TIC）中各项参数的量变，对肾脏的微循环系统进行实时定量评估具有动态监测的优势。

超声造影与传统的二维超声及多普勒技术相比，其应用超声造影剂（如：磷脂壳包被六氟化硫气体的微泡造影剂，SonoVue）增强回声与信号强度。这种微泡造影剂的大小与红细胞直径类似，是一种良好的血管示踪剂，能够通过静脉注射后经肺循环进入人体，可以增强血管回波，反映血流灌注，从而增强显影，进而提供血管的动态定量成像。这些造影剂最终会通过肺脏和肝脏代谢，无肾毒性，无辐射性，与 CT 及 MRI 所使用的造影剂相比具有明显的优势，因此可以作为一种安全、有效且非侵入性的影像学方法来评估肾的微血管灌注。

上述 Alexandre 等的动物实验结果显示，利用超声造影检查，采用 TIC 等各项参数，显示从脓毒症休克前期至休克期，肾脏的微循环血液灌注量逐渐减低，当实验进入液体复苏期，即便全身的宏观的血流动力学指标恢复正常后，肾脏微循环的灌注量仍未改善，究其原因可能包括以下几个方面：炎症细胞因子的浸润；组织水肿对毛细血管的外部压迫；内皮细胞肿胀；白细胞浸润堵塞毛细血管腔等[8]。越来越多的研究显示，在脓毒性 AKI 发病的早期肾脏外髓区，肾小管周围毛细血管可因白细胞聚集而出现堵塞，进而减少局部肾血流[9]，但是肾皮质血流量，在疾病的不同时期呈现不同的变化，且个体差异性明显[10]。

随着临床及动物实验研究的不断推进和深入，发现超声造影评估肾脏微循环灌注仍面临一些挑战，如造影剂的安全性是需要优先考虑的一个问题，FDA 明确指出了该造影剂的一些使用禁忌证，包括对存在肺动脉高压（>50 mmHg）或心肺疾病不稳定的患者。但对于已知或怀疑有心内分流的患者是否成为禁忌证，尚存争议。其次，造影成像的差异性主要包括仪器使用过程中的参数设置及后期软件的定量分析，受试者的生命体征、造影剂的种类及其注射的方式及剂量等有待明确。最后，目前仍没有评价肾微血管灌注量是否正常的国际标准，还需要进行一系列的临床试验，以制定适合临床评价的参数和正常范围值。

综上所述，肾脏超声造影作为一种实时、高效、可重复性及无创的血流灌注监测手段，可能有助于早期发现脓毒症性 AKI 并指导治疗。

（浙江大学医学院附属邵逸夫医院，刘宁，章仲恒）

» 参考文献 «

[1] ALEXANDRE L. Dynamic contrast-enhanced ultrasound identifies microcirculatory alterations in sepsis-induced acute kidney injury[J]. Crit Care Med, 2018, 46(8): 1284-1292.

[2] RHODES A, EVANS L E, ALHAZZANI W, et al. Surviving sepsis campaign: international guidelines for management of sepsis and septic shock: 2016[J]. Intensive Care Med, 2017, 43(3): 304-377.

[3] HOWELL M D, DAVIS A M. Management of sepsis and septic shock[J]. JAMA, 2017, 317(8): 847-848.

[4] SINGER M, DEUTSCHMAN C S, SEYMOUR C W, et al. The third international consensus definitions for sepsis and septic shock (Sepsis-3)[J]. JAMA, 2016, 315(8): 801-810.

[5] POST E H. Renal perfusion in sepsis: from macro-to microcirculation[J]. Kidney International, 2017, 91(1): 45-60.

[6] FANI F, REGOLISTI G, REGOLISTI G, et al. Recent advances in the pathogenetic mechanisms of sepsis-associated acute kidney injury[J]. J Nephrol, 2018, 31(3): 351-359.

[7] KOSAKA J. Histopathology ofseptic acute kidney injury: a systematic review of experimental data[J]. Critical Care Medicine, 2016, 44(9): 897-903.

[8] SHUAI M, ROGER G, EVANS N I, et al. Sepsis-induced acute kidney injury: a disease of the microcirculation[J]. Microcirculation, 2019, 26(2): e12483.

[9] LANKADEVA Y R, KOSAKA J, EVANS R G, et al. Urinary oxygenation as a surro-

gate measure of medullary oxygenation during angiotensin II therapy in septic acute kidney injury[J]. Critical Care Medicine,2018,46(1):e41-e48.

[10] HARROIS A,GRILLOT N,FIGUEIREDO S,et al. Acute kidney injury is associated with a decrease in cortical renal perfusion during septic shock[J]. Critical Care,2018,22(1):161.

第五节 脓毒症合并急性肾损伤患者的肾脏替代治疗的启动时机

急性肾损伤(acute kidney injury,AKI)是脓毒症患者最常见的并发症,是死亡的独立危险因素。肾脏替代治疗(renal replacement therapy,RRT)仍然是重症监护病房中AKI治疗的基石。然而,RRT是一把双刃剑,特别是在干预时间方面[1]。在严重AKI发作之前开始的RRT可能潜在地预防体液超负荷、电解质紊乱、代谢失衡和全身性炎症引起的肾脏和其他器官损伤[2]。然而,早期启动也可能使那些能够自发恢复肾功能的患者,不必要地暴露于RRT,并发生RRT相关的并发症,比如血流动力学不稳定、凝血障碍、血流感染,甚至由透析器膜的生物不相容性反应引起的炎症或氧化应激[3]。RRT的延迟启动可提供时间来稳定患者的病情或更充分地治疗潜在的疾病,从而避免不必要的肾脏支持[4]。然而,太晚可能会延迟关键治疗,并可能恶化预后。

Barbar等[5]为比较早期与延迟RRT在脓毒性休克初期阶段严重AKI患者的有效性和安全性,开展随机、对照、开放标签、多中心研究(IDEAL-ICU研究),该研究由法国卫生部资助(编号:NCT01682590),研究结果于2018年10月发表在新英格兰医学杂志上。

一、IDEAL-ICU研究概况

该研究于2012年7月至2016年10月在法国的29个ICU(22所大学教学医院和7所综合医院)进行。研究人群为脓毒性休克的初期阶段(血管加压药物开始应用后48 h内)严重AKI成年患者,且AKI在风险、损伤、衰竭、丧失和终末期肾病(RIFLE)分类系统中处于衰竭期,衰竭期符合以下至少一项标准。少尿[尿量<0.3 mL/(kg·h),持续时间≥24 h)],无尿12 h或更长时间,或血清肌酐水平为基线水平的3倍。

(一)干预方法

在早期RRT组中,诊断衰竭期AKI后12 h内开始RRT。对于延迟RRT组的患者,进行密切监测,当出现以下任一情况时行紧急RRT:高钾血症(血钾水平>

6.5 mmol/L),代谢性酸中毒(pH 值<7.15),或液体超负荷(利尿剂难以治疗且伴有肺水肿的液体超负荷)。若上述情况均未发生,则在诊断 AKI 后 48 h 开始 RRT。若发生自发性肾功能恢复[定义为肌酐水平降低且自发性尿量恢复至>1 000 mL/24 h(或利尿剂治疗后尿量>2 000 mL/24 h)],则延迟组不启动 RRT。

(二)研究结果

共有 1 728 名患者符合纳入标准,最终 488 名患者接受了随机分组,其中早期 RRT 组 246 例,延迟组 242 例。在第二次中期分析之后,数据和安全监督委员会认为完成登记不太可能显著改变研究结果,建议停止研究(研究计划是纳入 864 例患者,每组432 例[6])。

研究结果显示,几乎所有分配到早期 RRT 组的患者都接受了 RRT(239/246,97%)。在延迟组中,149 例患者(149/242,62%)接受了 RRT,其中 41 例(17%)符合紧急 RRT 的标准。其余 93 例中,70 例(29%)因肾功能自发恢复未接受 RRT,21 例(8%)在 RRT 开始前死亡。早期组从 AKI 诊断到开始 RRT 的中位时间为 7.6 h(四分位间距,4.4 ~ 11.5 h),延迟组为 51.5 h(四分位间距,34.6 ~ 59.5 h)(P<0.001)。

1. 主要结果

在可获得随访数据的 477 例患者中,90 d 病死率分别为,早期 RRT 组 58%(138/239)和延迟组 54%(128/238),差异无统计学意义(P=0.38)。

2. 次要结果

延迟组免于 RRT 的天数(中位数,16 d;四分位间距,2 ~ 28 d)显著大于早期 RRT 组(中位数,12 d;四分位间距,1 ~ 25 d)(P=0.006)。其他次要结果组间无显著差异,如 28 d 和 180 d 的病死率,无机械通气和血管加压药的天数,ICU 和住院时间的长短。

3. 安全性

在延迟组中,41 例(17%)患者行急诊 RRT,其中 28 例患者死亡。入组后第 7 天,代谢异常在延迟组中比在早期 RRT 组中更常见。延迟组的 9 名(4%)患者患有严重的高钾血症(钾浓度中位数为 7.0 mmol/L;四分位间距,6.7 ~ 7.3 mmol/L),而早期 RRT 组中无患有高钾血症患者(P=0.03)。其他不良事件组间无显著差异。

二、本研究的意义和局限性

本研究有一定的局限性。首先,本研究使用 RIFLE 分期标准的衰竭期来识别符合条件的患者。但 RIFLE 标准以肾小球滤过率(glomerular filtration rate,GFR)或肌酐变化、尿量为标准进行划分,但通过公式推导的 GFR 只有在病情平稳时才可靠,在急性状态下评价 GFR 是困难的；此外未考虑年龄、性别、种族等因素对肌酐的影响。且研究表明，RIFLE 并不如最新的分类系统那么敏感。而且，衰竭阶段不一定是为了识别需要 RRT 的患者。第二个限制是延迟组仅延迟 48 h，这可能不足以使某些患者恢复肾功能或检测出 RRT 的早期和延迟启动之间的差异。然而，对于实际需要 RRT 的患者来说，延迟时间较长是不安全的。

该研究虽具有一定的局限性，但该研究解决了脓毒性休克早期阶段的严重 AKI 患者的 RRT 的时机问题，具有重大的临床指导意义。结果虽显示在无紧急指征的情况下早期 RRT 无益，但并非主张无限期推迟 RRT。相反，研究表明，在关注符合紧急 RRT 患者的前提下，RRT 被推迟 48 h，死亡风险不会增加。

三、讨论

(一)相关研究

2016 年 5 月《新英格兰医学杂志》和 *JAMA* 杂志先后报道了两项关于 AKI 患者行 RRT 的时机对预后影响的前瞻性、临床随机对照研究，但结果却相互矛盾。

1. AKIKI 研究

Gaudry 等[8]在法国 31 个 ICU 进行多中心、肾损伤人工肾启动时机研究（AKIKI 研究），研究共纳入 620 例符合 AKI 3 期［根据改善全球肾脏病预后组织（KDIGO）标准］、需要机械通气/升压药物治疗的无危及生命并发症的 AKI 患者，随机分为 RRT 早期组和 RRT 延迟组，早期组在患者入组后即刻行 RRT，延迟组待患者出现高钾血症、严重代谢性酸中毒、肺水肿或入组后少尿持续超过 72 h 方开始行 RRT。研究结果显示，两组 60 d 病死率无显著差异（延迟组 49.7% vs 早期组48.5%，$P=0.79$）。关于 RRT 的应用，延迟组中仅有 51% 的患者接受 RRT，而早期组中为 98%。在实际接受 RRT 的人群中，两组启动 RRT 时间的中位数为 57 h（四分位间距，25～83 h）。与早期组相比，延迟组的无 RRT 天数较多（19 d vs 17 d，$P<0.001$），导管相关血流感染的发生率较低（5% vs 10%，$P=0.03$）。关键的次要结果没有差异，包括 28 d 内的呼吸机应用天数、ICU 住院时间、住院时间和第60 天的透析依赖性。对 AKIKI 研究的事后分析，纳入 348 名脓毒性休克合并 AKI 的患者，结果与之一致，即早期组与延迟组 60 d 病死率无差异[9]。

2. ELAIN 研究

Zarbock 等[7]在德国明斯特大学附属医院进行了一项 AKI 患者 RRT 时机的单中心研究（ELAIN 研究），纳入的患者满足血浆中性粒细胞明胶酶相关脂质运载蛋白（NGAL）

>150 ng/mL且至少有以下标准中的一项:脓毒症,体液超负荷,连续器官衰竭评估评分恶化或血管活性药物应用。最终入选 231 例 AKI 2 期(根据 KDIGO 标准)患者,随机分为 RRT 早期组和 RRT 延迟组,早期组在诊断 AKI 2 期后 8 h 内开始 RRT,延迟组在诊断 AKI 3 期后 12 h 内开始或随后出现绝对适应证(例如,高钾血症、少尿症、高镁血症,以及对利尿剂有抵抗的器官水肿)开始。结果显示,早期组中的所有患者均接受 RRT,延迟组中 91% 的患者接受 RRT。两组 RRT 起始时间的中位数为在 21 h(四分位间距,18 ~ 24 h)。早期 RRT 干预使 90 d 病死率绝对降低 15.4%(早期组 39.3% vs 延迟组54.7%;P=0.03)。和延迟组相比,早期组 RRT 的应用时间更短(9 d vs 25 d,P=0.04),住院时间缩短(51 d vs 82 d,P<0.001),且 2 种促炎介质(白介素-6、白介素-8)水平降低,而其他炎症介质无差异。

2020 年 7 月 16 日,历时 4 年之久的国际多中心随机对照研究 STARRT-AKI 正式发表在《新英格兰杂志》。该研究纳入合并 AKI 的危重病患者。患者被随机分为早期 RRT 策略组(患者满足①选标准 12 h 内开始 RRT)或标准策略组(不鼓励进行 RRT,除非出现传统的 RRT 适应证或 AKI 持续>72 h)。主要预后指标为 90 d 全因病死率。最终共有 3 019名患者接受随机分组,2 927 名(97%)患者纳入修订意向治疗分析(早期策略 1 465 名患者,标准策略组 1 462 名患者)。在这些患者中,早期策略组 1 418 名(96.8%)患者与标准策略组 903 名(61.8%)患者接受 RRT。至 90 d 时,早期策略组中 643 名(43.9%)患者及标准策略组中 639 名(43.7%)患者死亡[RR=1.00;95% CI(0.93,1.09);P=0.92)。在 90 d 存活患者中,早期策略组 814 名患者中的 85 名(10.4%)、标准策略组 814 名患者中的 85 名(10.4%)及标准策略组 814 名患者中的 49 名(6%),持续依赖 RRT[RR=1.74;95% CI(1.24,2.43)]。早期策略组 1503 名患者中 346 名(23.0%)患者及标准策略组中 1 489 名患者中的 245 名(16.5%)患者发生不变事件(P<0.001)。结果表明,对于合并 AKI 的危重病患者,与标准策略相比,早期 RRT 策略并不降低 90 d 死亡风险。

除此之外,另有荟萃分析、队列研究、小样本的随机对照研究等关于 AKI 患者 RRT 的时机问题进行探索,但因研究质量、发表偏倚、研究人群的异质性、AKI 分期标准的差异及 RRT 的不同"时间"策略,研究结论亦不统一[10-12]。

(二)思索与体会

ELAIN、AKIKI、IDEAL-ICU 研究是重症医学肾脏病学方面的重要成就。然而,因研究间的差异性致结果不一致,我们在将这些研究应用到临床实践中时应该考虑到以下几个问题。

第一,这几项研究样本量并不算大,可能不足以检测出不同 RRT 启动策略介导的病死率的差异。比如,ELAIN 研究基于估计的 90 d 病死率计算样本量,假设预期病死率绝对降低18%。虽显示早期RRT组病死率降低，但该研究的脆弱性指数很低，只有3(即早期组中3例死亡或延迟组死亡减少3例将导致无显著性结果)[13]，这意味着该结果可能不准确。

第二，各个研究采用“时间”策略并不相同。IDEAL-ICU研究采用RIFLE诊断标准，在诊断AKI的衰竭期的12 h内或者48 h分别作为早期组和延迟组。ELAIN研究和AKIKI研究虽然均采用KDIGO分期的诊断标准，但两者基于该标准的不同时期。ELAIN研究分别使用KDIGO 2期和KDIGO 3期作为早期RRT和延迟RRT的标准，而AKIKI研究应用KDIGO 3期为早期RRT的标准，延迟组当出现透析适应证时才行RRT。这些研究采用不同的“时间”分期标准，导致早期RRT和延迟RRT的时间并不一致，因此研究间的可比性有待考量。

第三，需考虑到患者肾功能自发恢复的可能性。IDEAL-ICU研究结果表明，过早开始可能会使肾功能可自发恢复的患者不必要地暴露于RRT。事实上，该研究延迟组中29%的患者因肾功能自发恢复不需RRT。而AKIKI研究中与之一致，延迟组中仅有51%的患者接受RRT。因此若患者无RRT的适应证，给患者肾功能自发恢复的时间，或许是可行的。

(三) 呼吁统一的预测标准[14]

目前，发表的研究采用的AKI分期标准各不相同，而若能有一个统一的、高度敏感性的分期标准，或许可降低研究间的异质性。早期识别AKI患者，对于评估肾损伤的严重程度，区分损伤的类型和病因，以及评估干预对肾脏恢复的影响有重要意义。近年来研究者们不断探索，已发现和验证了几种新的AKI生物标志物，可用于早期发现，鉴别诊断，并可进行风险分层(可分为进展性肾功能衰竭，需RRT或死亡)[15-17]。这些生物标志物包括呋噻米应激试验、NGAL、肾损伤分子1(KIM-1)、肝型脂肪酸结合蛋白、白细胞介素18(IL-18)、胰岛素样生长因子结合蛋白7、组织金属蛋白酶2抑制剂(TIMP-2)、尿血管紧张素原(AGT)和尿微RNA等。一些生物标志物甚至可以独立检测AKI进展[18]。这些新型标志物可与肌酐、尿量、GFR等传统标志物联合应用，共同在早期治疗、监测病情变化及评估疗效方面应用，或许能够更好地指导RRT的时机。

(四)正在进行的研究

一项正在进行的随机对照研究(STARRT-AKI研究，编号NCT02 568 722)，旨在招募2 866名AKI KDIGO 2期的重症患者，会进一步明确ICU中RRT起始的最佳时机，为临床实践提供更强有力的指导。

四、结论

由于研究设计、患者人群、AKI 分期标准和“时间”策略存在显著差异，现有的随机对照研究结果未得出一致性的结论，国内和国外指南目前亦未给出明确的推荐[19-20]。或许在当前 AKI 分期标准的基础上加上敏感的生物标志物共同作为评价标准，能更同质地评估早期与晚期 RRT 对患者预后的影响。期待大规模的研究进一步探究脓毒症合并 AKI 患者的 RRT 的启动时机问题。

（郑州大学第一附属医院，孙同文，余言午）

» 参考文献 «

[1] SCHNEIDER A G, BELLOMO R, BAGSHAW S M, et al. Choice of renal replacement therapy modality and dialysis dependence after acute kidney injury: a systematic review and meta-analysis[J]. Intensive Care Med, 2013, 39(6): 987-997.

[2] WALD R, BAGSHAW S M. The timing of renal replacement therapy initiation in acute kidney injury: is earlier truly better? [J]. Crit Care Med, 2014, 42(8): 1933-1934.

[3] SHIAO C C, WU P C, HUANG T M, et al. Long-term remote organ consequences following acute kidney injury[J]. Crit Care, 2015 Dec 28; 19: 438.

[4] SHINGAREV R, WILLE K, TOLWANI A. Management of complications in renal replacement therapy[J]. Semin Dial, 2011, 24(2): 164-168.

[5] BARBAR S D. Timing of renal-replacement therapy in patients with acute kidney injury and sepsis[J]. N Engl J Med, 2018, 379(15): 1431-1442. .

[6] BARBAR S D, BINQUET C, MONCHI M, et al. Impact on mortality of the timing of renal replacement therapy in patients with severe acute kidney injury in septic shock: the IDEAL-ICU study (initiation of dialysis early versus delayed in the intensive care unit): study protocol for a randomized controlled trial[J]. Trials, 2014 Jul 7; 15: 270.

[7] ZARBOCK A, KELLUM J A, SCHMIDT C, et al. Effect of early vs delayed initiation of renal replacement therapy on mortality in critically ill patients with acute kidney injury: the ELAIN randomized clinical trial[J]. JAMA, 2016, 315(20): 2190-2199.

[8] GAUDRY S, HAJAGE D, SCHORTGEN F, et al. Initiation strategies for renal-replacement therapy in the intensive care unit[J]. N Engl J Med, 2016, 375(2): 122-133.

[9] GAUDRY S, HAJAGE D, SCHORTGEN F, et al. Timing of renal support and outcome of septic shock and acute respiratory distress syndrome. a post hoc analysis of the AKIKI ran-

domized clinical trial[J]. Am J Respir Crit Care Med,2018,198(1):58-66.

[10]PARK J Y,AN J N,JHEE J H,et al. Early initiation of continuous renal replacement therapy improves survival of elderly patients with acute kidney injury:a multicenter prospective cohort study[J]. Crit Care,2016,20(1):260.

[11]WIERSTRA B T,KADRI S,ALOMAR S,et al. The impact of "early" versus "late" initiation of renal replacement therapy in critical care patients with acute kidney injury:a systematic review and evidence synthesis[J]. Crit Care,2016,20(1):122.

[12]WALD R,ADHIKARI N K,Smith O M,et al. Comparison of standard and accelerated initiation of renal replacement therapy in acute kidney injury[J]. Kidney Int,2015,88(4):897-904.

[13]BAGSHAW S M,WALD R. Strategies for the optimal timing to start renal replacement therapy in critically ill patients with acute kidney injury[J]. Kidney Int,2017,91(5):1022-1032.

[14]SHIAO C C,HUANG T M,Spapen H D,et al. Optimal timing of renal replacement therapy initiation in acute kidney injury:the elephant felt by the blindmen? [J]. Crit Care,2017,21(1):146.

[15]KASHANI K,CHEUNGPASITPORN W,RONCO C. Biomarkers of acute kidney injury:the pathway from discovery to clinical adoption[J]. Clin Chem Lab Med,2017,55(8):1074-1089.

[16]CRUZ D N,BAGSHAW S M,MAISEL A,et al. Use of biomarkers to assess prognosis and guide management of patients with acute kidney injury[J]. Contrib Nephrol,2013,182:45-64.

[17]LUMLERTGUL N,PEERAPORNRATANA S,TRAKARNVANICH T,et al. Early versus standard initiation of renal replacement therapy in furosemide stress test non-responsive acute kidney injury patients(the FST trial)[J]. Crit Care,2018,22(1):101.

[18]FERGUSON M A,VAIDYA V S,WAIKAR S S,et al. Urinary liver-type fatty acid-binding protein predicts adverse outcomes in acute kidney injury[J]. Kidney Int,2010,77(8):708-714.

[19]RHODES A,EVANS L E,ALHAZZANI W,et al. Surviving sepsis campaign:international guidelines for management of sepsis and septic shock:2016[J]. Crit Care Med,2017,45(3):486-552.

[20]中国医师协会急诊医师分会,中国研究型医院学会休克与脓毒症专业委员会. 中国脓毒症/脓毒性休克急诊治疗指南(2018)[J]. 中国急救医学,2018,38(9):741-756.

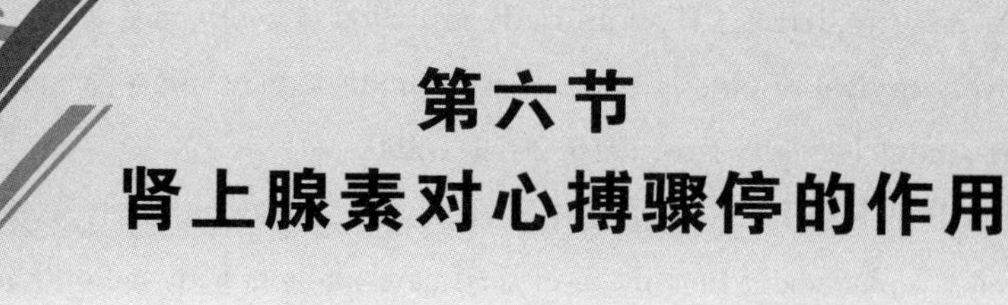

第六节 肾上腺素对心搏骤停的作用

现代心肺复苏技术虽然经过不断地提升改进,但总体心搏骤停救治成功率不高,其中院外首选心搏骤停患者病死率和致残率则高。2018 心肺复苏指南更新版[1]与 2015 版指南一致,仍然强调高质量心肺复苏(CPR)和除颤是提高心室颤动(ventricular fibrillation,VF)/多形性室性心动过速(pleomorphic ventricular tachycardia,PVT)患者生存率的唯一手段;同时指出尚未证明任何药物可以改善长期生存率或良好神经功能生存率。

用于心肺复苏的药物有多种,肾上腺素无疑是其中最重要的一员。作为心肺复苏应用最早并沿用至今的血管活性药物,目前它仍是现代心肺复苏中的首选药物;值得关注的是,近年来围绕心肺复苏使用肾上腺素对患者预后及神经功能恢复究竟产生何种影响,临床研究结果存在差异。故为降低心搏骤停患者的病死率和致残率,急诊医护人员往往首先进行 CPR 和电除颤,而非考虑选择何种药物治疗。

一、研究概况

2018 年,来自英国的 Perkins 等[2]在《新英格兰医学杂志》(The New England Journal of Medicine,NEJM)上公布了 PARAMEDIC2 试验结果,该实验目的在于探讨肾上腺素对院外心搏骤停患者的有效性和安全性。

研究设计为多中心、随机双盲安慰剂对照临床试验,由英国 5 家国家健康救护车机构(National Health Service Ambulance Services)共同参与研究,共纳入 8 014 例院外心搏骤停患者。患者在标准治疗基础上,随机给予非肠道肾上腺素(4 015 例)或盐水对照(3 999 例)。试验用药方案:预先准备 10 只预装药物的注射器,每一个注射器内含 1 mg 肾上腺素或 0.9% 盐水;每 3 ~5 min 通过静脉或骨内给予单个剂量的肾上腺素或盐水。主要观察终点事件为 30 d 生存率。

研究结果显示,接受院前肾上腺素急救的患者中,3.2% 在 30 d 时存活,盐水组患者 30 d 存活率为 2.4%;肾上腺素组和盐水组 30 d 生存率分别为 3.2% 和 2.4% [unadjusted

OR for survival, 1.39; 95% *CI*(1.06, 1.82); *P* = 0.02]。两组之间出院时神经功能良好比例无显著性差异，分别为2.2%和1.9%[unadjusted *OR*, 1.18; 95% *CI*(0.86, 1.61)]。但肾上腺素组较盐水组出院时严重神经功能受损改量RANKIN量表(modified Rankin Scale, mRS)评分4~5者更常见(31.0% vs 17.8%)。应该加以说明的是，研究者将严重神经功能损伤定义为改良Rankin评分4~5分，患者呈植物人状态，一直需要看护和注意，或者独立行走和视物。该研究的结论为：对于院外发生的成人心搏骤停患者，使用肾上腺素组患者30 d存活率高于对照组。但两组间神经功能预后良好的比例无显著性差异，并且肾上腺素组存活的患者往往遗留更严重的神经功能缺损。也即是与生理盐水相比，肾上腺素能多抢救不到1%的院外心搏骤停患者，但存活患者出现严重神经损伤的风险却增加了近一倍。

对于肾上腺素致严重脑损伤风险增加的可能机制，研究者分析可能的原因有：肾上腺素在复苏过程中增加大血管的血流量，但却减少小血管内血流，导致心脏血流恢复后损伤大脑；另外，与心脏相比，大脑对缺血缺氧更加敏感，在心脏尚能耐受的缺血缺氧范围内，大脑早已出现不可逆损伤。

二、研究的意义和局限

(一)研究的意义

与单纯30 d存活率相比，医护人员更加追求不伴神经损伤及无器官功能障碍的存活状态，视之为心肺复苏成功的终极标准。这项研究的作者之一J. Nolan表示，“该研究解答了复苏医学中长期以来的一个疑问。综合其他研究结果来看，我们要强调大众现场对心搏骤停反应的重要性。比起肾上腺素，大众更应学会如何识别心搏骤停、如何施行心肺复苏及如何使用除颤器进行治疗。”倡导针对院外心搏骤停早期现场急救，强调早期胸外按压和电除颤的重要复苏地位，这正是本研究的积极意义所在。

那么，究竟肾上腺素在心肺复苏中应用的前世今生如何？让我们一起回溯。

1. 肾上腺素在心肺复苏中的作用

须知心肺复苏胸外按压所产生的心排血量仅为正常的10%~20%，占正常冠状动脉血流量的5%及正常脑血流量的15%左右。故仅靠按压并不能保证心、脑等重要器官的血供需求。临床存在对按压以外的治疗措施包括药物的客观需求。

正常情况下机体内源性血管活性物质对心血管活动发挥调节作用，维持心血管正常生理功能。心搏骤停后内源性血管活性收缩物质释放不足，机体失去自身血管调节作用；此时借助应用外源性血管活性药物可以降低远端大动脉血流量，增高主动脉舒张压，从而提高冠状动脉灌注压。肾上腺素作为非选择性肾上腺素能受体激动剂，作用于β_1、β_2和α_1受体。它在心搏骤停中的主要应用机制为激动心脏β_1受体，增强心肌收缩力，心率增快，增加心排血量；作用于冠状动脉上的β受体，引起冠状动脉舒张。激动α受体，增加循环和心血管灌注压力，减少血管扩张。

早在1894年，英国内科医生G. Oliver和生理学家E. Schafer在动物实验中首次证明肾上腺髓质提取物有提高心率和血压的作用，该发现以*The Physiological Effects of Extracts Of The Suprarenal Capsules*为题，发表在次年的*Journal of Physiology*杂志。1906年George Crile首次将肾上腺素应用于患者心肺复苏，发现可继续患者舒张压在30～40 mmHg水平，保证了心肌有效灌注。1963年J. S. Redding等通过动物心肺复苏实验发现：单用肾上腺素或者肾上腺素与β受体阻滞剂联用均可以获得100%的成功复苏率；而将α受体阻滞剂与肾上腺素联合使用则仅有27%成功率。动物和临床研究为肾上腺素用于临床心肺复苏奠定基础。

2. 肾上腺素对心搏骤停患者神经功能的作用及影响因素

（1）肾上腺素对心搏骤停患者神经功能的作用　大量基础与临床研究均证实肾上腺素能增加自主循环恢复（ROSC）率，复苏的短期临床效果显著，这种效果通过增加脑血流灌注，理论上可以改善神经功能。心肺复苏时，肾上腺素增加心、脑血供的作用主要是通过兴奋α受体。Brown等[3]通过脑的区域血流测定，证实与去氧肾上腺素相比，肾上腺素导致的脑血流增幅更大。但是，肾上腺素使院外心搏骤停患者最终获益这一观点，仍不断受到质疑。2011年*Resuscitation*杂志发表的一项随机、双盲、安慰剂对照研究提示，与安慰剂相比，尽管肾上腺素能提高心搏骤停患者院前ROSC率，但未能改善院内生存率[4]。2014年发表在*JACC*上的一项法国队列研究表明，院前现场急救存活的心搏骤停患者，在经急救时给予肾上腺素的患者总体上住院期间神经结局较差（脑损伤较重），且呈一定量效关系[5]。另一项动物研究也表明，使用肾上腺素短期可改善生理参数，但最终导致复苏后心、肺、脑的功能异常，与临床发现的神经系统及心功能情况受损一致[6]。

综上似乎可以推论，肾上腺素的短暂获益是建立在持久的器官损害基础之上。那么肾上腺素能否真正意义地提高生存率或改善预后？

（2）心肺复苏使用肾上腺素的临床具体问题及可能影响因素　指南推荐对于不可电击心率尽早使用肾上腺素可增加ROSC，提高出院存活率和神经功能完好存活率。但临床上肾上腺素使用剂量和时间存在很大差异。

首先，肾上腺素最佳给药时机一直存在争议。目前已有多项针对患者存活情况与肾上腺素给药时间关联性的临床研究。2014年Donnino等[7]通过对25 095例初始为不可除颤心律的院内心搏骤停成年患者的观察研究，结果发现使用第一剂肾上腺素的中位时间为 3 min(四分位间距 1 ~5 min),随着肾上腺素间隔时间的增加,患者的出院存活率和神经系统预后均逐步下降。相反地,Andersen 等[8] 在 2015 年的一项注册研究结果表明,在初次除颤 2 min 内给予肾上腺素的患者,可能导致生存率下降。早期使用肾上腺素还与 ROSC 率的降低及器官功能的良好结局减少相关。提示除了颅脑和冠状动脉微循环血流减少外,在心搏骤停的前几分钟内过早给予肾上腺素所引起的心肌需氧量增加可能是有害的。2016 年日本一项观察性研究,根据肾上腺素不同的给药时间,将 20 420 名应用肾上腺素的院外心搏骤停患者分成 4 组:早期肾上腺素组(5 ~18 min),中期肾上腺素组(19 ~23 min),晚期肾上腺素组(24 ~29 min)和极晚期肾上腺素组(30 ~62 min)。结果表明与晚期肾上腺素组相比,早期肾上腺素组患者的 CPC 1 ~2 级恢复率最高,而极晚期肾上腺素组患者的神经系统结局最差[9]。一项包含 11 876 例有旁观者的心源性 OHCA 患者的荟萃分析显示,在 OHCA 发生后 20 min 内给予肾上腺素的患者 CPC 1 ~2 分的比例最高,超过 21 min 后使用剂量≥3 次则对预后的影响差异无统计学意义[10];另一项荟萃分析显示,当 CPR 进行 8 ~16 min 时,如果能尽快给予肾上腺素,患者 1 个月后的 CPC 1 ~2 分比例升高[11]。这些研究结果虽与认为肾上腺素加重神经系统损伤的观点相反,但需注意这些观察性研究中未评估心脏按压的质量、患者潜在疾病的情况等。

其次,肾上腺素剂量问题。目前指南推荐用于心搏骤停复苏的肾上腺素标准用量为 1 mg,每间隔 3 ~ 5 min 静脉注射。该剂量与 20 世纪 60 年代 Redding J S 和 Pearson J W[12] 的动物实验设计有关。当时他们使用的剂量是 0.5 ~1 mg。以至于 1973 年美国心脏学会制定的第一个心肺复苏指南沿用这一剂量。选择该剂量抢救麻醉和术中心搏骤停患者,同期也见于 Redding J S 和 Pearson J W 的临床复苏成功病例报道。随着肾上腺素在心肺复苏中的广泛应用与深入研究,所谓标准剂量的合理性开始受到质疑,其实在 Redding J S 和 Pearson J W 提出推荐 1 mg 肾上腺素剂量之前,就已有其他学者于 1958 年在 *JAMA* 杂志上发表论文推荐应用 5 mg 的剂量。

20 世纪 80 年代,陆续出现国内外学者应用大剂量肾上腺素进行心肺复苏成功的临床研究报道,引起更多当标准剂量无效时使用大剂量肾上腺素的临床应用实践。至 1992 年,心肺复苏指南在推荐首先使用肾上腺素 1 mg 标准剂量,同时给出大剂量的建议,以递增剂量(1 mg、3 mg、5 mg 等)或者采用中间剂量 5 mg,或依照体重标准的大剂量(0.1 mg/kg)。

大剂量肾上腺素增加复苏成功率的可能机制在于,心搏骤停后随着组织缺氧的延长,导致肾上腺素能受体功能恶化,敏感性降低,因此需要更大剂量的肾上腺素才能激活。然而,大剂量肾上腺素虽可提高心肺复苏的 ROSC 率,但并不能明确提高心肺复苏患者的存活率及降低中枢神经系统损害的发生率。Ian 等[13] 对发生在院内及院外的心搏骤停患者使用大剂量肾上腺素(7 mg),与传统剂量 1 mg 相比,患者生存率和神经功能均无明显改善。

再次，肾上腺素给药间隔时间问题。肾上腺素对心律、血压及主动脉舒张压的峰值作用时间为静脉注射后的 1.5～2 min，通常半衰期小于 5 min。依据早期有关肾上腺素动物实验结果，采取每间隔 3～5 min 给药，该间隔时间一直沿用至今。

一项系统评价研究结果显示，将肾上腺素平均给药间隔定义为初始肾上腺素给药时间和复苏终点之间的时间除以初次给药后接受肾上腺素总剂量，与平均给药间隔 4～5 min 相比，给药间隔越长的患者出院存活率越高[14]。2017 年 Hoyme 等[15]通过分析 1 630例院内心搏骤停儿童，将平均给药间隔分为 1～5 min、5～8 min 和 8～10 min 组。结果显示，与 1～5 min 给药间隔相比，5～8 min 和 8～10 min 给药间隔组的出院存活率更高，分别为 1～5 min 给药间隔组的 1.81 和 2.64 倍。

从临床观察结果来看，肾上腺素的给药间隔既不能太早也不能太晚，但这也仅限于观察性研究，证据级别尚不够高，有待于更进一步的动物实验与临床研究结果。肾上腺素的不同剂量和给药时间以及间隔对预后的影响，与预后的关系，以及是否可减轻神经系统损伤等问题，尤其是针对 OHCA 患者，仍需进行大样本随机对照研究。

最后，给药途径问题。20 世纪 60 年代，肾上腺素直接心腔内给药方法曾风靡一时，认为直接，并且起效快。但到 20 世纪 70 年代这一方法逐渐受到质疑，原因在于左心室穿刺的成功率不高，动物和临床资料统计成功率不到 30%，尸检结果显示准确穿中左心室成功率仅有 10%；且心脏穿刺的并发症多，并发症严重。此外，在心肺复苏期间行心腔穿刺，不得不中断心肺复苏而影响复苏效果，故该给药途径早已废弃不用。

目前首选静脉给药途径。中心静脉口径粗、流量大、流速快，注入药物可以尽快达到心脏，在时效和药效上可以等同于心内给药，是理想的给药途径。如果选用外周静脉，应避免使用下肢静脉。因为，心搏骤停实施胸外按压的过程中，胸外按压出的血优先流向头臂血管，而股动脉和股静脉之间的压力差几乎为零，下肢给药很难回到中央循环。极端情况下无法建立静脉通路（如严重创伤、大面积烧伤），以及儿童，可以选择气管内给药。气管内给药需建立人工气道，或未建立人工气道并因故无法迅速建立，可行环甲膜穿刺气管内给药。

(二)研究的局限性

正如该文章作者自己总结，研究存在以下局限性。①首剂肾上腺素用量不同。②给予首剂肾上腺素的时间不同。③尽管两组患者心搏骤停发生前的神经功能损伤不严重，不至于导致两组之间无可比性，但毕竟两组患者神经功能的基线水平无从了解。④仅不足 5% 的入组患者有最初 5 min 心肺复苏质量的相关信息，余研究对象均不明晰，故不良预后不能排除患者对初始复苏（包括 CPR 和电除颤）反应性差。

此外，肾上腺素的药理作用受到包括全身血管收缩、组织低灌注、代谢紊乱及氧化应激等多种因素影响。并且临床使用方法各异，给预后观察带来不一致的影响。

(三)对进一步临床研究的启示

既往试验将标准剂量肾上腺素(1 mg)对比高剂量肾上腺素(5~10 mg),对比肾上腺素和加压素,对比安慰剂,均未发现较好改善预后的证据。针对临床试验所关注肾上腺素的最佳剂量、时机等问题需要进行更大的前瞻性临床试验。为此国际 Liaison 复苏委员会(由 7 家大型组织机构组成)呼吁进行心搏骤停的安慰剂-对照试验,以探讨肾上腺素的安全性和有效性。

综上,肾上腺素可能对心搏骤停救治有效,其作用于 α 受体引起小动脉收缩,增加 CPR 期间大动脉舒张压,从而增加冠状动脉血流量和增加恢复自主循环的机会。但是,其对心脏也有不良作用,比如通过 β 肾上腺素能兴奋引起心脏节律失常,增加心肌对氧的需求,以及增加再发心搏骤停的风险。故探讨肾上腺素治疗究竟是不是弊大于利,关注肾上腺素诱发心律失常,增加心肌氧耗不失为好的切入点。

超过 50 万例患者的观察性研究发现使用肾上腺素者 ROSC 率更高,但是会加重神经功能。因为受到相互矛盾结果限制及混淆因素的影响,对这些发现的机理解释较困难。只有设计合理的临床试验才能真正解答这个至关重要的问题。同时也告诫我们,只有敢于挑战传统观点和现行疗法,才能进一步改善患者预后。此外,未来需要比 ROSC 率更好的指标来判断复苏的长期效果及总体改善状况。

(安徽医科大学第一附属医院,张泓)

参考文献

[1] SOAR J,DONNINOM W,MACONOCHIE I,et al. 2018 international consensus on cardiopulmonary resuscitation and emergency cardiovascular care science with treatment recommendations summary[J]. Circulation,2018 Dec 4;138(23):e714-e730.

[2] PERKINS G D,JI C,DEAKIN C D,et al. A randomized trial of epinephrine in out-of-hospital cardiac arrest[J]. N Engl J Med,2018 Ang 23;379(8):711-721.

[3] BROWN C G,ROBINSON L A,JENKINS J,et,al. The effect of norepinephrine versus epinephrine on regional cerebral blood flow during cardiopulmonary resuscitation[J]. The American Journal of Emergency Medicine,1989,7(3):278-282.

[4] JACOBS I G,FINN J C,JELINEK G A,et al. Effect of adrenaline on survival in out-of-hospital cardiac arrest:a randomised double-blind placebo-controlled trial[J]. Resuscitation,2011,82(9):1138-1143.

[5] DUMAS F,BOUGOUIN W,GERI G,et al. Is epinephrine during cardiac arrest associated

with worse outcomes in resuscitated patients? [J]. J Am Coll Cardiol,2014,64(22):2360-2367.

[6] CHARLES G B,HOWARD A W,ERIC A D,et al. The effects of graded doses of epinephrine on regional myocardial blood flow during cardiopulmonary resuscitation in swine[J]. Circulation,1987,75(2):491-497,

[7] DONNINO M W,SALCICCIOLI J D,HOWELL M D,et,al. Time to administration of epinephrine and outcome after in-hospital cardiac arrest with non-shockable rhythms:retrospective analysis of large in-hospital data registry[J]. BMJ,2014,348(3):g3028.

[8] ANDERSEN L W,BERG K M,SAINDON B Z,et al. Time to Epinephrine and survival after pediatric in-hospital cardiac arrest[J]. JAMA,2015,314(8):802-810.

[9] FUKUDA T,OHASHI-FUKUDA N,MATSUBARA T,et al. Effect of prehospital epinephrine on out-of-hospital cardiac arrest:a report from the national out-of-hospital cardiac arrest data registry in Japan,2011-2012[J]. Eur J Clin Pharmacol,2016,72(10):1255-1264.

[10] SAGISAKA R,TANAKA H,TAKYU H,et al. Effects of repeated epinephrine administration and administer timing on witnessed out-of-hospital cardiac arrest patients[J]. Am J Emerg Med,2017,35(10):1462-1468.

[11] UETA H,TANAKA H,TANAKA S,et al. Quick epinephrine administration induces favorable neurological outcomes in out-of-hospital cardiac arrest patients[J]. Am J Emerg Med,2017,35(5):676-680.

[12] PEARSON J W, REDDING J S. Epinephrine in cardiac resuscitation[J]. Am Heart J,1963 Aug;66:210-214.

[13] STIELLI G,HEBERT P C,BRIAN N,et al. High-dose epinephrine in adult cardiac arrest[J]. N Engl J Med,1992 Oct 8;327(15):1045-1050.

[14] DUMAS F,BOUGOUIN W,GERI G,et al. Is epinephrine during cardiac arrest associated with worse outcomes in resuscitated patients? [J]. J Am Coll Cardio,2014 Dec 9;64(22):2360-2367.

[15] HOYME D B,PATEL S S,SAMSON R A,et,al. Epinephrine dosing interval and survival outcomes during pediatric in-hospital cardiac arrest[J]. Resuscitation,2017,117(8):18-23.

第四章 脓毒症

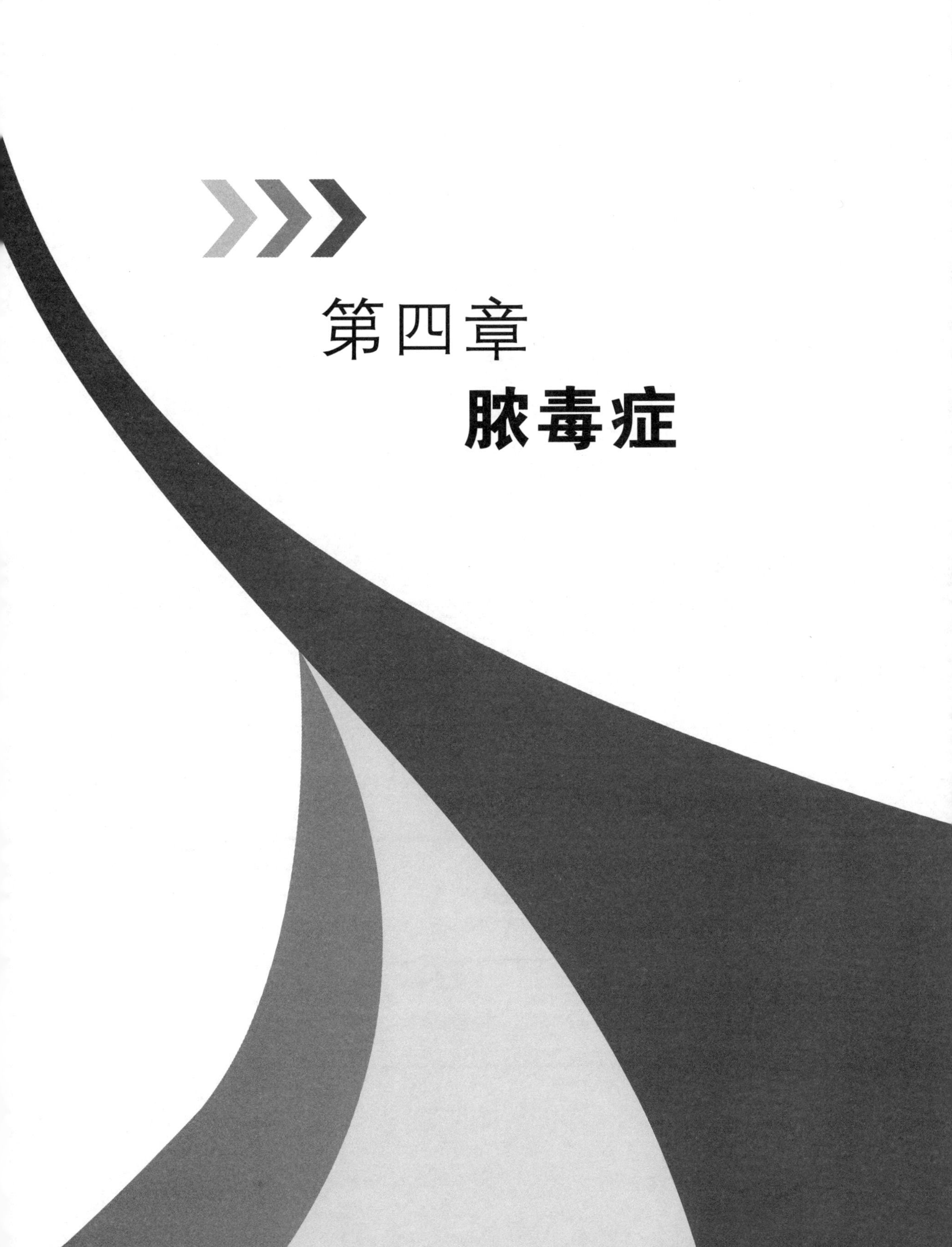

第一节
脓毒症与脓毒性休克的研究重点

脓毒症是一种由宿主对感染的反应失调引起的危及生命的器官功能障碍,影响着全世界数百万人,是世界重大死亡原因之一[1]。"拯救脓毒症运动(surviving sepsis campaign,SSC)"在过去17年中发布了五套指南,最新的指南发布于2021年[2,3]。然而,2021年拯救脓毒症指南仍然存在数据空白,导致脓毒症管理的许多要素不够明确。鉴于脓毒症广泛领域内研究的可能性几乎是无限的,为了确定脓毒症领域的研究重点,拯救脓毒症运动创建了一个研究委员会,明确负责制定与脓毒症相关的研究重点条目[4]。

一、脓毒症和脓毒症休克六大临床研究重点概况与现有循证证据

研究委员会共提出了26个研究问题(表4-1),并认为每一个都是重要的,但工作委员会认为,列出除基础/转化科学外的最重要的重点条目较为恰当。因此,由全体委员的表决产生了六项最重要研究项目的条目,主要分布在感染、液体和血管活性药物、辅助治疗、评分/识别和ICU后的管理。下面我们主要介绍此6项重点研究条目的概况。

表4-1 脓毒症和脓毒性休克的研究重点条目

所属项目	具体条目
感染	经验性抗生素联合治疗可以用于脓毒症或脓毒性休克的治疗吗?
	优化抗菌药物的药代动力学和药效动力学对脓毒症患者的预后有影响吗?
	获得性免疫抑制患者在病毒再激活时是否需要进行抗病毒治疗?
	在临床实践中应实施快速诊断试验吗?
液体和升压药血管活性药物	容量复苏的理想终点是什么? 应如何滴定容量复苏?
	脓毒症复苏的最佳液体是什么?
	升压药物的选择、剂量滴定和升级的最佳方法是什么?

续表 4-1

所属项目	具体条目
辅助治疗	目标化/个体化/精准化医疗能否确定哪些治疗何时适用于哪些患者?
	确定“血液净化”治疗的有效性,如内毒素吸附、细胞因子吸附和血浆置换
	何为理想的营养支持方法(包括途径、时机及营养支持的成分)?是否会因血流动力学状态而异?
	肺保护性通气对于无 ARDS 的脓毒症患者有何作用?
评分/识别	哪些信息可识别器官功能障碍?
	如何在各种情况下筛查脓毒症?
	如何识别脓毒性休克?
	哪些院内临床信息影响脓毒症患者的重要预后?
管理/流行病学	实施脓毒症治疗的最佳模式是什么?
	脓毒症易感性和治疗反应性的流行病学因素是什么?
	可以根据生物标志物组对脓毒症进行危险分层吗?
ICU 后的管理	脓毒症导致的远期归因发病率和病死率是多少?
	脓毒症远期发病率及病死率的预测因子有哪些?
	是否存在可能影响远期预后的潜在院内干预措施?
	是否存在可以改善预后的出院后干预措施?
基础/转化科学	脓毒症诱导的细胞和亚细胞功能障碍的机制是什么?
	脓毒症如何改变生物能量和代谢(增强和减弱)?
	脓毒症(及治疗脓毒症的方法)如何改变宿主微生物群的表型和相互作用?微生物群的改变影响预后吗?
	脓毒症细胞和器官系统恢复的启动、维持和终止的机制是什么?

(一)经验性抗生素联合治疗可以用于脓毒症或脓毒性休克的治疗吗

早期充分的抗生素治疗与降低脓毒症患者的病死率相关[5]。联合治疗在此定义为针对一种病原体同时使用两种不同种类(通常为不同作用机制)的抗生素。使用联合治疗可能的两种原因为加快病原体的清除及在抗生素耐药性普遍存在的情况下,确保病原体对所用抗生素敏感。联合治疗必须要和扩大抗菌谱的抗生素治疗(如一种抗革兰氏阳性菌药物、一种抗革兰氏阴性菌药物、一种抗真菌药物)区别开来。已有研究通过倾向性匹配分析和 Meta 分析方法,检验了联合治疗用于加快病原体清除的疗效[6]。这些结果显示,死亡风险大于 25% 的患者存活率得到了提高,但死亡风险较低(<15%)的患者却

有病死率增加的可能性。但是对于菌血症、没有休克的脓毒症和脓毒性休克的抗生素联合治疗,不同的研究间存在显著的矛盾。

(二)容量复苏的理想终点是什么,应如何滴定容量复苏

给予静脉输液来改善循环、灌注和氧输送是治疗脓毒症的基本原则。然而,应平衡给予液体的潜在获益和液体累积带来的潜在危害,如肺水肿、腹腔间隔室综合征和组织水肿。拯救脓毒症运动目前推荐对脓毒症引起的低灌注患者,在最初 3 h 内至少静脉输注 30 mL/kg 晶体液进行复苏,但其依据不明。一项纳入了近 5 000 名患者的研究显示,更快地完成 3 h 集束化处理及快速应用抗生素治疗与改善预后有关,延长初始液体输注的时间不改变病死率。另外,早期目标导向治疗的观察性及随机研究均显示,液体输注量与生存差异无关。同时,在发展中国家的脓毒症(大部分为 HIV 感染者)和低血压的患者中,与常规治疗相比,接受早期复苏方案(包括静脉输液、升压药物、输血和有创监测)与病死率升高有关[7]。

(三)在临床实践中应实施快速诊断试验吗

脓毒症是一种时间敏感性疾病,诊断或治疗的延迟都会导致病死率增加。然而,脓毒症的诊断依赖于临床医师,很多脓毒症患者都没有阳性的培养结果,或者标本送达实验室到取得阳性结果存在时间延迟。另外,无法快速诊断感染、确定感染何时清除可能会导致广谱抗生素的过度使用。尽管在治疗脓毒症患者的技术方面取得了进展,但在近几十年中,用于鉴别感染的培养技术并没有获得重大的进展。

(四)目标化/个体化/精准化医疗能否确定哪些治疗何时适用于哪些患者

脓毒症的病理生理学是一个复杂的动态过程,它源于宿主对感染的反应,且因遗传易感性、免疫状态、年龄和宿主自身伴发的疾病、病原体类型及感染严重程度等不同而变化。组学方面的新进展(基因组学、表观基因组学、转录组学、蛋白质组学、代谢组学、药物基因组学、微生物组学)可能会通过对个体状态的分析彻底改变治疗[8]。

(五)哪些信息可识别器官功能障碍

目前用临床指标来构建脓毒症的预测模型在区分脓毒症和其他疾病中的能力有限,并且都是基于病死率和住院时间等,其本身可能会因主观临床决策而有偏倚。在脓毒症3.0定义中,序贯器官衰竭评分(SOFA)及快速 SOFA(qSOFA)都是用临床数据来体现器官功能障碍的评分系统[9]。这些临床模型构建都是基于容易获取且与预后有关的客观指标值,该预后可能是临床决策(即转出 ICU 或撤离生命支持治疗的决策)的结

果[10]。但对与这些预后相关的各器官系统功能障碍病理生理学的了解相对较少。

(六)脓毒症远期发病率及病死率的预测因子有哪些

脓毒症与脓毒症后具体发病率的因果关系尚未得到充分的认识。诸如生活质量之类的综合结果由于可靠性差,可能会削弱衡量特定预后或机制关联的效能[11]。目前尚不清楚在现有支持技术下疾病的短期负担与远期负担的相关程度。另外,很多研究并不区分存活者中预后相关的预测因子和机制相关的预测因子,而这造成了选择偏倚,脓毒症导致远期发病率及病死率的程度的相关证据大都级别很低,限制了不同组别之间因果关系的评估[12-14]。

二、脓毒症和脓毒症休克六大临床研究重点问题未来研究方向

(一)经验性抗生素联合治疗可以用于脓毒症或脓毒性休克的治疗吗

未来研究应进行随机对照试验解决抗生素联合治疗是否有利于加快病原体清除的问题。同时确定联合治疗是否有益于确保一种病原体对处方抗生素敏感,而不是用于清除病原体相关的协同目的。由于并非所有组合都具有相同疗效,因此应对不同抗生素组合进行试验以确定是否有些组合比其他组合或单药疗法更有效。重要的是要注意研究结果,可能因各地的抗生素耐药情况而有所不同,因此必须在不同的地方进行研究。

(二)容量复苏的理想终点是什么?应如何滴定容量复苏

虽然液体复苏的临床研究已取得很大进展,但仍有一些不确定的核心问题亟待解决,例如液体复苏是否存在理想的临床参数和终点;应如何滴定容量复苏;初始液体输注的最佳剂量是多少;在条件有限情况下,应如何改良液体复苏方法?传统 30 mL/kg 初始液体量是十多年前提出的,它规定了一种“普遍适用”的初始补液策略。但理想的方法将是根据患者个体需求制订个体化方案。后续的液体管理甚至更加复杂,有必要确定液体反应性的最佳指标,它直接影响临床医师的决策,即进一步补液是否有益,患者是否可能对液体有积极反应,以及该如何滴定治疗(输注多少液体、补液速度、何时停止)。上述都需要进行随机对照试验,以确定是否可以更精确地确定对于特定患者单次给予的液体量。

(三)在临床实践中应实施快速诊断试验吗

今后的研究应评估现有的快速诊断试验是否有助于诊断,以及是否应在临床实践中

实施。需要研究确定哪些技术或方法更好或者是否需要进一步优化。重要的是,我们需要验证快速诊断试验在抗生素管理中的作用(何时开始,覆盖哪些病原体,何时降阶梯,何时停药)。同时评估免疫系统和实施快速诊断试验可能有助于病原体的识别也有助于识别宿主对感染的反应失调。

(四)目标化/个体化/精准化医疗能否确定哪些治疗何时适用于哪些患者

脓毒症精准医疗的第一步是可以明确其临床和生物异质性。未来患者快速免疫表型检测方法的发展或许使针对性治疗及治疗反应的监测变为可能。进而,用于了解个体反应的组学和大数据与计算机建模应用相结合,有可能彻底改变脓毒症的治疗。

(五)哪些信息可识别器官功能障碍

未来的研究可能需要将器官功能障碍的动物模型或人类器官功能的特异性标志物进行转换。例如心肌室壁运动成像、肾小管离子泵功能、肝脏的合成途径、宿主免疫状态的实时评估、组织病理学及组学相关表达模式等。短期转化目标是将功能发现与现有临床标志物相关联。理想情况下,每个器官的金标准将与可获得的临床发现(实验室、影像学、功能评估)相关联,然后将其与临床预后相关联。长远地看,目前不存在或只存在于研究领域的器官功能障碍标志物,在理想情况下将使器官功能障碍的诊断更加机械化和精确。

(六)脓毒症远期发病率及病死率的预测因子有哪些

未来需要更多的研究来评估脓毒症的归因病死率,评估疾病前变化过程、混杂因素及在资源充沛和资源有限环境中的适当对照组。利用间接测量的方法,如既往住院情况、个人设备(如智能手机、健康追踪器或委托报告)记录的活动等描述脓毒症前疾病和发病过程是很必要的。应用先进匹配技术来区分脓毒症亚组和有脓毒症风险的其他疾病患者和危重患者的研究也是必要的。

三、脓毒症和脓毒性休克研究方案确立的启示和展望

(一)确定脓毒症和脓毒性休克临床研究重点方向的意义

首先脓毒症临床研究重点内容提出都是基于临床问题,有循证依据和现状分析,并且在全球范围内存在一定程度专家共识,而且多个国际团队正在积极开展研究重点相关工作。其次重点研究内容比较全面,囊括了从评分、感染治疗、液体和血管活性药物、辅

助治疗和ICU后处理各个方面,也是迫切需要解决,并且最有可能改善脓毒症患者预后的问题。我国有巨大的患者数据库资源,如果把握国际研究趋势,有可能在拯救脓毒症运动中做出成绩。

(二)全方位覆盖的脓毒症和脓毒性休克研究方向

除了六大临床重点问题外,我们看到脓毒症和脓毒性休克研究重点条目范围非常广泛,甚至还包含了在过去研究中很少涉及的主题,例如ICU后管理主题。并且每部分都从现有认识、对证据的理解和实践的差距、未来研究方向三方面进行论述,很全面地概述了每一个条目的现状、问题和研究趋势。例如对于是否存在可能影响远期预后的院内干预措施和改善预后的出院后干预措施问题的提出。目前缺乏高质量研究来评估这些问题,尤其是普遍缺乏将院内干预措施和远期预后联系起来的具体证据,低-中等收入国家的数据更是匮乏。但是改善远期生活质量和远期脓毒症病死率是脓毒症未来重点需要关注的内容。在未来判定院内干预措施持久的影响及评估康复门诊对脓毒症患者的康复和远期随访影响都值得研究。

(三)脓毒症和脓毒性休克基础和转化医学研究重点需要关注

基础病理生理机制及转化研究重点是脓毒症和脓毒性休克可能取得突破性进展的根基。脓毒症时几乎所有器官中的单一类型细胞功能障碍都可能导致细胞和器官特异性功能障碍[15]。例如,存在于所有组织中的内皮细胞在脓毒症期间活跃地产生炎症介质和凝血中间体,促进脓毒症诱导的血管功能障碍和渗漏。脓毒症诱导的细胞和亚细胞功能障碍的机制是什么?内皮细胞功能障碍是否会导致其他器官系统功能障碍?触发这些细胞变化的机制是什么?组织低灌注的相互作用又是怎样的?脓毒症患者倾向于出现高血糖,脂肪酸的氧化也可能受到损害,表现为血清脂蛋白、游离脂肪酸和甘油三酯水平的升高。同时,在脓毒症中大多数激素的水平和活性均有异常。脓毒症是如何改变生物能量和代谢?能量学变化存在于所有细胞中,还是只存在于特定类型的细胞中?影响能量学的改变仅存在于线粒体中,还是有其他亚细胞结构的改变?代谢途径是否会影响炎症反应呢?脓毒症(及治疗脓毒症的方法)如何改变宿主微生物群的表型和相互作用?微生物群的改变影响预后吗?脓毒症细胞和器官系统恢复的启动、维持和终止的机制是什么?这些问题的提出、重视和解决将会为脓毒症病理生理机制改变提出新的认识和想法,从而可能转化为临床治疗方案的革新[16-17]。

综上所述,尽管在过去20年里人们对脓毒症的认识显著提高,但脓毒症患者病死率仍然很高。努力将最佳实践转化到床旁毫无疑问会产生更好的预后结果。但是即使遵循了所有最佳实践声明,在许多问题上依然存在知识空白。对成人脓毒症领域研究重点的最大限度包容性观察和重视执行，希望可以成为脓毒症领域研究的催化剂，为脓毒症和脓毒性休克治疗提供有益指导。

（中南大学湘雅医院，任星姝，张丽娜）

» 参考文献 «

[1] M. Singer, C. S. Deutschman, C. W. Seymour, et al. The Third International Consensus Definitions for Sepsis and Septic Shock (Sepsis-3) [J]. JAMA 2016; 315(8):801-10.

[2] L. Evans, A. Rhodes, W. Alhazzani, et al. Surviving sepsis campaign: international guidelines for management of sepsis and septic shock 2021 [J]. Intensive Care Medicine 2021;

[3] M. M. Levy, A. Rhodes, G. S. Phillips, et al. Surviving Sepsis Campaign: association between performance metrics and outcomes in a 7.5-year study [J]. Crit Care Med 2015; 43(1):3-12.

[4] C. M. Coopersmith, D. De Backer, C. S. Deutschman, et al. Surviving sepsis campaign: research priorities for sepsis and septic shock [J]. Intensive Care Med 2018; 44(9):1400-1426.

[5] A. Kumar, D. Roberts, K. E. Wood, et al. Duration of hypotension before initiation of effectiveantimicrobial therapy is the critical determinant of survival in human septic shock [J]. Crit Care Med 2006; 34(6):1589-96.

[6] M. Paul, A. Lador, S. Grozinsky-Glasberg, et al. Beta lactam antibiotic monotherapy versus beta lactam-aminoglycoside antibiotic combination therapy for sepsis [J]. Cochrane Database Syst Rev 2014; 1):CD003344.

[7] B. Andrews, M. W. Semler, L. Muchemwa, et al. Effect of an Early Resuscitation Protocol on In-hospital Mortality Among Adults With Sepsis and Hypotension: A Randomized Clinical Trial [J]. JAMA 2017; 318(13):1233-1240.

[8] H. R. Wong, N. Z. Cvijanovich, N. Anas, et al. Developing a clinically feasible personalized medicine approach to pediatric septic shock [J]. Am J Respir Crit Care Med 2015; 191(3):309-15.

[9] F. L. Ferreira, D. P. Bota, A. Bross, et al. Serial evaluation of the SOFA score to predict outcome in critically ill patients [J]. JAMA 2001; 286(14):1754-8.

[10] Y. Freund, N. Lemachatti, E. Krastinova, et al. Prognostic Accuracy of Sepsis-3 Criteria for In-Hospital Mortality Among Patients With Suspected Infection Presenting to the

Emergency Department [J]. JAMA 2017; 317(3):301-308.

[11] B. H. Cuthbertson, A. Elders, S. Hall, et al. Mortality and quality of life in the five years after severe sepsis [J]. Crit Care 2013; 17(2):R70.

[12] A. Linder, D. Guh, J. H. Boyd, et al. Long-term (10-year) mortality of younger previously healthy patients with severe sepsis/septic shock is worse than that of patients with nonseptic critical illness and of the general population [J]. Crit Care Med 2014; 42(10):2211-8.

[13] M. Shankar-Hari, M. Ambler, V. Mahalingasivam, et al. Evidence for a causal link between sepsis and long-term mortality: a systematic review of epidemiologic studies [J]. Crit Care 2016; 20(101.

[14] B. C. Norman, C. R. Cooke, E. W. Ely, et al. Sepsis-Associated 30-Day Risk-Standardized Readmissions: Analysis of a Nationwide Medicare Sample [J]. Crit Care Med 2017; 45(7):1130-1137.

[15] C. Ingels, J. Gunst and G. Van den Berghe. Endocrine and Metabolic Alterations in Sepsis and Implications for Treatment [J]. Crit Care Clin 2018; 34(1):81-96.

[16] A. Perner, A. C. Gordon, D. C. Angus, et al. The intensive care medicine research agenda on septic shock [J]. Intensive Care Med 2017; 43(9):1294-1305.

[17] J. Cohen, J. L. Vincent, N. K. Adhikari, et al. Sepsis: a roadmap for future research [J]. Lancet Infect Dis 2015; 15(5):581-614.

 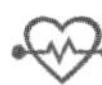

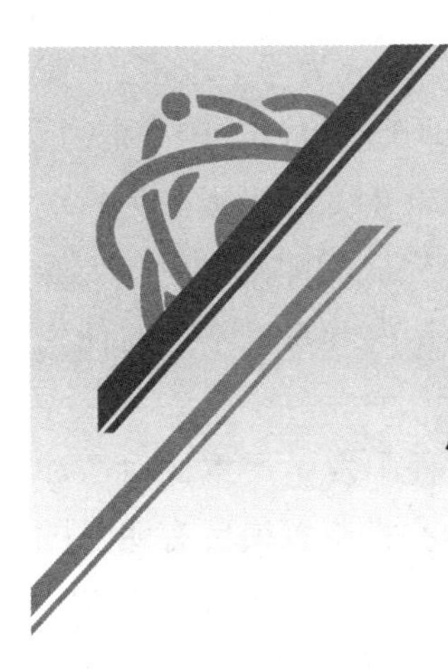

第二节 早期血浆置换治疗脓毒性休克的研究进展

近年来，随着对脓毒症病理生理机制的深入研究，目前取得比较公认的机制是宿主免疫反应失衡和凝血系统功能紊乱导致的机体器官功能衰竭。在临床治疗方面，除了2018年“拯救脓毒症运动”(surviving sepsis campaign，SSC)更新的“脓毒症1小时集束化治疗(1 h Bundle)”核心治疗策略之外[1]，如何减轻早期的炎症反应和凝血紊乱，如何有效清除细胞因子和炎症介质，成为当前临床研究的热点。血浆置换作为一种特殊的血液净化治疗，其在脓毒症治疗中的作用也越来越受到人们的重视[2]。2018年 *Critical Care* 发表了一项前瞻性的、非随机对照研究，探讨早期血浆置换治疗对脓毒性休克患者治疗的安全性，血流动力学、血管屏障功能及相关生物标记物的影响[3]。

一、血浆置换治疗脓毒性休克研究概况

该研究首先筛查231名诊断为脓毒症的ICU患者，按照纳入标准[①脓毒性休克，入组前需要血管升压药<12 h；②尽管进行了充分的液体复苏(≥30 mL/kg)，但仍需要去甲肾上腺素剂量>0.4 μg/(kg·min)的严重全身低血压]和排除标准(妊娠期或哺乳期，年龄<18岁，终末期慢性病，以及有停止生命维持治疗的指示)，最终共有20名患者纳入研究。所有的患者在遵循2012年SSC推荐的治疗方案基础上给予单次血浆置换治疗(新鲜冰冻血浆)，采用局部枸橼酸抗凝，血浆的置换量是每名患者计算血浆量的1.2倍，平均置换速度是60 mL/min，血标本在血浆置换前后立即抽取。存在急性肾功能损害的患者，在血浆置换结束后继续进行连续旁血液滤过治疗。本研究的主要目的是为下一步实施多中心的临床研究进行安全性和有效性的评估。研究设置的主要终点是单次血浆置换前后：去甲肾上腺素维持平均动脉压≥65 mmHg的剂量、平均动脉压、6 h液体平衡量、C反应蛋白、降钙素原、白细胞计数、血小板计数、国际标准化比值(INR)、细胞因子(IL-6、IL-1b、IL-8、IL-10)、每搏变异度(stroke volume variance，SVV)、全心舒张末期容积指数(global end-diastolic volume index，GEDI)、外周血管阻力指数、心指数。次要终点指标

是 28 d 的生存率，从整个队列和亚组层面对其进行分析。亚组分析分为两个维度：一是从去甲肾上腺素的剂量变化角度，将全部 20 例入组患者分为立即反应组（n=10）和无反应组（n=10）；二是从 48 h 内 SOFA 评分下降趋势角度又将全部 20 例入组患者分为持续反应组（n=7）和无反应组（n=13）。立即反应被定义为血浆置换完成后即刻去甲肾上腺素剂量较基线值降低 20%；持续反应被定义为血浆置换后 48 h 内 SOFA 评分的任何降低。

研究结果显示：在安全性方面，该试验未观察到血浆置换过程中发生严重低血压和过敏反应等副作用。在主要研究终点方面，去甲肾上腺素的剂量在血浆置换后有明显的下降[血浆置换前 0.82（0.61～1.17）μg/（kg·min）vs 血浆置换后 0.56（0.41～0.78）μg/（kg·min），P=0.000 2]；在临床炎性标记物方面，C 反应蛋白、降钙素原、白细胞计数、血小板计数等在血浆置换前后无差异，主要的促炎因子 IL-6、IL-1b 在血浆置换后明显下降，抗炎因子 IL-10 虽有轻度下降，但无统计学差异；与脓毒症血管通透性增加密切相关的血管生成素-2 呈下降趋势[9.5（5.1～13.2）ng/mL vs 5.1（3.1～11.2）ng/mL，P<0.000 1]，而其拮抗因子血管生成素-1 则无明显变化。血浆置换前血浆对人脐静脉内皮细胞（human umbilical vein endothelial cell，HUVECs）的体外刺激可引起大量细胞高通透性，血浆置换后血浆对 HUVECs 的体外刺激完全消除。在次要研究终点方面：观察到的 28 d 总体病死率（n=20）为 65%，28 d 生存期中位数为 14.5 d。在去甲肾上腺素的剂量亚组分析中，立即反应组（n=10）病死率为 60%，28 d 生存期中位数为 22.5 d，与之对应的无反应组（n=10）的病死率为 70%，中位 28 d 生存率为 8 d[危险比（HR）0.69；95% CI（0.23，2.06）；P=0.38]。在 48 h 内 SOFA 评分改善的亚组分析中，持续反应组（n=7）的病死率为 43%，中位 28 d 生存率为 28 d，与之对应的无反应组（n=13）的病死率为 77%，中位 28 d 生存率为 8 d（RR=0.41；95% CI（0.14，1.22）；P=0.137）。

二、血浆置换治疗脓毒症研究的意义和局限

血液净化技术已广泛应用于脓毒症的治疗过程中，而血浆置换作为该技术的一种特殊类型，其在脓毒症休克中的治疗地位尚未明确[4]。该临床研究首先对其安全性和有效性提出了初步的临床假设并取得阳性结果，这为下一步开展大规模的多中心、随机、对照的临床试验提供了数据支持。

从研究的局限性来讲，该试验的样本量较小，全年有 807 名患者入住 ICU，其中有 231 名患者符合脓毒症休克诊断，因作者将去甲肾上腺素剂量>0.4 μg/（kg·min）和发病时间<12 h 作为纳入标准，先后排除了 207 名诊断脓毒症患者，最后又因为 3 例患者未及时取得相关时间点的血标本和 1 例诊断错误，因此最终符合纳入标准的只有 20 例患者，造成该试验样本量偏小。在脓毒症休克的临床救治经验及相关文献报道来看，如果

去甲肾上腺素剂量达到0.4 μg/(kg·min)以维持平均动脉压>65 mmHg,则说明患者的病情严重程度被视为“难治性脓毒性休克”[5]。

目前绝大多数的临床研究中的去甲肾上腺素的剂量设置为0.2~5 μg/(kg·min)之间[6]。这些临床研究提示大剂量的血管活性药物与病死率有非常强烈的相关性,这可能是因为大剂量的血管活性药物的需求与病情的严重程度相关,而并非大剂量的血管活性药物导致患者死亡[7-8]。作者将去甲肾上腺素剂量>0.4 μg/(kg·min)列为纳入标准,经过血浆置换治疗总体28 d病死率仍然高达65%,是否这个剂量标准仍然设置过高值得商榷,或许从去甲肾上腺素的剂量大小筛选脓毒症血浆置换治疗的目标人群是下一个研究的重点。

在试验方法方面,所有研究对象均只接受一次血浆置换治疗,作者虽然在讨论部分解释他们在之前的脓毒症休克治疗过程中连续3 d,每天一次使用血浆置换治疗,但只有在第一次血浆置换前后血流动力学有改善,所以该研究只设置一次血浆置换治疗。研究结果显示,反映血流动力学的相关指标除去甲肾上腺素剂量、每搏变异度外,平均动脉压、全心舒张末期容积指数、外周血管阻力指数、心指数在血浆置换治疗前后无统计学差异,这提示单次的血浆置换剂量偏小,难以满足致炎物质的持续清除,在该试验中有可能导致上述临床参数未取得统计学差异,未达到血流动力学稳定的研究预期。

三、血浆置换治疗脓毒症研究的启示和展望

虽然该研究是小样本的非随机对照研究,且对于血浆置换能否最终改善此类患者的整体预后尚无定论,但该研究对脓毒症休克的早期治疗进行了有益的探索和提供重要的临床思路,值得我们在临床工作中细细体会。

近十年来,虽然人们对脓毒症发病机制有了深入了解,治疗策略和手段也有不断改进,但脓毒症总体病死率仍然居高不下。如何在拯救脓毒症运动集束化治疗(SSC Bundle)策略的基础上,寻找有突破意义的治疗方法依然成为当前临床研究的热点和难点。血浆置换治疗脓毒症基于以下两个方面的理论依据:①清除血液循环中有害的细胞因子和炎症介质循环分子;②替换保护性血浆蛋白,纠正凝血功能紊乱及继发性纤溶亢进,抑制炎症和血管渗漏,最终恢复凝血功能正常[9]。

本研究发现,血浆置换前后,致炎因子(IL-6、IL-1b、IL-8)明显下降,而抗炎因子IL-10则无显著性改变,这在某种程度上印证了血浆置换在整体上起到改善炎症反应失衡的作用。液体复苏脓毒症休克是核心治疗之一,然而临床中有部分患者对液体复苏无反应性,大量的液体输注并不能维持平均动脉压及组织灌注,这表明失衡的炎症反应造成机体毛细血管持续渗漏,液体渗透到“第三间隙”,加重组织水肿,加剧微循环障碍。如何改善毛细血管渗漏,提高有效循环血容量,也成为早期脓毒症休克研究的热点和难点[10]。本研究亦发现,在维持平均动脉压≥65 mmHg的前提下,血浆置换后6 h液体需

要量较血浆置换前 6 h 明显下降，且预示可防止毛细血管渗漏的血管生成素-1 血浆置换前后无明显变化，而促进血管通透性的血管生成素-2 呈明显下降趋势[11]。脓毒症涉及多器官多系统复杂的病理改变，单一的治疗途径不能全面改善脓毒症时免疫、炎症、凝血等的紊乱状态，于是人们把眼光从研究单一途径的拮抗某种炎症介质、调控某条信号通路逐步扩展到从整体观重视改善脓毒症时机体各系统功能的紊乱状态上来[12]。而本研究强烈提示血浆置换治疗从整体观上调节全身性炎症反应综合征（systemic inflammatory response syndrome，SIRS）与代偿性抗炎反应综合（compensatory anti-inflammatory response syndrome，CARS）之间的失衡，从改善毛细血管渗漏上寻求突破，具体作用机制值得进一步深入研究。

在脓毒症休克治疗中，如何确定血浆置换最佳的启动时机是在试验方法中值得重点关注的内容，时机过早，纳入过多不需要血浆置换的患者，造成血浆资源的浪费；延迟置换，很可能错失最佳应用时机达不到降低临床病死率的结果。在一项前瞻性、随机、对照临床研究中，将启动时间选择为诊断脓毒症休克后 6 h 以内，其结果显示能降低脓毒症患者的病死率[13]；有些临床研究将血浆置换时间放宽至 24 h 以内[14]，也能观察到去甲肾上腺素的剂量明显减少，血乳酸下降、平均动脉压升高等指标的改善。SSC 的 2018 版 Bundle 最重要的变化就是把原来的 3 h 和 6 h Bundle 整合为 1 h Bundle，明确主张诊断脓毒症休克后立即开始复苏和治疗，其传递出来的强烈信号是希望通过更早期的积极干预和治疗达到降低病死率的效果。虽然目前没有将血浆置换时机作为随机对照的临床研究，以证实何种时机将对脓毒症休克人群能获得最大收益，但延续 SSC 的 2018 版理念，本研究将干预时机设置为起病时间小于 12 h，且于明确诊断后 6 h 内启动 PTE 治疗是合适的。

血浆置换的治疗剂量是试验中另一个值得关注的地方。该研究中，有关血流动力学的指标未观察到有显著性差异，可能与仅实施一次血浆置换的治疗有关，在其他的一些临床研究中，有研究者将血浆置换的剂量设置为 1.2～1.5 倍的，也有研究者进行每天一次，连续 2～3 d 的连续血浆置换。血浆置换的基本原理是清除血液中的炎症介质，我们在临床工作中也切身地体会到，连续的血浆置换更有利于稳定机体内环境，改善器官微循环，恢复血流动力学，但这提示我们需要进一步地深入研究以寻找更为合适的血浆治疗剂量。

如前所述，虽然 Knaup 等人的这项临床试验有一些局限性或不足，但他们初步证实早期血浆置换治疗对脓毒症休克患者的安全性和有效性，为下一步实施多中心的随机对照研究提供了可行性。对于血浆置换的启动时机、治疗剂量等问题，提示我们在临床工作中要加以观察和思考，也可以开展类似研究得出我们自己的结论，为丰富脓毒症休克的治疗提供有力的证据。

（三峡大学第一临床医学院 & 宜昌市中心人民医院，瞿星光）

参考文献

[1] MITCHELL M L,LAURA E E,ANDREW R. Thesurviving sepsis campaign bundle:2018 update[J]. Critical Care Medicine,2018,46(6):997-1000.

[2] PUTZU A,SCHORER R,LOPEZ-DELGADO J C,et al. Blood purification and mortality in sepsis and septic shock: a systematic review and meta - analysis of randomized trials[J]. Anesthesiology,2019,131(3):580-593.

[3] KNAUP H,STAHL K,SCHMIDT B M W,et al. Early therapeutic plasma exchange in septic shock: a prospective open - label nonrandomized pilot study focusing on safety, hemodynamics,vascular barrier function,and biologic markers[J]. Critical Care,2018,22(1):285.

[4] SCHWARTZ J,PADMANABHAN A,AQUI N,et al. Guidelines on the use of therapeutic apheresis in clinical practice-evidence-based approach from the writing committee of the American Society for Apheresis:the seventh special issue[J]. Journal of Clinical Apheresis,2016,31(3):149-162.

[5] NANDHABALAN P,IOANNOU N,MEADOWS C. Refractory septic shock:our pragmatic approach[J]. Critical Care,2018;22(1):215.

[6] DOPP-ZEMEL D,GROENEVELD A J. High-dose norepinephrine treatment:determinants of mortality and futility in critically ill patients[J]. American Journal of Critical Care, 2013,22(1):22-32.

[7] AUCHET T,REGNIER M A,GIRERD N,et al. Outcome of patients with septic shock and high-dose vasopressor therapy[J]. Annals of Intensive Care,2017,7(1):43.

[8] MARTIN C,MEDAM S,FRANÇOIS A,et al. Norepinephrine:not too much,too long[J]. Shock(Augusta,Ga),2015,44(4):305-309.

[9] RIMMER E,HOUSTON B L,KUMAR A,et al. The efficacy and safety of plasma exchange in patients with sepsis and septic shock:a systematic review and meta-analysis[J]. Critical Care,2014,18(6):699.

[10] ALYEŞIL C,DOĞAN NÖ,ÖZTURANGİU. Distributive shock in the emergency department:sepsis,anaphylaxis,or capillary leak syndrome? [J] The Journal of Emergency Medicine,2017,52(6):e229-e231.

[11] ANTONUCCI E,GLEESON P J,ANNONI F,et al. Angiotensin II in refractory septic shock[J]. Shock,2017,47(5):560.

[12] TULLI G. Diagnosis andmanagement of sepsis and septic shock:an evidence-based re-

view[M]//CHIUMELLO D. Practical trends in anesthesia and intersive care 2018. New York:Springer,Charn,2019:137-178.

[13] BUSUND R,KOUKLINE V,UTROBIN U,et al. Plasmapheresis in severe sepsis and septic shock: a prospective, randomised, controlled trial[J]. Intensive Care Medicine, 2002,28(10):1434-1439.

[14] DAVID S,HOEPER M M,KIELSTEIN J T. Plasma exchange in treatment refractory septic shock:Presentation of a therapeutic add-on strategy[J]. Medizinische Klinik-Intensivmedizin und Notfallmedizin,2015,112(1):42-46.

第三节 环状 RNA 作为脓毒性心肌病诊断生物标志物的潜在价值

脓毒症是指因感染引起宿主反应失调而导致危及生命的器官功能障碍[1]，心脏是脓毒症病情进展过程中经常受累及的器官之一。脓毒性心肌病（septic cardiomyopathy，SCM）在脓毒症患者中的发病率为 10% ~70%[2]，可以明显增高病死率[3]。目前脓毒性心肌病的诊断标准不一，也缺乏特异性较高的客观生物学标记物，寻找新的诊断指标势在必行[4]。随着生物信息学技术的发展，环状 RNA（circular RNA，circRNA）的功能逐渐被认知，circRNA 在作为临床诊断标记物及治疗靶点方面是极具潜力的[5-6]。目前尚缺乏探讨 circRNA 在脓毒性心肌病诊治中作用的相关研究[7-8]。

一、脓毒性心肌病的诊断

脓毒性心肌病的临床诊断标准异质性大。脓毒性心肌病既往也称为脓毒症诱导的心肌功能障碍（sepsis－induced myocardial dysfunction，SIMD），目前暂无统一定义标准[9]，一般具有如下特点：发病时心肌收缩功能下降，左室射血分数降低，可逆性的心室扩张；脓毒症早期病情一旦得到控制，受影响的心肌功能可以恢复，具有可逆性；功能障碍一般和心缺血无关。因此临床经常通过血流动力学相关指标的监测来评估心肌功能，但这些指标受影响因素较多，不能全面正确评估左右心室的收缩及舒张功能，以此标准纳入的脓毒性心肌病患者异质性较大[10]。其他依据临床表现及相关检查指标如心电图等都缺乏特异性，不能作为诊断脓毒性心肌病的客观依据。

传统生物学诊断标记物缺乏特异性。目前临床中最常用的辅助脓毒性心肌病诊断的生物学标记物有肌钙蛋白（cTnT、cTnI）、B 型利钠肽或其前体（BNP/NT－proBNP）。Landesberg 等[11]的研究发现，cTnT 对评价左室及右室舒张功能障碍的敏感性非常高，具有良好的相关性。但 ICU 患者病情复杂，有很多非心源性因素可以导致患者肌钙蛋白增高。一项研究表明，在 ICU 住院期间，有 84% 的 ICU 可以合并肌钙蛋白升高[12]，提示肌钙蛋白作为诊断脓毒性心肌病的标志物特异性很差。BNP 及 NT－proBNP 作为诊断脓毒性心肌病的标志物是有争议的[13]，临床中如儿茶酚胺类药物的使用、炎症因子的释放等很多因素可以导致 BNP/NT-proBNP 的升高。有研究认为 BNP 在诊断脓毒性心肌病方面特异性差，不适宜作为诊断指标[14]。近期一项研究观察了 900 例脓毒症患者，发现无论是 NT-proBNP 还是高敏 cTNT 在诊断脓毒性心肌病方面都没有足够的特异性[15]。

目前脓毒性心肌病的诊断缺乏统一准确诊断标准，这对该病的进一步深入研究极为不利，寻找一个新型客观诊断指标将有助于统一认知标准，可为后续诊治提供良好的平台与基础，意义非常重大。

二、circRNA 介绍

circRNA 作为生物诊断标记物极具潜力。近年来随着高通量测序技术和计算机技术的发展，大量的 circRNA 分子被相继发现，其结构和功能也得到了更加深入的认识，circRNA 成为继微小 RNA（microRNA，miRNA）和长链非编码 RNA（long non-coding RNA，lncRNA）之后 RNA 研究领域新的研究热点[16]。circRNA 在不同的物种中具有保守性，同时在不同组织及不同发育阶段具有表达特异性。circRNA 主要分布在细胞质中，在活体内高度稳定表达，也能够被外泌体分泌，因其特殊环状结构不易被核酸酶降解，与同源的线性 RNA 相比有更长的半衰期，而且具有分布广泛、多样化、稳定、高度保守等特点，使得 circRNA 在作为新型临床诊断标记物方面具有明显优势[17]。

三、circRNA 与心脏相关疾病

心脏富含 circRNA。有研究系统筛查了人体各主要脏器的 circRNA 水平，在正常成人组织（心、结肠、胃、肺、肝、肾）筛查出的 8 120 个 circRNA 中，心脏有 1 203 个，其中 602 个（50.04%）为心脏特有的[18]。这提示 circRNA 具有组织特异性，部分研究表明可以在血中检测出 circRNA 的相应变化[19]，这些研究结果都为 circRNA 可作为心脏病相关生物学标记物奠定了基础。

circRNA 参与许多心脏疾病发病过程。已有研究初步探讨了 circRNA 在一些心脏病中的作用。目前的相关研究提示，circRNA 参与了动脉粥样硬化、心肌梗死、心肌肥厚、心力衰竭、心肌纤维化等心脏病的发生发展过程[20]。也有部分研究探讨了 circRNA 在脓毒症中作为生物学标记物和治疗靶点的可能性[21]，但主要集中在 miRNA 和 lncRNA 的相关作用与功能，探讨 circRNA 作为脓毒性心肌病相关生物学诊断标记物的相关研究为数尚少。

综上所述，目前脓毒性心肌病尚缺乏客观统一的诊断标准，严重制约了该疾病的深入认知与研究，寻找新的诊断指标将有助于解决这一问题。circRNA 由于其分布广泛、多

样化、稳定、高度保守等特点,在作为新型临床诊断标记物方面具有明显优势,其作用和功能也在许多心脏病中得到了验证,相信随着研究的深入,其作为脓毒性心肌病诊断生物标记物的潜在价值会得到更加深入的探讨和研究[22]。

(新疆医科大学第一附属医院重症医学科,王毅)

》参考文献《

[1]RHODES A,EVANS L E,ALHAZZANI W,et al. Surviving Sepsis Campaign:International Guidelines for Management of Sepsis and Septic Shock:2016[J]. Crit Care Med,2017,45(3):486-552.

[2]SATO R,KURIYAMA A,TAKADA T,et al. Prevalence and risk factors of sepsis-induced cardiomyopathy:a retrospective cohort study[J]. Medicine(Baltimore),2016 sep;95(39):e5031.

[3]HUANG S J,NALOS M,MCLEAN A S. Is early ventricular dysfunction or dilatation associated with lower mortality rate in adult severe sepsis and septic shock:a meta-analysis[J]. Crit Care,2013 May 27;17(3):R96.

[4]BEESLEY S J,WEBER G,SARGE T,et al. Septic cardiomyopathy[J]. Crit Care Med,2018,46(4):625-634.

[5]SULAIMAN S A,MURAD N A,HANIF E A,et al. Prospective advances in circular RNA investigation[J]. Adv Exp Med Biol,2018;1087:357-370.

[6]袁彩云,顾洁,李军. 环状 RNA 作为临床疾病的诊断标志物及治疗靶点的研究进展[J]. 国际儿科学杂志,2018,45(8):637-639.

[7]WANG L,MENG X,LI G,et al. Circular RNAs in cardiovascular diseases[J]. Adv Exp Med Biol,2018;1087:191-204.

[8]ZHANG T N,LI D,XIA J,et al. Non-coding RNA:a potential biomarker and therapeutic target for sepsis[J]. Oncotarget,2017,8(53):91765-91778.

[9]ANTONUCCI E,FIACCADORI E,DONADELLO K,et al. Myocardial depression in sepsis:from pathogenesis to clinical manifestations and treatment[J]. J Crit Care,2014 Aug;29(4):500-511.

[10]LV X X,WANG H. Pathophysiology of sepsis-induced myocardial dysfunction[J]. Mil Med Res,2016,27(3):30.

[11]LANDESBERG G,JAFFE A S,GILON D,et al. Troponin elevation in severe sepsis and septic shock:the role of left ventricular diastolic dysfunction and right ventricular dilata-

tion[J]. Crit Care Med,2014,42(4):790-800.

[12]OSTERMANN M,LO J,TOOLAN M,et al. A prospective study of the impact of serial troponin measurements of the diagnosis of myocardial infarction and hospital and 6 month mortality in patients admitted to ICU with non－cardiac diagnoses[J]. Crit Care,2014 Apr 4;18(2):R62.

[13]CHARPENTIER J,LUYR C E,FULLA Y,et al. Brain natriuretic peptide:a marker of myocardial dysfunction and prognosis during severe sepsis[J]. Crit Care Med,2004 Mar;32(3):660-665.

[14]PAPANIKOLAOU J,MAKRIS D,MPAKA M,et al. New insights into the mechanisms involved in B－type natriuretic peptide elevation and its prognostic value in septic patients[J]. Crit Care,2014 May 9;18(3):R94.

[15]MASSON S,CAIRONI P,FANIZZA C,et al. Sequential N-terminal pro-B type natriuretic peptide and high-sensitivity cardiac troponin measurements during albumin replace ment in patients with severe sepsis or septic shock[J]. Crit Care Med,2016,44(4):707-716.

[16]MEMCZAK S,JENS M,ELEFSINIOTI A,et al. Circular RNAs are a large class of animal RNAs with regulatory potency[J]. Nature,2013 Mcr 21;495(7441):333-338.

[17]GÖRLACH A,HOLDENRIEDER S. Circular RNA maps paving the road to biomarker development? [J]. J Mol Med(Berl),2017,95(11):1137-1141.

[18]XU TY,WU J,HAN P,et al. Circular RNA expression profiles and features in human tissues:a study using RNA-seq data[J]. BMC Genomics,2017 Oct 3;18(Suppl 6):680.

[19] VAUSORT M, SALGADO－SOMOZA A, ZHANG L, et al. Myocardial infarction associated circular RNA predicting left ventricular dysfunction[J]. J Am Coll Cardiol, 2016 Sep 13;68(11):1247-1248.

[20]ALTESHA M A,NI T,KHAN A,et al. Circular RNA in cardiovascular disease[J]. J Cell Physiol,2019,234(5):5588-5600.

[21]ZHANG T N,LI D,XIA J,et al. Non-coding RNA:a potential biomarker and therapeutic target for sepsis[J]. Oncotarget,2017,8(53):91765-91778.

[22]JAKOBI T,DIETERICH C. Computational approaches for circular RNA analysis[J]. Wiley Interdiscip Rev RNA,2019 May;10(3):e1528.

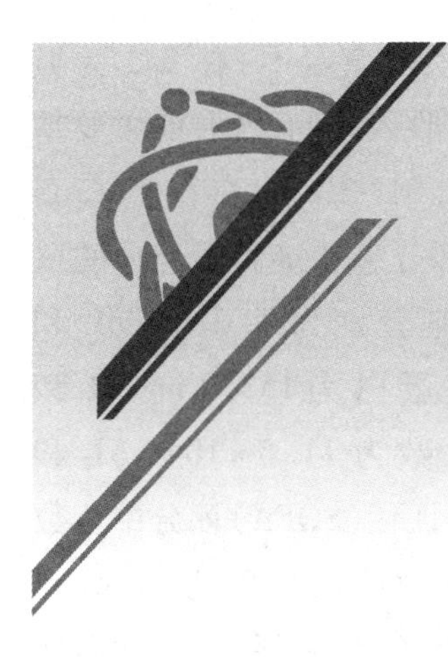

第四节 高血清铁水平预示脓毒症患者不良预后

脓毒症是感染诱发的失调的全身炎症反应[1]。脓毒性休克、多器官功能障碍综合征(multiple organ dysfunction syndrome,MODS)是临床危重患者的最主要死亡原因之一。脓毒症和MODS来势凶猛、病情进展迅速、预后险恶,给临床救治工作带来极大困难,已成为现代创伤、烧伤外科及危重病医学面临的突出难题。迄今为止,有关脓毒症的确切发病机制尚未充分阐明,尤其是对机体免疫功能紊乱在发病过程中的作用和意义认识不足,临床缺乏有效的预防与治疗措施。因此早期诊断早期干预对改善脓毒症预后有重要意义。有文献报道在治疗脓毒症患者的过程中发现血清铁蛋白水平与脓毒症病情及其预后有一定的关系[2]。铁参与了人类许多重要的生理功能,同时铁也是细菌生存所必需的营养物质。因此,在细菌感染时,人体和细菌会竞争对铁的获取。而新近的研究发现,高血清铁水平可能预示脓毒症患者的不良预后。血清铁蛋白属急性时相蛋白,在炎症、感染、组织损伤、肿瘤等情况时可显著上升。Lan等[3]近期发表了一项相关研究,探讨高血清铁对脓毒症患者病死率的影响。

一、血清铁研究的概况

该研究基于一个名为Medical Information Mart for Intensive Care Ⅲ(MIMIC-Ⅲ,1.4版)的可公开访问的危重病护理数据库,该数据库是一个大型的单中心数据库,包含了Beth Israel Deaconess医学中心(哈佛的教学医院,在马萨诸塞州波士顿)收集到的2001—2015年的46 520名患者(16岁或更大)的信息。该数据库包含一般信息(例如:人口特征、账单、ICD-9编码、ICU类型、序贯器官衰竭评分Sequentiol Organ Failure Assessment、简化急性生理评分Ⅱ Simplified Physiology Score等)、治疗过程(例如:药物、流程、实验室检查、液体平衡、影像报告等)及和生存有关的数据。所有数据是使用结构查询语言(SQL)和pgAdmin4 PostgreSQL 9.6从MIMIC-III数据库中提取的。该研究根据国际疾病分类编码,ICD-9,international classification of diseases标准诊断标准,共纳入了

1 891 例脓毒症患者，其中感染性休克324 例（17.1%）。该群入选患者中，有 1/2 为男性，近 2/3 的患者为年龄在 60 岁以上，大多数患者都是从急诊室收入院的，合并的主要基础疾病包括高血压（38.6%）、恶性肿瘤（22.3%）、糖尿病（31.3%）、充血性心衰（36.7%）。入住 ICU 时有近 1/5 的患者接受机械通气治疗，大部分患者接受了充分的抗感染治疗。入组脓毒症及感染性休克患者的肌酐中位数水平分别为 1.3 mg/dL 和 1.5 mg/dL，乳酸水平为 1.8 nmoL/L 和 3.4 mmol/L，转铁蛋白为153.0 mg/dL 和 144.0 mg/dL，铁蛋白为 350 mg/dL 和 386.5 ng/mL，白细胞计数为 11.5×10^3/ μL 和 11.7×10^3/ μL。简化急性生理学评分（SAPS）II 和顺序器官衰竭评估（SOFA）评分中位数分别为 43 分和 5 分（而入组的感染性休克患者，这两个评分中位数分别为 52 分和 9 分）。就原发感染部位而言，呼吸、血液、泌尿系统感染占本研究的绝大部分；而就微生物学而言，葡萄球菌（762，40.3%）和大肠埃希菌（195，10.3%）是两种主要的致病菌，而患者经常合并多部位的感染。

该研究对收集的患者资料根据血清铁的水平进行四分位数的分层，落在每个四分位数区间的患者数目基本相等，以落在血清铁第 1 个四分位数区间的患者作为对照组。统计结果显示：所有入组的患者，其 ICU 及院内平均入住天数分别为 3.8 d 和 10.6 d，28 d 和90 d的总病死率分别为 21.3% 和 30.9%。并且生存曲线提示我们入组患者的 28 d 和 90 d病死率随血清铁四分位数的增加而显著增加（分别为 $P=0.001$，$P<0.001$）。该课题还将收集的患者资料建立 Cox 回归模型，进一步确定血清铁水平对脓毒症预后的独立影响。研究结果显示：在对可能的混杂变量进行校正之后，随着血清铁铁四分位数的增加，入组患者的第 90 天死亡的风险逐步增加。在其他铁相关的参数方面，转铁蛋白（$HR=0.997$，95% CI：0.996 ~ 0.999，$P<0.001$）和血红蛋白（HR：0.936，95% CI：0.899 ~ 0.975，$P=0.001$）水平对降低脓毒症患者的病死率有有益影响，而铁蛋白水平对脓毒症患者的 90 d 病死率无显著影响[$HR=1.000$，95% CI（0.999，1.000），$P=0.393$]。而在感染性休克组，校正了混合因素后，研究者发现，第 4 个四分位数的血清铁与死亡风险增加显著性相关[$HR=1.524$，95% CI（1.063，2.186），$P=0.022$]。

二、血清铁研究的意义和局限

该研究指出铁是细菌生存所必需的营养素，因此较高的血清铁含量可能导致细菌感染。作者假设高铁水平与脓毒症患者的不良结局有关，因此，通过分析一个大型数据库并探索血清铁水平与脓毒症患者 90 d 病死率之间的关系来检验上述假设：较高的血清铁水平与 90 d 病死率的增加独立相关，在这一大型 ICU 患者队列中，较高的血清铁四分位数与脓毒症患者 90 d 病死率增加相关。此外，剂量反应分析表明，随着 ICU 入院时血清铁水平的四分之一增加，第 90 天死亡的风险增加。

尽管本研究是一项大型队列研究，旨在探讨脓毒症患者血清铁水平与预后之间的关系，但该研究有几个局限性。

首先，该研究是基于一个可访问的公共单中心数据库，这可能会导致结论的概括性不足，以及缺失数据带来的混淆偏差。然而，世界各地的许多作者都对这个数据库进行了探索，并发表了多篇文章对数据质量进行支持，这可能有助于促进该研究结果的总体化。其次，在该研究中，只对脓毒症患者进行血清铁测量，这可能带来选择偏倚。再次，该研究只对 ICU 患者入院时的血清铁参数进行了一次测量，而不是进行趋势描述，这可能忽略了血清铁水平对趋势的影响。最后，由于数据提取的局限性，作者只能从数据库中提取抗菌药物的给药日期，而不能精确记录抗菌药物的给药时间。因此，作者不能将抗生素的开始时间纳入 Cox 回归分析，而众所周知，抗生素的使用时间对脓毒症患者的预后尤为关键，早期、足量应用抗生素非常重要。最后，该研究所用的数据库是相对陈旧的（2001—2012 年的患者），而一些管理策略最近已得到改善。

三、血清铁研究的启示和展望

铁在感染过程中起着关键作用，因为它在各种生理代谢反应中起着关键的辅助因子的作用，是细菌必需的营养素。因此，在细菌感染过程中，宿主和细菌都在竞争铁以获得旺盛的生长能力。在人体内，大多数铁被血红蛋白隔离[4]。同时，体内的铁结合蛋白、抗体和补体蛋白共同起到保留铁的作用。然而，自由铁离子和蛋白结合铁都可以通过各种机制被细菌捕获，如由病原体分泌的铁载体[5-6]，其对铁的亲和力高于宿主运输蛋白[7]。此外，游离铁是有毒的，因为它很容易接受或捐赠电子，从而产生活性氧自由基。

血色素沉着症是一种遗传性铁超载疾病，目前已知会导致对感染的易感性，而铁螯合剂可能会逆转这种易感性[8]。因此，较高的铁含量可能导致感染。转铁蛋白饱和度（Transferrin saturation，TSAT）是一个反映可用性铁的参数，最近被报道与 ICU 患者的预后密切相关[9]。因此，脓毒症患者血清铁水平越高，预后越差，对这一相关性的可能性假设，非常具有吸引力；然而，迄今为止，却很少有临床研究去证实。该研究提出了一个重要的临床问题并进行了一些有益的探索，为我们提供了许多可资参考和借鉴之处。

在动物模型中，细菌的增殖被证明是由充足的铁进行驱动的，并被铁的饥饿所抑制。在敲除了 *hfe* 基因的小鼠模型中，组织中的铁异常累积。在小鼠进行盲肠结扎和穿刺后，小鼠的病死率大约增加了 1 倍，盲肠结扎和穿刺是一种典型的腹腔内脓毒症临床动物模型。此外，铁负荷过重的小鼠往往会产生更严重的沙门菌感染[10]。毫无疑问，高铁水平是感染小鼠模型的一个危险因素。

在临床上，常规化疗治疗期间，游离铁水平>2 μM 的急性白血病患者，其罹患革兰氏阴性杆菌所致败血症的风险显著升高[11]。此外，血色素沉着症（一种以铁超载为特征的遗传性疾病）患者极易受到各种病原体的感染，包括大肠埃希菌、创伤弧菌、霍乱弧菌、克雷伯氏菌、单核细胞李斯特菌和志贺氏菌。因此，在脓毒症患者中，铁水平升高可能与预后较差有关。

全身的铁含量由调节铁吸收、系统运输和细胞摄取及储存的系统严格控制。由于几乎所有细菌、真菌和原生动物都需要宿主铁持续供应才能成功地感染，因此人类进化出了强有力的应对系统，例如免疫系统和各种铁结合蛋白，以限制铁对病原体的供应。微生物，如克雷伯肺炎杆菌和大肠埃希菌，已经进化出复杂的机制，将铁从铁蛋白（如转铁蛋白）中分离出来，并对抗宿主的铁限制策略。通过细菌分泌铁载体（包括气杆菌素、肠杆菌素、沙门螺旋素和耶尔森菌素）可协助病原体获得铁。脑膜炎奈瑟菌甚至可以通过细菌外膜上表达的受体（如 TbpA 和 TbpB）直接从转铁蛋白中获得铁。然而，大多数不含铁的转铁蛋白具有很强的杀菌或抑菌作用。转铁蛋白最近被证明是揭示器官衰竭预后的一个很好的指标，转铁蛋白水平越高，失代偿性肝硬化患者 30 d 病死率越低[12]。此外，血清转铁蛋白水平<150 mg/dL 与烧伤患者败血症患病风险增加有关。与这些发现一致的是，在本研究中，转铁蛋白与脓毒症患者的生存率增加有关。

尽管较高水平的铁独立地促进了感染的发病机制，但铁蛋白、转铁蛋白和转铁蛋白饱和度（TSAT）等其他一些参数均与铁有关。在人体内，铁蛋白是一种铁结合蛋白，其功能是在组织中储存铁，而血液中的转铁蛋白则运输铁。接受肾移植且铁蛋白水平≥500 ng/mL的患者在移植后的第一年的总感染率（$P=0.017$）、细菌感染率（$P=0.002$）和血流感染率（$P=0.011$）较高（每 1 000 移植日）。此外，这些受试者的一年无感染生存率显著降低（26% vs 41%；$P=0.004$）[13]。然而，作为一种急性期反应物，铁蛋白对脓毒症的生存率没有影响［*HR*=1.000，95% *CI*（0.999，1.000）］。其原因可能是生长激素、缺氧、贫血和内质网应激反应的复杂调控[9]。此外，铁蛋白被定义为肝细胞和巨噬细胞内的主要铁储存蛋白。铁蛋白水平的波动与肝功能紊乱、肿瘤和血流动力学不稳定有关。

根据最近一项对 155 名 ICU 患者和 156 名健康人的前瞻性研究，TSAT 与 ICU 患者病死率增加相关[9]。实际上，TSAT 反映了血清铁的可用性，并与铁水平高度相关（$r=0.860$，$P<0.001$）。一般来说，ICU 患者，尤其是脓毒症患者，面临一种分解代谢状态，通过破坏红细胞和其他组织来减少铁的消耗和增加铁的释放，而这种作用通过频繁输血进一步增强[9]。随着铁含量的增加，死亡风险呈剂量依赖性增加。铁相关病死率的增加可能是由于铁过量，这直接促进了复发性细菌感染。此外，铁催化活性氧物质（如羟基阴离子和超氧化物）的化学反应，从而导致多器官衰竭的产生[14]。因此，铁缺乏，即通过铁螯合剂，可以用来管理严重的感染。

综上所述，在这一大型 ICU 患者队列中，较高的血清铁四分位数与脓毒症患者 90 d 病死率增加相关。此外，剂量反应分析表明，随着 ICU 入院时血清铁水平的四分之一增加，第 90 天死亡的风险增加。对于临床工作来说，这一研究，无疑为脓毒症患者预后的判断提供了更有利的证据，并为脓毒症的临床治疗指出了新的方向。

（山东省立医院，陈曼，张继承，王春亭）

》参考文献《

[1] WATSON R S,CARCILLO J A,LINDE-ZWIRBLE W T,et al. The epidemiology of severe sepsis in children in the United States[J]. American Journal of Respiratory & Critical Care Medicine,2003,167(5):695.

[2] MOHUS R M,PAULSEN J,GUSTAD L,et al. Association of iron status with the risk of bloodstream infections:results from the prospective population-based HUNT Study in Norway[J]. Intensive Care Med,2018,44(8):1276-1283.

[3] LAN P,PAN K H,WANG S J,et al. High serum iron level is associated with increased mortality in patients with sepsis[J]. Sci Rep,2018,8(1):11072.

[4] MARX J J M. Iron and infection:competition between host and microbes for a precious element[J]. Best Practice & Research Clinical Haematology,2002,15(2):411-426.

[5] BULLEN J,GRIFFITHS E,ROGERS H,et al. Sepsis:the critical role of iron[J]. Microbes Infect,2000,2(4):409-415.

[6] GRAY-OWEN S D,SCHRYVERS A B. Bacterial transferrin and lactoferrin receptors[J]. Trends Microbiol,1996,4(5):185-191.

[7] PACZOSA M K,MECSAS J. Klebsiella pneumoniae:going on the offense with a strong defense[J]. Microbiol Mol Biol Rev,2016,80(3):629-661.

[8] WALLACE D F. The regulation of iron absorption and homeostasis[J]. Clin Biochem Rev,2016,37(2):51-62.

[9] TACKE F,NURALDEEN R,KOCH A,et al. Iron parameters determine the prognosis of critically ill patients[J]. Crit Care Med,2016,44(6):1049-1058.

[10] NAIRZ M,SCHROLL A,HASCHKA D,et al. Genetic and dietary iron overload differentially affect the course of salmonella typhimurium infection[J]. Front Cell Infect Microbiol,2017,7:110.

[11] BELOTTI A,DUCA L,BORIN L,et al. Non transferrin bound iron(NTBI) in acute leukemias throughout conventional intensive chemotherapy:kinetics of its appearance and potential predictive role in infectious complications[J]. Leuk Res,2015,39(1):88-91.

[12] BRUNS T,NURALDEEN R,MAI M,et al. Low serum transferrin correlates with acute-on-chronic organ failure and indicates short-term mortality in decompensated

cirrhosis[J]. Liver Int,2017,37(2):232-241.

[13] FERNANDEZ-RUIZ M,LOPEZ-MEDRANO F,ANDRES A,et al. Serum iron parameters in the early post-transplant period and infection risk in kidney transplant recipients[J]. Transpl Infect Dis,2013,15(6):600-611.

[14] WIZOREK J J,TURNBULL I R,Buchman T G. Iron overload before cecal ligation and puncture increases mortality[J]. Shock,2003,20(1):52.

 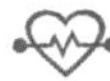

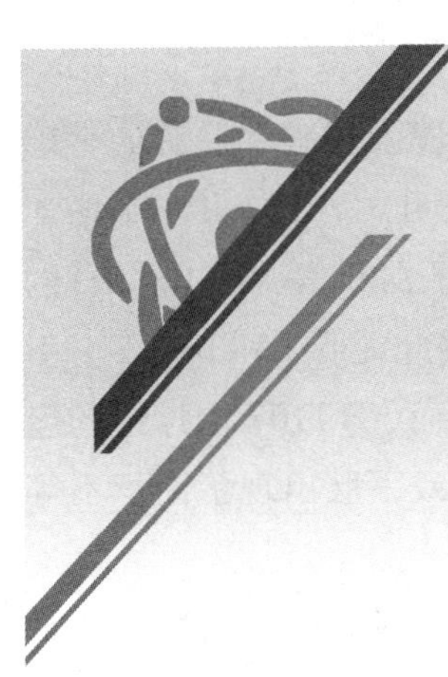

第五节 白细胞介素-7 为脓毒症免疫治疗提供了新选择

近年来，研究者们对于脓毒症患者早期积极足量运用抗生素进行治疗的方案已达成共识，但有研究表明，脓毒症晚期发生的免疫抑制状态并没有因为抗生素的使用而有所缓解，发生继发性感染的风险极高，导致脓毒症晚期患者的生存率明显下降[1]。因此，针对脓毒症患者进行的免疫刺激治疗成为近几年的研究热点。基于大量实验动物研究，一系列免疫刺激因子脱颖而出，有望成为脓毒症治疗新的手段。其中，骨髓及胸腺细胞所分泌的白细胞介素-7（Interleukin，IL-7）是促进免疫细胞生长及分化必不可少的细胞因子，有研究表明，IL-7 可以增加 T 细胞表面抗原（TCR）的多样性，并且有助于 T 细胞增殖及其对病原体的清除，同时，IL-7 对于骨髓移植术后发生进行性多灶性白质脑病的患者具有免疫增强作用[2]，以上结果提示 IL-7 可能是潜在的免疫刺激治疗靶点。然而，IL-7 是否有利于减轻脓毒症患者的免疫抑制状态仍不清楚。近期，Francois 等[3]针对 IL-7 在脓毒症休克患者中的免疫刺激作用进行了一项随机对照临床试验，用以观察糖基化的重组人 IL-7（CYT107）作用于脓毒症休克患者的安全性，以及其是否具有扭转脓毒症所引起的淋巴细胞减少症的作用。

一、研究概况

该研究共纳入了来自法国和美国的 4 个医疗中心的 27 名符合脓毒症休克诊断标准并且至少有一个器官出现功能衰竭（SOFA 评分≥2 分），同时发生免疫抑制，即外周血淋巴细胞减少（淋巴细胞计数≤900 个/ μl）的患者。患者被随机分为 CYT107 高频率治疗组（9 人）、CYT107 低频率治疗组（8 人）和安慰剂组（10 人）。首先，两个 CYT107 治疗组均在第一周进行每周两次、每次 10 μg/kg 的 CYT107 肌内注射。随后，高频率治疗组继续维持一周两次的 CYT107 治疗，而低剂量治疗组改为一周一次的 CYT107 治疗，直到患者出院或者最多治疗 4 周（即高频率治疗组接受 CYT107 肌内注射至多 8 次，而低剂量治疗组接受 CYT107 肌内注射至多 5 次），为了保证研究人员及治疗医生双盲，3 组中所有患者均给予肌内注射相应的 CYT107 或安慰剂每周两次。

首先,研究者通过检测 3 组患者外周血中炎症因子的变化情况及肾脏和肝脏的生理功能来反映 CYT107 用于脓毒症休克患者的安全性。研究结果表明,CYT107 并不会增加促炎因子白介素-6(IL-6)、肿瘤坏死因子-α(TNF-α)及抗炎因子白介素-10(IL-10)的水平,同时 3 组患者的血肌酐水平和肝功能检测无统计学差异,因此证明 CYT107 不会引起细胞因子风暴和过度的炎症反应,同时对肝肾无毒副作用。然而,CYT107 治疗组的患者在注射部位出现了不同程度的皮疹,而其中有 6 名患者的上肢或下肢出现了面积不等的红疹,当停止 CYT107 治疗后则患者的皮疹自行消退。

其次,研究者检测了 3 组患者外周血淋巴细胞数量的变化,发现无论采用高频还是低频 CYT107 治疗均可提高患者的外周血淋巴细胞数量,并且这种作用可以维持到停药后的至少 42 d,同时,低频 CYT107 治疗能够更显著提高患者 $CD4^+$和 $CD8^+T$ 细胞的数量。然而,CYT107 并不能提高患者循环中 B 淋巴细胞的数量,同时对于中性粒细胞及巨噬细胞数量的调节也没有长期的作用。之后,研究者运用流式细胞术检测患者循环中 Ki67 阳性的 $CD4^+$和 $CD8^+T$ 细胞数,用以明确 CYT107 对于 T 细胞增殖的影响,结果表明:高频和低频 CYT107 治疗均可显著提高 Ki67 阳性 $CD8^+T$ 细胞数,但只有低频CYT107 治疗可以提高 Ki67 阳性 $CD4^+T$ 细胞数,总体而言,CYT107 不仅扭转了脓毒症导致的淋巴细胞减少,而且促进了 T 细胞的增殖。下一步,研究者检测了各组患者外周血中 $CD4^+$和 $CD8^+T$ 细胞表面的 IL-7 受体 α(IL-7Rα;CD127)和反映 T 细胞早期活性的表面标记物 CD38 及 HLA-DR 的表达变化,结果表明,低频 CYT107 治疗在第 4 天时就明显降低了两种 T 细胞 CD127 的表达,但高频治疗组并没有此作用。同时,低频和高频 CYT107 治疗均可明显提高患者 $CD4^+T$ 细胞表面 CD38 表达,但 3 组患者的 $CD8^+T$ 细胞中 CD38 表达无统计学差异,T 细胞表面 HLA-DR 的表达不受 CYT107 影响。

最后,研究者统计了 3 组患者发生院内继发感染的比例及患者的病死率,结果表明 3 组患者发生院内继发感染的比例无统计学差异,而且在 120 d 的观察期内,是否给予患者 CYT107 治疗并没有对患者的病死率产生影响。

二、研究的意义和局限性

该研究首次聚焦于脓毒症休克患者的适应性免疫过程,通过临床试验证明了糖基化的重组人 IL-7(CYT107)可以扭转脓毒症所引起的淋巴细胞减少症,并且这一作用可以持续至患者停药后的至少 42 d,这有助于提高脓毒症患者抵抗继发性感染的能力。但就脓毒症休克患者实际的继发性感染比例及病死率的分析结果来看,CYT107 并不能显著降低患者发生继发性感染风险,同时治疗组和安慰剂组患者的病死率也没有统计学差异。究其原因,该研究的样本量较小,两组 CYT107 治疗组共 17 名患者,但在治疗过程中有4名患者由于皮疹的原因停止治疗，并没有到达试验设计时的终点，因此这可能是导致患者实际的继发性感染比例及病死率无统计学差异的原因之一。

在试验设计方面，该研究设置了两组不同频率但相同单次给药剂量的治疗组，纵观各项结果，似乎低频 CYT107 治疗相较于高频治疗更有利于患者循环中 T 细胞数量的恢复，但这可能与不同患者之间存在的个体差异有关（例如不同的合并症、不同的感染部位及不同的致病菌等），因此给药频率的改变是否影响 CYT107 治疗的效果仍不明确。而且，由于纳入的患者存在不同的基础疾病，在病死率的观察周期中患者可能会因为基础疾病（例如心血管疾病所导致的急性心肌梗死）而死亡，从而影响了该研究中脓毒症休克患者的病死率的统计结果。同时，研究者将所纳入患者的肝肾功能相较于其基础值的变化情况作为评估 CYT107 治疗是否安全的指标，但并没有描述所纳入的患者是否存在肝肾功能不全的基础性疾病，治疗中是否应用了影响肝肾功能的药物，因此这一结果仍存在疑问。但值得肯定的是，CYT107 治疗组患者的炎症因子表达水平并没有出现急剧的增加，也就是说 CYT107 没有引起细胞因子风暴，未出现过度的免疫应答，这从另一方面证明了 CYT107 的安全性。综上所述，该研究设计仍存在缺陷，这可能是引起部分试验结果未达到预期的原因。

三、CYT107 免疫刺激治疗的启示和展望

该研究将糖基化 CYT107 应用于脓毒症休克患者的治疗，从临床试验层面证实了脓毒症免疫刺激治疗的优势和可行性，推进了脓毒症免疫抑制方面的研究，为我们今后的临床工作和基础研究提供了理论依据和新的思路。

脓毒症是由感染引起的全身炎症反应，可引起器官功能障碍并危及生命。其中，宿主免疫系统对病原体做出的反应决定了脓毒症的发展方向，抗炎与促炎反应之间的竞争影响了脓毒症的转归。近些年，脓毒症晚期出现的免疫抑制状态作为引起患者死亡的重要原因之一，越来越受到人们的关注。

脓毒症免疫抑制主要表现为调节性 T 细胞（Treg）的增殖能力增强，活性增加；而效应 T 细胞（如 Th 细胞）的增殖能力减弱，活性降低且凋亡增加。除了适应性免疫反应被抑制外，一些天然免疫细胞（如中性粒细胞、巨噬细胞、树突状细胞等）也参与了免疫抑制的调节，因此，免疫细胞数量和功能的改变参与了免疫功能紊乱的发生。有动物研究表明，抑制脓毒症所引起的淋巴细胞减少症可提高脓毒症小鼠的生存率[4]，因此在本研究中，Francois 等重点关注了适应性免疫阶段总的 $CD4^+T$ 和 $CD8^+T$ 细胞数量变化，证明了 CYT107 可直接扭转脓毒症免疫抑制引起的 $CD4^+T$ 和 $CD8^+T$ 细胞减少，这一作用不仅是通过促进循环中 T 细胞的增殖来实现的，同时也可能与 CYT107 的抗凋亡作用密切相关，虽然该研究并未在临床试验层面证实 CYT107 的抗凋亡作用，但已有相关的动物实验

证明,IL-7可以促进免疫细胞中抗凋亡蛋白的表达,促进细胞存活[5]。除了凋亡之外,免疫细胞功能受损也是引起脓毒症患者发生继发性感染的原因。在该研究中,Francois 等通过检测细胞表面活性标记物的方式证明 CYT107 可以提高 $CD4^+T$ 细胞的早期活性,但具体机制并未探究。而在去年的一项研究中,Venet 等[6]人则证明重组人 IL-7 可通过激活雷帕霉素靶蛋白(mTOR)扭转细胞的代谢紊乱,从而恢复了 $CD4^+T$ 细胞的生理功能。在其他研究中,研究者对 $CD4^+T$ 细胞的不同亚型做了进一步研究,结果表明,组蛋白甲基化和染色质重塑可通过启动子 IFNG 和 GATA3 抑制 Th1 和 Th2 细胞的功能;脓毒症患者低水平表达维甲酸相关孤核受体 γt(RORγt)可能参与了 Th17 细胞无应答,从而增加了脓毒症患者继发真菌感染的机会[5,7]。近些年虽然脓毒症免疫抑制的机制研究大多数还停留在体外细胞和动物模型上,但这些基础研究仍为我们提供了脓毒症免疫治疗的新思路,因此,脓毒症免疫抑制发生发展的具体机制需要更多深入的临床试验加以论证。

随着对于脓毒症免疫抑制机制的不断理解,各类免疫刺激因子对于脓毒症的辅助治疗作用成为近几年研究的又一热点。

该研究中,研究者选择糖基化的 CYT107 作为免疫佐剂用于脓毒症休克患者的辅助治疗,虽然 CYT107 是首次应用于脓毒症患者,但已有临床试验证实其应用于其他疾病(例如 HIV 感染、恶性肿瘤、丙型病毒性肝炎等)合并淋巴细胞减少症的患者是安全有效的。而在该研究中,CYT107 治疗组的患者均出现了不同程度的皮疹,在停止肌内注射 CYT107 后皮疹消失,证明皮疹可能是 CYT107 引起的一个副作用。究其原因,可能与 CYT107 促进免疫细胞早期释放趋化因子和黏附分子有关,这些细胞因子有利于免疫细胞迁移至炎症部位及皮肤表面,从而引起变态反应,导致皮疹的出现。恰好这一现象也解释了 CYT107 在治疗早期(观察期的前 4 天)反而使得循环中的 T 细胞数量减低,这说明循环中的 T 细胞在趋化因子的作用下迁移至相应的靶器官发挥抗炎作用,直到用药 4 d 后才能检测到循环中 T 细胞的增加。但在该研究中,研究者并没有检测靶器官中 T 细胞总数的变化情况,同时,研究者也并没有针对 CYT107 治疗所出现的皮疹问题提出好的解决办法,仅仅只是停药处理,而且这也导致 4 名被纳入的患者提前终止了 CYT107 治疗,可能会对试验结果产生一定的影响。

除了 IL-7 外,还有一些细胞因子被证实可能对脓毒症免疫抑制具有免疫刺激作用,例如干扰素-γ(IFN-γ)、粒细胞集落刺激因子(G-CSF)和巨噬细胞集落刺激因子(GM-CSF)等。但以上细胞因子主要通过增加单核细胞、巨噬细胞、中性粒细胞等天然免疫细胞的数量及提高他们的生理功能来缓解脓毒症免疫抑制状态[5],这与 IL-7 调节适应性免疫阶段是不同的。虽然 IL-7 主要针对反应相对缓慢的适应性免疫起作用,但在脓毒症动物模型中,IL-7 能在造模后的 24～48 h 明显提高脓毒症小鼠的存活率,这可能是通过早期激活先天淋巴细胞(ILCs)和黏膜相关恒定的 T 淋巴细胞(MAITs)来实现的[8-9]。值得注意的是,以上有关于细胞因子调节脓毒症免疫抑制的研究仍缺少相关的临床研究证据,而另外两项有关于抗 PDL-1 单克隆抗体应用于脓毒症或脓毒症休克患者的临床试验已经结束,但目前还没有相应的文献发表[10-11]。随着脓毒症免疫抑制发病机制的不断深入,相信会有更多的免疫刺激因子被发现,从而应用于脓毒症的辅助治疗中。

综上所述,Francois 等人首次通过临床试验证实了 IL-7 发挥免疫刺激作用可以扭转脓毒症引起的淋巴细胞减少症,虽然该研究在设计方面及实施过程中存在一定的局限性,但仍为我们研究脓毒症的免疫治疗提供了有力的临床证据。

(华中科技大学同济医学院附属协和医院,尚游,崔术楠)

» 参考文献 «

[1] HOTCHKISS R S,MOLDAWER L L,OPAL S M,et al. Sepsis and septic shock[J]. Nat Rev Dis Primers,2016 Jun 30;2:16045.

[2] NGUYEN V, MENDELSOHN A, LARRICK J W. Interleukin - 7 and immunosenescence[J]. J Immunol Res,2017;2017:4807853.

[3] FRANCOIS B,JEANNET R,DAIX T,et al. Interleukin-7 restores lymphocytes in septic shock:the IRIS-7 randomized clinical trial[J]. JCI Insight,2018,3(5):e98960.

[4] POERFLINGER M,GLAB J,NEDEVA C,et al. Chemical chaperone TUDCA prevents apoptosis and improves survial during polymicrobial sepsis in mice[J]. Sci Rep,2016,6(3):34702.

[5] VAN DER POLL T,VAN DE VEERDONK F L,SCICLUNA B P,et al. The immunopathology of sepsis and potential therapeutic targets[J]. Nat Rev Immunol,2017,17(7):407-420.

[6] VENET F,DEMARET J,BLAISE B J,et al. IL-7 restores T lymphocyte immunometabolic failure in septic shock patients through mTOR activation[J]. J Immunol,2017,199(5):1606-1615.

[7] O'NEILL L A. KISH TON R J,RATH MELL J. A guide to immunome tabolism foe immunologists[J]. Nat Rev Immunol,2016,16(9):553-565.

[8] LEEANSYAH E,SVÄRD J,DIAS J,et al. Arming of MAIT cell cytolytic antimicrobial activity is induced by IL-7 and defective in HIV-1 infection[J]. PLoS Pathog,2015,11(8):e1005072.

[9] SHINDO Y,FUCHS A G,DAVIS C G,et al. Interleukin 7 immunotherapy improves host immunity and survival in a two-hit model of Pseudomonas aeruginosa pneumonia[J]. Leukoc Biol,2017,101(2):543-554.

[10] US NATIONAL LIBRARY OF MEDICINE. ClinicalTrials. govhttp://www. clinicaltrials. gov/ct2/show/NCT02960854(2017).

[11] US NATIONAL LIBRARY OF MEDICINE. ClinicalTrials. govhttp://www. clinicaltrials. gov/ct2/show/NCT02576457(2017).

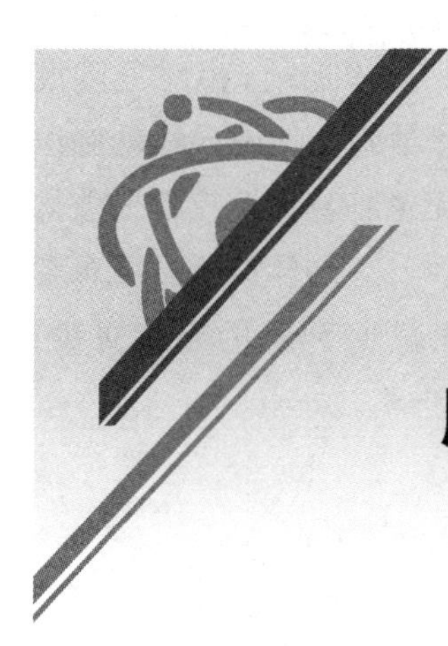

第六节 诱导性低温为脓毒症患者提供了选择

诱导性低温用于重症感染已有数十年，尽管动物研究发现低温可改善器官功能及生存预后[1-2]，小型临床研究也证实在感染性休克和严重 ARDS 患者中使用诱导性低温可以提高生存率[3]，但一直缺乏令人信服的证据。2018 年 Itenov 等[4]人在 *The Lancet Respiratory Medicine* 杂志上发表了一项名为"The Cooling And Surviving Septic Shock Study (CASS)"的研究，探讨诱导性低温对严重脓毒症患者预后的影响。

一、CASS 研究概况

这是一项多中心、前瞻性、随机、对照、开放性临床研究，纳入年龄≥50 周岁、需机械通气、平均动脉压<70 mmHg、预计 ICU 住院时间≥24 h 的脓毒症患者。符合标准的患者按 1∶1 匹配[根据病死率、年龄、急性生理和慢性健康评估Ⅱ(APACHEⅡ)评分的预测因素及研究地点分层]并随机分为诱导性低温组(220 例)与常规体温控制组(216 例)。诱导性低温组患者在分组后立即开始体温干预，2 h 内将核心体温降至目标温度 32～34 ℃(采用体表降温或血管内降温装置降温的方式)并维持 24 h；此后以 0.5 ℃/h 的速度缓慢复温至 37 ℃，并维持正常温度(36～38 ℃)48 h。常规体温控制组在分组后的最初 24 h 内不进行任何物理或药物的控温处理(心搏骤停除外)，此后应用药物或物理降温控制高热症状。所有患者除了体温管理不同外，其余均按照当时最新脓毒症指南进行治疗。研究主要终点为 30 d 全因病死率；次要终点包括 180 d 的全因病死率、ICU 住院天数、72 h 的 7 项器官相关结局(心脏或循环、呼吸、肾、肝、脑与镇静、凝血和感染)。

该研究计划纳入 560 例患者，在收集 436 例患者资料进行阶段性分析时，发现诱导性低温的实际受益为零，试验因无效而终止。主要研究终点，30 d 全因病死率：诱导性低温组 217 例患者中共 96 例(44.2%)死亡，常规体温控制组 215 例患者中共 77 例(35.8%)死亡[差异 8.4%，95% *CI*(0.8%～17.6%)；相对危险度 1.2 95% *CI*(1.0，1.6)；*P*=0.07]。次要研究终点方面，180 d 全因病死率：诱导性低温组 122 例(56.2%)死亡，常规体温控制组107 例(50.7%)死亡[差异 5.5%,95% *CI*(3.9% ~14.9%)];相对危险度 1.1[95%(0.9,1.3];P=0.25)。ICU 住院天数:两组之间无统计学差异。诱导性低温组的 30 d 内存活且无机械通气天数、无血管活性药物治疗天数和无肾脏替代治疗的天数均少于常规体温控制组。72 h的器官功能情况:与常规体温控制组相比,诱导性低温组患者机械通气和血管活性药物使用比例更多、血管活性药物较基线减少 50% 的患者更少、CRP 浓度减少超过 30% 的患者更少、需要镇静的患者更多。

二、CASS 研究的意义与局限

CASS 研究第一次以随机方式探讨诱导性低温对感染性休克合并急性呼吸衰竭患者预后的影响,旨在为脓毒症的治疗寻求可靠证据。该研究设计科学严谨、样本量大,且在欧洲与北美 3 个国家的多家 ICU 进行,研究结果推广性强。在 CASS 研究之前不论是动物还是临床研究,都表明诱导性低温治疗可以减轻全身炎症反应、降低氧耗、保护器官功能,最终改善预后。然而,从该项研究的结果中发现,诱导性低温不仅未能达到治疗有利的原则,而且还延迟部分器官功能恢复,甚至有增加全因病死率的风险,即便是组间病死率的统计学差异并非传统意义(P>0.05)那样明显,然而低温的应用确实产生了趋向死亡的优势(*RR*>1)。上述研究与既往研究结果相反的原因可能如下。

研究对象:在这项研究中,因考虑年轻感染性休克患者的病死率低,只纳入了 50 岁或 50 岁以上的患者作为研究对象。既往临床研究未限制年龄,动物研究也是采用健康壮年动物作为脓毒症模型。虽然诱导性低温组与常规体温控制组的年龄因素基线特征无明显差异,但老年人的免疫功能及各器官代偿能力不及年轻人,诱导性低温干预对这类人群的影响(副作用)是否大于年轻人,我们不得而知。此外,物种间的差异及动物模型的单一性与临床实际中患者的复杂性等因素,均可能导致研究结果的不一致。

基线特征:本研究以年龄、APACHE Ⅱ评分、研究地点及病死率分层进行 1∶1 匹配后,两组患者的基线水平看似基本一致,但基础血小板数量、SOFA 评分及基础心、肾功能情况仍存在差异,且均提示诱导性低温组患者病情重于常规体温控制组。

目标温度达标情况:试验拟定诱导性低温组在 2 h 内将核心体温降至目标温度,然而试验结果提示达到目标温度的中位时间为 3.2 h,并且有 23 例(11%)患者是在 6 h 以后才达到目标温度,还有 26 例(12%)患者未完成低温 24 h 和常温 48 h 的温度干预治疗。所以,未在拟定时间内将温度降至目标温度,亦可能是造成研究结果未达到预期结果的原因之一。

次要终点的监测时间点与监测指标:该研究设定分组后 72 h 作为各器官功能监测的时间点。诱导性低温组在诱导达到目标温度需要一定时间,且温度达标后需维持24 h,之后还需缓慢复温,并控温 48 h。在温度干预刚结束甚至尚未结束就评价各器官功能,或

 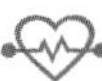

许并不能真实反映诱导性低温的作用。此外,诱导性低温本身就需要深度镇静镇痛甚至肌肉松弛,大剂量的镇静镇痛药物本身就抑制了呼吸与循环功能,还可能带来除低温之外的副作用。在这样深度抑制的状态下,再用这个时间点的呼吸机和血管活性药、镇静药的使用比例来评价器官功能,结果可能存在差异。

样本量与盲法:此项研究预计样本量560例,实际只纳入了436例,样本量未达预估水平,或许并不能最大限度反映该类人群在低温治疗后的真实临床结局。此外,虽然调查人员和指导委员会成员在评估结束前不获得数据,但研究人员和参与卫生保健的专业人员了解研究的分配情况,也可能产生一定程度的偏倚。

三、CASS研究的启示与展望

CASS研究虽然得出阴性结论,但该研究为脓毒症低温治疗提出了新的思考方向如下。

(一)诱导性低温对脓毒症患者还有用吗?

脓毒症患者的温度管理一直是热点话题。体温被认为是预测脓毒症预后的重要因素[5]。自发性低温被证实与疾病的严重程度及预后相关[6-7]。发热是脓毒症常见的症状,可促进免疫反应、抑制细菌生长、减慢病毒复制和增强抗菌药物作用,与更低的病死率及更短的住院时间有关[8]。但过高的温度不仅增加患者的不适、增加基础代谢及氧耗,还与组织损伤及心律失常等有关。尽管现有证据证明退热并未降低脓毒症患者的病死率[9],但80%以上的ICU医生仍会使用药物或者物理方式控制脓毒症患者的发热。自20世纪中期提出诱导性低温对系统性感染是一种潜在的干预措施以来,既往研究发现诱导性低温能改善严重脓毒症和严重ARDS患者的器官功能和预后[1-3]。然而,CASS研究与另一项低温干预细菌性脑膜炎的临床研究[10]一样,诱导性低温并不能改善预后,甚至可能增加死亡风险。诱导性低温曾经被认为是改善心搏骤停及颅脑损伤患者神经预后的有效措施,现在也出现越来越多阴性结局的研究[11-13]。但是在动物与细胞水平上的研究证实诱导性低温的确有减轻炎症水平、降低基础代谢、抗氧化应激、抗凋亡及改善器官功能的作用。近年来,线粒体功能障碍被认为是脓毒症导致器官功能障碍的主要因素[14],而诱导性低温也确实可以改善线粒体功能[15]。虽然CASS研究对于诱导性低温的治疗并未表现出明显的优势,考虑研究的局限,诱导性低温导致可能的副作用证据也不充分。CASS研究带给我们的不仅仅只是阴性的结果,相反,正是由于研究存在争议,且还有更多机制尚未明确,未来才需要更深入的基础与临床研究去证实。

(二)如何优化低温的实施过程?

目前临床应用的治疗性低温基本参照心搏骤停或脑损伤的低温实施过程。诱导性低温在脓毒症患者中应用的研究并不多。因此,需要确定低温干预的对象与时机,优化低温的实施过程。

关于脓毒症的研究,尽管已经开展了 100 多项治疗性临床试验,但目前还没有标准治疗方案。脓毒症的治疗缺乏进展,干预对象、时机和力度被认为是试验失败的原因之一。脓毒症具有高度异质性,不同的患者、不同的病程均有不同的病理生理特点,对低温的治疗反应也不同。正如低温对同样是心搏骤停的成人与幼儿、院外与院内患者,均有不同的效果一样,诱导性低温究竟让什么样的患者获益,目前仍未知。诱导性低温在 20 世纪 50 ~ 60 年代开始应用于严重的脓毒症,随后扩大适应证至严重的 ARDS 患者,均被证实安全有效。当时低温是作为一种挽救性治疗措施,降低炎症、代谢与氧耗,为治疗赢得时间。由于炎症与免疫反应贯穿脓毒症的整个病程,低温降低炎症反应的同时也抑制免疫反应[16]。因此,在过度炎症与免疫反应时应用诱导性低温,或许对改善器官功能及预后更有帮助。今后的研究中,可以根据病情严重程度、不同炎症反应及免疫状态对患者进行分层,更慎重地选择患者及目标进行低温干预。

实施细则:现有的低温实施流程均参照低温脑保护来实施。缺血缺氧性疾病对时间高度敏感,因此提倡尽早开始低温治疗。但脓毒症从发病到就医这个时间不确定,且脓毒症细胞及器官损害的时间长,低温何时开始,持续多长时间,目前尚无定论。再有,关于靶目标温度的问题,已有关于心肺复苏后目标体温管理的高质量研究发现,33 ℃和 36 ℃的体温对病死率与神经功能的影响无统计学差异[17-18]。脓毒症患者常合并严重器官功能障碍,温度越低并发症越明显;且大部分脓毒症患者意识清醒,治疗温度越低,所需镇静镇痛药物的剂量越大,副作用也更明显。因此,本研究中使用 32 ~ 34 ℃的目标温度是否最佳,值得商榷。今后的研究,可以设定不同起始时间、目标温度与持续时间,寻找最佳干预方案。

综上,虽然 Itenov 等人的这项研究存在一些局限,但作为一项高质量的临床研究,为脓毒症实施诱导性低温提供了重要参考意见。脓毒症患者应用诱导性低温时需谨慎,未来需要更多的研究来探讨诱导性低温对脓毒症患者的影响。

(广西医科大学第一附属医院,蒋良艳,汤展宏)

» 参考文献 «

[1] DING W, SHEN YH, LI Q, et al. Therapeutic mild hypothermia improves early outcomes in rats subjected to severe sepsis[J]. Life Sci, 2018, 199: 1-9.

[2] WILLIS R N J, CHARLES E J, GUIDRY C A, et al. Effect of hypothermia on splenic leukocyte modulation and survival duration in severely septic rats[J]. J Surg Res, 2017 Jul; 215: 196-203.

[3]HAYEK A J,WHITE H D,GHAMANDE S,et al. Is therapeutic hypothermia for acute respiratory distress syndrome the future? [J]. J Intensive Care Med,2017 Aug;32(7):460-464.

[4]ITENOV T S,JOHANSEN M E,BESTLE M,et al. Induced hypothermia in patients with septic shock and respiratory failure(CASS):a randomised,controlled,open-label trial[J]. The Lancet Respiratory Medicine,2018 Mar;6(3):183-192.

[5]BHAVANI S V,CAREY K A,GILBERT E R,et al. Identifying novel sepsis subphenotypes using temperature trajectories[J]. Am J Respir Crit Care Med,2019,200(3):327-335.

[6]STEINER A A,FONSECA M T,SORIANO F G. Should we assume that hypothermia is a dysfunction in sepsis? [J]. Crit Care,2017 Jan 11;21(1):8.

[7]KUSHIMOTO S,ABE T,OGURA H,et al. Impact of body temperature abnormalities on the implementation of sepsis bundles and outcomes in patients with severe sepsis:a retrospective sub-analysis of the focused outcome research on emergency care for acute respiratory distress syndrome,sepsis and trauma study[J]. Crit Care Med,2019,47(5):691-699..

[8]SUNDEN-CULLBERG J,RYLANCE R,SVEFORS J,et al. Fever in the emergency department predicts survival of patients with severe sepsis and septic shock admitted to the ICU[J]. Crit Care Med,2017 Apr:45(4):591-599.

[9]DREWRY A M,ABLORDEPPEY E A,MURRAY E T,et al. Antipyretic therapy in critically ill septic patients:a systematic review and meta-analysis[J]. Crit Care Med,2017 May;45(5):806-813.

[10]MOURVILLIER B,TUBACH F,VAN DE BEEK D,et al. Induced hypothermia in severe bacterial meningitis:a randomized clinical trial[J]. JAMA,2013 Nov 27;310(20):2174-2183.

[11]CONSTANT A L,MONGARDON N,MORELOT Q,et al. Targeted temperature management after intraoperative cardiac arrest:a multicenter retrospective study[J]. Intensive Care Med,2017 Asr;43(4):485-495.

[12] MOLER F W,SILVERSTEIN F S,HOLUBKOV R,et al. Therapeutic hypothermia after in-hospital cardiac arrest in children[J]. N Engl J Med,2017 Jan 26;376(4):318-329.

[13]COOPER D J,NICHOL A D,BAILEY M,et al. Effect of early sustained prophylactic hypothermia on neurologic outcomes among patients with severe traumatic brain injury:the POLAR randomized clinical trial[J]. JAMA,2018 Dec 4;320(21):2211-2220.

[14]REITSEMA V A,STAR B S,DE JAGER V D,et al. Metabolic resuscitation strategies to prevent organ dysfunction in sepsis[J]. Antioxid Redox Signal,2019,31(2):134-152.

[15]CHISHOLM K I,IDA K K,DAVIES A L,et al. Hypothermia protects brain mitochondrial function from hypoxemia in a murine model of sepsis[J]. J Cereb Blood Flow Metab,2016

Nov;36(11):1955-1964.

[16]GAO Y,ZHU J,YIN C,et al. Effects of target temperature management on the outcome of septic patients with fever[J]. Biomed Res Int,2017;2017:3906032.

[17]NIELSEN N,WETTERSLEV J,CRONBERG T,et al. Targeted temperature management at 33 degrees C versus 36 degrees C after cardiac arrest[J]. N Engl J Med,2013 Dec 5;369(23):2197-2206.

[18]IRISAWA T,MATSUYAMA T,IWAMI T,et al. The effect of different target temperatures in targeted temperature management on neurologically favorable outcome after out-of-hospital cardiac arrest:A nationwide multicenter observational study in Japan(the JAAM-OHCA registry)[J]. Resuscitation,2018 Dec;133:82-87.

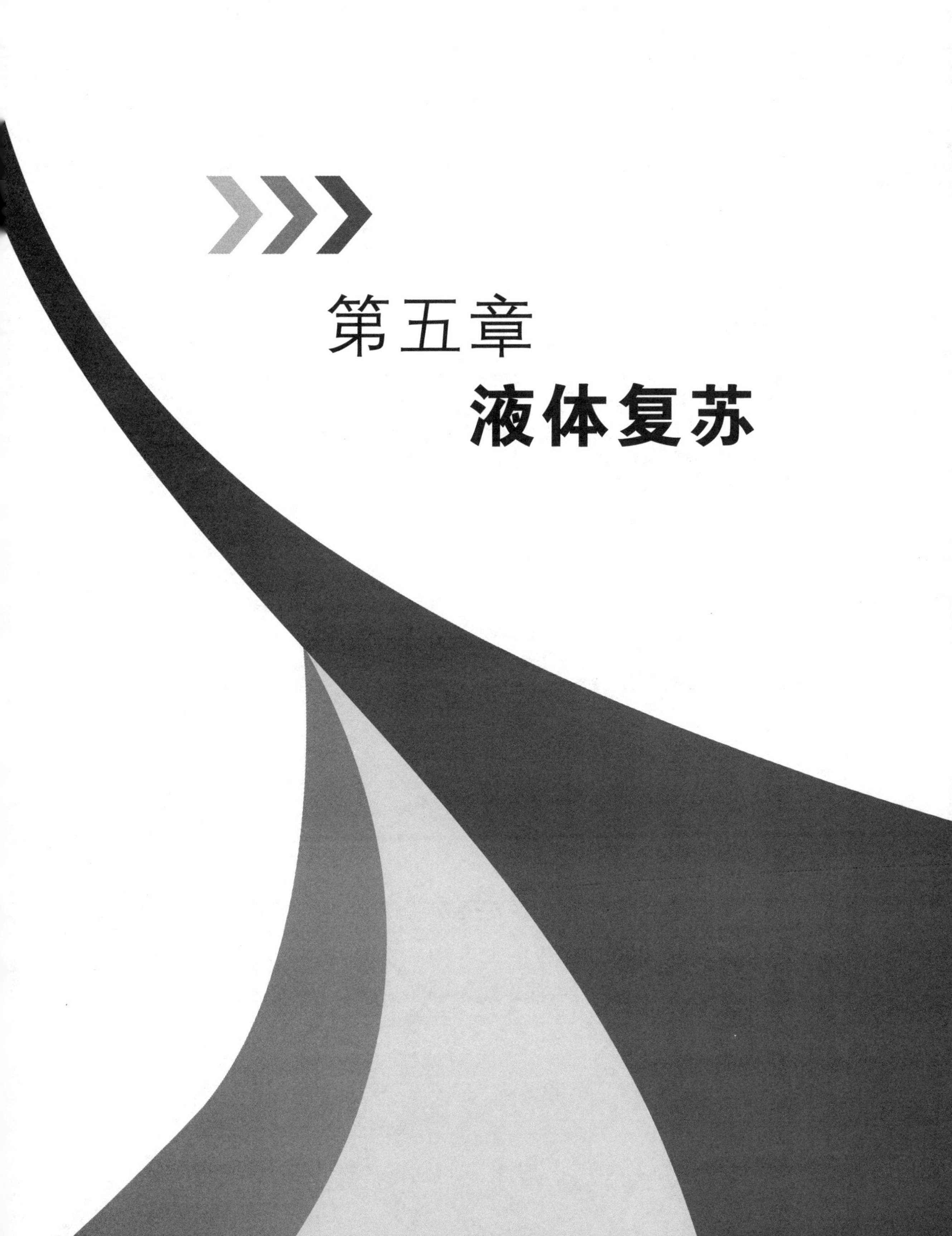

第五章
液体复苏

第一节
晶体液与胶体液复苏对低血容量休克微循环、中心静脉血氧饱和度及中心静脉-动脉血二氧化碳分压差的影响

一、晶体液与胶体液在低血容量休克中研究概况

休克是临床常见病症，其本质是有效循环血量不足、微循环灌注异常，进而细胞代谢紊乱，直至(多)器官功能受损甚至功能障碍；其中低血容量性休克作为危重症临床常见的一种休克类型，主要病因一般包括大出血、体液丢失或者液体渗漏[1]。

休克的复苏终点是恢复微循环灌注、纠正细胞代谢异常和器官功能。指南推荐的干预措施均以快速恢复大循环中血管内有效循环血量为目标，然后期望大循环的改善影响微循环，然而研究发现即使有效的优化体循环血流动力学指标，并不能保证微循环得到改善，病死率依然很高[2]。胶体和晶体是两种主要的血管内替代方案，用以恢复大出血后的血流动力学稳定性。目前，在液体复苏中，胶体的复苏效果已被证明优于晶体[3-4]，然而，哪种液体复苏方案对患者更为安全仍然存在争议，即使是第三代羟乙基淀粉(HES)130/0.4 的安全使用已经过详细的临床研究，得到了少量证据的支持[5]。因此，进一步了解 HES 复苏与晶体复苏的优缺点是非常重要的。

休克复苏的最终目标是纠正细胞氧代谢异常、维持器官功能。判断休克复苏过程中全身的氧输送(DO_2)是否满足机体的代谢需求，一般通过中心静脉血氧饱和度($ScvO_2$)和中心静脉-动脉血二氧化碳分压差($Pcv-aCO_2$)。

应用胶体及晶体是临床常用的液体复苏扩容方案，两种液体对大循环的作用效应已有大量研究，但哪种类型的液体对维持微循环灌注的效果较好，同时还能够改善 $ScvO_2$ 和 $Pcv-aCO_2$ 目前鲜有报道。

目前发表在 *Journal of Anesthsia* 一文对兔失血性休克进行了晶、胶液体复苏对微循环、$ScvO_2$ 及 $Pcv-aCO_2$ 的研究[6]，可能对了解液体复苏有一定的提示。研究方法：随机选择 44 只日本白兔(体重 2.5 ~3.0 kg)，将白兔分为两组。通过清除白兔 40% ~50% 血容

量(总出血量 80 mL)以诱导失血性休克,在 HES 组[对照组生理盐水(normal saline solution,NSS)]中,放血程序后 3 min 内静脉输注 20 mL 的 6% HES 130/0.4(对照组 40 mL 的 NSS),然后通过静脉以 160 mL/h(对照组 320 mL/h)的速率输注 30 min,直至补充总体积为 100 mL 的 HES(对照组 200 mL 的 NSS)。在其生命周期内采集耳腔和舌下黏膜微循环。

作者将白兔颈静脉和股动脉切开插管。取颈静脉和股动脉采血。导管(PediaSat 氧饱和度测定法,Edwards Lifesciations,美国),大小为 4.5F,经颈静脉置于上腔静脉,监测 $ScvO_2$。使用 Vigileo Monitor(Edwards Lifesciations,Irvine,CA,USA)对 $ScvO_2$ 进行持续监测。并从动脉(A)和中心静脉(CV)抽取血,测定血气,计算中心静脉-动脉血二氧化碳分压差($Pcv-aCO_2=PcvCO_2-PaCO_2$)。为测定红细胞的变形性,将洗净的红细胞置于 3.5% PVP 溶液中,进行线性递增剪切应力(0 ~ 150 dyn/cm^2)。通过激光衍射图的变化,得到了变形指数(DI)。DI 提供了在流场中变形 RBCs 的椭圆度的度量[7]。

使用旁流暗场成像装置(MicroScan,Microvision Medical,荷兰阿姆斯特丹)获得舌下微循环视频[8]。该技术是使用手持视频显微镜和频闪发光二极管环来实现的。光线被血红蛋白吸收,使红细胞看起来很暗,产生了微血管血流的高对比度视频。图像采集和分析是根据国际建议进行的,使用专用分析软件自动血管分析(AVA)4.3C 版。用一种与无菌罩的尖端相适应的多孔无菌金属环来提高旁流暗场成像装置的稳定性。放血、输液后行舌下微血管填塞,并与基线值进行比较。用 AVA 软件计算灌注血管比例[PPV(%)]和灌注血管密度[PVD(血管/mm^2)]。图像采集和分析是根据国际共识来进行的,图像的采集要求:①采集舌系带两侧 3 ~5 个点;②每一个点录取 4 s 稳定(视野范围移动<1/4);③以网状结构的微循环为观察目标,袢状结构微循环<30%;④聚焦直径<20 μm的微血管,微血管红细胞流动清晰;⑤血流无挤压造成的停顿或逆流现象。

对微循环图像指标的分析,主要以评估微血管密度和灌注为主。为了评价微循环密度,可用总血管密度(TVD)及 PVD 来表示微循环密度;用 PVD/TVDtt 值表示 PPV;当微循环图像中仅有直径<20 μm 的血管时,为了评价微循环灌注,共识提出了一种半定量评分方法,即微循环流动性指数。MFI,将微循环流动描述为"无流动""间歇性流动""连续缓慢流动""正常流动",每一个图像获得密度和灌注的指标以后,取 3 ~5 个图像的平均值。

欧洲舌下微循环第二共识建议,在应用舌下微循环指标来评估失血性休克患者的组织灌注时,首先评估微循环流动性指数(MFI),Arnaldo Dubin 及其团队研究表明功能毛细血管 MFI<2.6 是医院病死率的一个独立风险因素;其次评估总血管密度指标 TVD 或 De Backer 密度评分。

研究结果:HES 组白兔液体复苏后舌下微循环血管密度和灌注率均恢复正常。该组耳微循环的小动脉直径、血流速度、血流速率均保持不变,无微循环衰竭发生。然而,在对照组中，上述5项指标在液体复苏后均明显小于HES组。HES组$ScvO_2$和dCO_2恢复到各自的基线值明显优于对照组。

二、研究提示及局限

该研究对临床低血容量性休克液体复苏有重要提示，既往许多研究讨论的是晶体液及胶体液复苏对大循环的影响，2008年的一项荟萃分析纳入了63个随机对照试验，结果显示晶体液和胶体液用于外伤、烧伤、术后患者的复苏，生存率无差别。临床上即使全身血流动力学指标的改善和氧输送的恢复，可能无法完全阻止（多）器官功能损害的发展。对这种现象的解释一般是休克代偿期间积累的氧债、再灌注损伤、微循环灌注的持续抑制；虽然已经有很多实验性失血性休克的微循环描述研究，但是循环复苏后的微循环改变研究比较少（血流动力学的改善与微循环的改善有时并不完全同步）；具体而言，就是要充分评估和解决血管床之间微循环的灌注异质性问题（即局部微循环强灌注或灌注正常，局部微循环弱灌注或无灌注，这导致了器官功能因局部缺血缺氧导致的持续器官功能损伤或衰竭）。$ScvO_2$、$Pcv-aCO_2$可以反映机体氧供与氧耗之间的平衡状态，在一定程度上可以反映全身组织氧合状态，然而它能否反映微循环的异质性情况我们不得而知。本研究对临床较为实用且易获得指标进行组合研究，对判断低容量休克的复苏评价指标及晶、胶液体对代谢灌注指标有较好的指导价值。

但本研究仅为动物实验，且样本量较少，该研究究竟对临床有多大指导意义，是否该方案在临床推广应用，还得做许多临床多中心实验进行进一步评价，但是该实验方法临床可行，易于开展多中心研究。

三、研究对临床治疗的展望

文章对耳腔微循环和舌下微循环的主要研究结果进行了研究。放血后再灌注时，HES组舌下微循环的血管密度和灌注率均恢复正常，小动脉内径、血流速度、耳廓微循环血流速度均保持不变，无微循环衰竭发生。对照组在输注结束后，上述5个变量明显小于HES组。HES组$ScvO_2$和dCO_2恢复到各自的基线值明显优于对照组。

急剧失血会导致小血管和毛细血管崩塌，血流中断。本研究进一步证实了输注HES胶体液时可以恢复上述指标，而NSS不能维持血管容量，这与输注过多的NSS，通过毛细血管渗漏引起的组织水肿有关。注射大量晶体不仅会增加间质水肿，还会对周围循环产生不利影响，包括内皮细胞水肿导致的血管腔狭窄。

Lowell等[9]研究结果表明，因术中输注过多晶体液致体重增加，术后病死率呈剂量依赖性增加。增重20%以上，病死率达100%。术中输注量有可能决定存活率。除病死率外，输注过量的晶体液可引起胃肠功能障碍[10]，增加术后恶心、呕吐发生率[11]和感染率[12]。因此，推荐使用胶体作为一种新型的术中容量疗法，并且限制晶体液的使用。预计第三代胶体 HES 130/0.4 在维持循环血容量方面发挥重要作用。至于血管通透性，注意力应集中在糖萼层上。众所周知，过量输注会导致糖萼层脱落并增加血管通透性。在电子显微镜研究中，失血性休克后糖萼层的降解通过血浆部分恢复，但不是通过乳酸林格液的解决方案[13]。Strunden 等[14]研究了 HES 如何在小鼠肺部离体实验中通过肝素酶修饰肺微血管的糖萼分解。他们表明，HES 130/0.4 通过糖萼保护起到维持肺循环的作用。然而，由于大量晶体引起的糖萼层的变化尚未通过电子显微镜直接证实。

就输注量而言，HES 的量是失血量的 1.25 倍，NSS 的一半。NSS 与 HES 的比值是根据 Hartog 等人先前的综述，他在外科研究中得出结论为 1.8(标准差 0.1)。这个比值远低于通常认为的 3 或 4，以实现类似的血流动力学效应。HES 输注量是根据 Stand 等[15]人先前的一项研究报告选择的。容量试验者在 30 min 内捐出其计算血容量的 18%，然后随机 6% 接受 HES 130/0.4、6% HES 70/0.5 或 6% HES 200/0.5(交叉设计)，与其失血量之比为 1∶1.2。然后测定血流动力学参数、股四头肌组织氧分压、红细胞压积、血小板压积、血浆黏度、胶体渗透压、血小板聚集率。

尽管评估心输出量，氧输送和氧消耗的最准确办法是有创血流动力学监测，但在紧急情况下通常无法及时获取。简单的血气驱动变量，如 $ScvO_2$，可以帮助临床医生确定液体复苏的必要性[16]。在我们的研究中，$ScvO_2$ 在失血性休克和液体复苏过程中均表现出明显的变化。$ScvO_2$ 反映了红细胞(RBC)和舌下微循环的实际情况。因此，$ScvO_2$ 可作为失血性休克复苏的补充指标。

失血性休克的病理生理特点是全身微循环衰竭，导致机体无氧代谢。HES 组输注完毕后，观察到的微循环指标及 $Pcv-aCO_2$ 均明显恢复。这些结果提示 HES 组织灌注和氧合恢复正常。当血液流量正常或恢复时，无氧代谢产生的二氧化碳可以被洗掉[17]。我们的结果表明，dCO_2 可能是复苏的一个良好的血流动力学终点。监测 $Pcv-aCO_2$ 可能是评估复苏期间组织氧合是否充分的有用工具。

在本研究中，HES 组的尿量明显高于对照组。据报道，HES 可损害肾脏[18]。然而，在 CHEST 研究中[19]，急性肾损伤很少是由 HES 引起的。本研究的液体复苏结果表明，第三代 HES 130/0.4 与作为对照组的生理盐水之间的病死率没有差异。先前的 Cristal 研究[20]比较了在重症监护室接受治疗的低血容量休克患者的胶体(HES、白蛋白、右旋糖酐、明胶)和晶体(生理盐水、高渗盐水、乳酸林格液)。胶体组病死率较低，但两组之间的急性肾损伤或肾替代治疗无显著性差异($P>0.05$)。Van Der Linden 等[21]人对四淀粉(第三代 HES)和其他输液(白蛋白、明胶、右旋糖酐、第二代 HES 等)进行了荟萃分析，结果表明，在这些溶液中，最大肌酐值或肾脏替代治疗率均无显著性差异。Konrad 等[22]人研究表明用 HES 130/0.4 进行血液稀释时，髓质和皮质的肾微血管氧合明显高于用晶体进行血液稀释时肾微血管氧合作用。前者的结论是 HES 130/0.4 保护肾功能。

本研究采用耳腔法对 20～100 μm 的小动脉进行了分析，并通过对舌下微循环的观察，对毛细管（10～20 μm）和小动脉（20～100 μm）进行了分析。在耳中评估皮肤的血流量。舌下微循环反映的是颅区的血流，它比皮肤血流更靠近心脏。因此理论上，舌下微循环的 PPV 和 PVD 变化小于皮肤微循环的小动脉血流速度。舌下微循环的局限性是对 PPV 和 PVD 的研究是半定量的，舌下微循环没有观察到与耳小动脉相同的血管，而 PPV 和 PVD 是在舌下 5 个点的观测值取平均值。

评价液体疗法对失血性休克兔模型微循环、$ScvO_2$ 和 dCO_2 的影响，结果表明，静脉注射 HES 比 NSS 更能维持外周循环、足够的组织氧合和灌注。

目前，临床上可容易获得舌下微循环指标，$ScvO_2$、dCO_2 的指标，针对失血性休克，通过监测上述指标，来观察晶体液及胶体液的复苏效果，减少不必要的、过多的液体复苏，这也体现了创伤失血性休克的创伤液体（损伤液体）复苏的准则，更进一步体现目标导向的液体最小化（targeted fluid minimization，TFM）的液体复苏理念。

（青海省人民医院，马四清）

》参考文献《

[1] KOMORI M, SAMEJIMA Y, OKAMURA K, et al. Effects of crystalloids and colloids on microcirculation, central venous oxygen saturation, and central venous-to-arterial carbon dioxide gap in a rabbit model of hemorrhagic shock[J]. Journal of Anesthesia, 2019, 33(1): 108-117.

[2] HE HW, LIU DW, INCE C. Colloids and the microcirculation[J]. Anesth Analg, 2018, 126(5): 1747-1754.

[3] NAUMANN D N, BEAVEN A, DRETZKE J, et al. Searching for the optimal fluid to restore microcirculatory flow dynamics after haemorrhagic shock: a systematic review of preclinical Studies[J]. shock, 2016, 46(6): 609-622.

[4] JOOSTEN A, DELAPORTE A, ICKX B, et al. Crystalloid versus colloid for intraoperative goal-directed fluid therapy using a closed-loop system: a randomized, doubleblinded, controlled trial in major abdominal surgery[J]. Anesthesiology, 2018, 128(1): 55-66.

[5] HARTOG C S, KOHL M, REINHART K. A systematic review of thirdgeneration hydroxyethyl starch (HES 130/0.4) in resuscitation: safety not adequately addressed[J]. Anesth Analg, 2011, 112(3): 635-645.

[6]KOMORI M,SAMEJIMA Y,OKAMURA K,et al. Effects of crystalloids and colloids on microcirculation,central venous oxygen saturation,and central venous-to-arterial carbon dioxide gap in a rabbit model of hemorrhagic shock[J]. Journal of Anesthesia,2019,33(1):108-117.

[7] KAMENEVA M V,UNDAR A,ANTAKI J F,et al. Decrease in red blood cell deformability caused by hypothermia,hemodilution,and mechanical stress:factors related to cardiopulmonary bypass[J]. ASAIO J,1999,45(4):307-310.

[8] GOEDHART P T,KHALILZADA M,BEZEMER R,et al. Sidestream Dark Field(SDF) imaging:a novel stroboscopic LED ringbased imaging modality for clinical assessment of the microcirculation[J]. Opt Express,2007,15(23):15101-15114.

[9] LOWELL J A,SCHIFFERDECKER C,DRISCOLL D F,et al. Postoperative fluid overload:not a benign problem[J]. Crit Care Med,1990,18(7):728-733.

[10]LOBO D N,BOSTOCK K A,NEAL K R,et al. Effect of salt and water balance on recovery of gastrointestinal function after elective colonic resection:a randomised controlled trial[J]. Lancet,2002,359(9320):1812-1818.

[11] MORETTI E W,ROBERTSON K M,EL-MOALEM H,et al. Intraoperative colloid administration reduces postoperative nausea and vomiting and improves postoperative outcomes compared with crystalloid administration[J]. Anesth Analg,2003,96(2):611-617.

[12] SILVA J M J,DE OLIVEIRA A M,NOGUEIRA F A,et al. The effect of excess fluid balance on the mortality rate of surgical patients:a multicenter prospective study[J]. Crit Care,2013,17(6):R288.

[13] KOZAR R A,PENG Z,ZHANG R,et al. Plasma restoration of endothelial glycocalyx in a rodent model of hemorrhagic shock[J]. Anesth Analg,2011,112(6):1289-1295.

[14] STRUNDEN M S,BORNSCHEUER A,SCHUSTER A,et al. Glycocalyx degradation causes microvascular perfusion failure in the ex vivo perfused mouse lung:hydroxyethyl starch 130/0.4 pretreatment attenuates this response[J]. Shock,2012,38(5):559-566.

[15] STAND T,BURMEISTER M A,SCHROEDER F,et al. Hydroxyethyl starch(HES) 130/0.4 provides larger and faster increases in tissue oxygen tension in comparison with prehemodilution values than HES 70/0.5 or HES 200/0.5 in volunteers undergoing acute normovolemic hemodilution[J]. Anesth Analg,2003,96(4):936-943.

[16] KOCSI S,DEMETER G,FOGAS J,et al. Central venous oxygen saturation is a good indicator of altered oxygen balance in isovolemic anemia. Acta Anaesthesiol Scand,2012,56(3):291-297.

[17] NÉMETH M, TÁNCZOS K, DEMETER G, et al. Central venous oxygen saturation and carbon dioxide gap as resuscitation targets in a hemorrhagic shock[J]. Acta Anaesthesiol Scand,2014,58(5):611-619.

[18] PERNER A,HAASE N,GUTTORMSEN A B,et al. Hydroxyethyl starch 130/0.42 versus Ringer's acetate in severe sepsis[J]. N Engl J Med,2012,367(2):124-134.

[19] MYBURGH J A,FINFER S,BELLOMO R,et al. Hydroxyethyl starch or saline for fluid resuscitation in intensive care[J]. N Engl J Med,2012,367(20):1901-1911.

[20] ANNANE D,SIAMI S,JABER S,et al. Effects of fluid resuscitation with colloids vs crystalloids on mortality in critically ill patients presenting with hypovolemic shock:the CRISTAL randomized trial[J]. JAMA,2013,310(17):1809-1817.

[21] VAN DER LINDEN P,JAMES M,MYTHEN M,et al. Safety of modern starches used during surgery[J]. Anesth Analg,2013,116(1):35-48.

[22] KONRAD F M,MIK E G,BODMER S I,et al. Acute normovolemic hemodilution in the pig is associated with renal tissue edema,impaired renal microvascular oxygenation,and functional loss[J]. Anesthesiology,2013,119(2):256-269.

第二节
早期持续性预防性低温治疗对严重创伤性脑损伤神经结局的影响

一、POLAR-RCT 研究概况

低温用于创伤性脑损伤一直存在争议。2018 年 10 月,*JAMA* 发表了 POLAR-RCT 临床研究结果。

POLAR-RCT 研究是一项多中心、部分盲法、随机对照试验,由 6 个国家(澳大利亚、法国、沙特阿拉伯、卡塔尔、瑞士、新西兰)的 14 个研究机构共同完成。

1. 纳入标准

临床诊断为钝性创伤引起的严重创伤性脑损伤(severe traumatic brain injury, STBI),格拉斯哥昏迷评分法(Glasgow Coma Scale, GCS)<9 分,年龄为 18 ~ 60 岁,已经气管插管或需要紧急气管插管的患者。排除标准:受伤>3 h,伤后>2.5 h 才转运到医院,收缩压<90 mmHg,心率>120/min,现场发生心搏骤停,格拉斯哥昏迷评分法(Glasgow Coma Scale, GCS)评分 3 分,并瞳孔固定,临床很明显出血,妊娠。最初预测需要 364 例患者,为了应对预期的随访丢失以及由于并发症和不恰当的医护诊断导致的低温中止,样本量增加至 511 例。因而是迄今为止有关 TBI 低温治疗的样本量最大的临床试验。

2. 干预方法

符合纳入标准的患者按照 1 : 1 的比例随机分配到低温组(n=266,47% 为院前患者)和常温组(n=245,42% 为院前患者)。低温组根据随机的地点在院前或者急诊科给予静脉输注 4 ℃生理盐水(以 100 mL/min 速度输注 1 ~ 2 L,具体用量视气管插管状态而定),达到目标温度 35 ℃。然后,通过温度控制台和体表变温睡袋或变温包或变温毯覆盖大约 40% 体表面积,将体温滴定至核心温度为 33 ℃,维持至少 72 h。同时监测颅内压(ICP),如果 ICP 升高,则低温持续至 7 d。然后,缓慢复温,避免 ICP 不稳定。常温组目标温度为 37 ℃,如果体温超过 38 ℃,则用扑热息痛或变温袋使之达到 36.5 ~ 37.5 ℃。其他的治疗措施根据患者管床医生的经验。从受伤到初始目标温度达到35 ℃的中位数时间为2.5 h,186例患者(71.5%)从受伤到最终目标温度33 ℃的中位数时间为10.1 h。两组患者的温度存在很明确和显著的区别。

该研究从2010年12月开始纳入患者,2017年11月结束,2018年5月完成最后一例患者随访。

3. 结局

(1)主要结局　受伤后6个月时良好神经功能结局[glasgow outcome score extended (GOSE)5~8],两组的比例为低温组48.8%,常温组49.1%[RR=0.99,95% CI(0.82,1.19);P=0.94]。两组肺炎发生率分别为55.0%和51.3%[RR=1.07,95% CI(0.91,1.27);P=0.40],颅内出血增加的发生率分别为18.1%和15.4%[RR=1.23,95% CI(0.43,3.5);P=0.70]。因此该研究的结论是,在严重创伤性脑损伤患者,早期预防性低温治疗不能改变6个月时患者的神经功能结局[1]。

(2)次要结局　①用比例比模型对比两组6个月时GOSE评分(5~8分),无差异;②用滑动二分法对比两组6个月时GOSE评分,无差异;③治疗组分析,与意向治疗组分析结果近似;④两组出院病死率和6个月病死率,无差异;⑤副作用:出血无差异;⑥无证据表明降温睡袋更增加皮肤损害;⑦两组患者接受外科血肿清除术,无差异;⑧平均机械通气天数,低温组平均延长1 d。

二、对POLAR-RCT的评价

1. 试验设计

POLAR-RCT是一个大样本的RCT研究,实现了区组随机化和密封信封的分配隐藏。其随机化由院前医护人员或急诊科工作人员进行。为了保证均衡随机(院前或急诊科),进行分层,而且分层也是基于地理位置。其结局评价者实行盲法评价,而随机和盲法则是RCT的基础。本研究采用随访和意向治疗分析,且失访率很低。研究所设计的快速诱导低温意味着对二次损伤的影响更加优化。并且有82%的效力能检测出良好神经结局绝对风险增加15%的幅度(P=0.05)。这是涉及TBI低温治疗这个问题样本量最大、执行得最好的临床试验。

2. 基线特征

本研究纳入的病例有很好的基线特征平衡,包括Marshal评分、GCS评分、不良结局可能性(IMPACT-TBI评分;验证评分——综合考虑到年龄、运动评分、瞳孔反应、缺氧和低血压)。其中80%为男性,45%的患者血酒精浓度异常,GCS评分平均值=6分,平均年龄35岁。这些基线特征的平衡让两组具有很好的可比性,从而保证了研究结果的可信度。

两组共同处理措施：①80%患者接受了ICP监测；②渗透性药物使用相当；③低温组去甲肾上腺素用量更大；④窦性心动过缓：低温组18.8% vs 常温组4.2%；⑤20%-25%患者接受了开颅术，只有3%的患者接受了去骨瓣减压术；⑥液体平衡两组无差异；⑦ICP两组无差异；而且低温组在复温阶段ICP没有发生波动。这些其他处理措施的均衡也保证了研究结果免受其他因素干扰。

POLAR-RCT存在的缺陷：①尽管结局评价员采用盲法评价，但床旁医护人员非盲法。②随机分配到低温组的患者中，有很高比例没有达到目标体温，19%的患者被评估为不适合低温治疗或者中途撤出；13%的患者达不到33 ℃。

三、关于TBI低温治疗临床试验的思考

神经元损伤的温敏性是低温治疗的理论基础。TBI是首位致死和致残原因。在欧洲，37%的全部损伤相关病死率均由TBI引起或与其相关。在严重TBI（GCS评分<8分）中，几乎半数患者结局不良（包括死亡、植物状态或重度残疾）。低温一直被认为可以降低颅内压，减少TBI后二次损伤，是因为它有如下的科学合理性和实验室证据，即细胞和分子水平的神经元损伤是高度温敏性的，而低温有神经保护作用。

关于其疗效的质疑，几乎和它的临床应用相伴而生。自1940年首次被用于严重颅脑损伤患者并取得较好的效果后，多个研究发现低温治疗增加TBI病死率。其后，低温治疗陷入沉寂。直到1980年，几个动物实验证实轻度低温对于严重创伤性脑损伤有保护作用，人们对于低温治疗的兴趣又被重新唤醒。然而，关于TBI低温的治疗作用一直争论不休，主要涉及3个方面：①低温和常温比较是否有效；②短期低温和长时间低温哪个更好；③头部低温和全身低温哪个更好？文献中将受伤后早期开始的、为了预防颅内压升高的低温措施称为预防性低温，而针对顽固性颅内压升高的叫作治疗性低温[2]。

Clifton于2001年发表的一项纳入392例TBI的RCT研究，在损伤后将患者的体温在8 h内降至33 ℃，治疗结局无改善（两组病死率分别为28% vs 27%，$P=0.79$；第6个月时GOS评分提示结局较差的患者比例均为57%）[3]。他们认为在此研究中，因为低温诱导速度太慢导致无神经保护作用，而且针对入院时低体温的患者进行复温是有害的。EUROtherm 3235临床研究的对象为ICP升高（ICP>20 mmHg）的TBI患者。该研究证实，尽管低温可以降低ICP，但患者存在更大的死亡风险和更差的神经功能结局[4]。美国脑创伤基金会（BTF）一项针对低温治疗sTBI的高质量临床试验的Meta分析显示，低温显著增加了远期良好神经功能结局[$RR=1.46$，95% CI（1.12，1.92），$P=0.006$]。在2016年BTF发布的《第4版严重创伤性脑损伤管理指南》中，该组织重新评估了第3版指南中的Meta分析，并指出了在严重创伤性脑损伤患者不推荐预防性低温治疗[5]。POLAR-RCT则是在早期、持续低温可能让严重TBI患者受益的假设下，做出了在院前或

者院内早期快速诱导低温的试验设计。但如前所述,结果并未如预期那样令人满意。

多种因素导致了从基础到临床的转化医学研究的困惑。诚如 Peter 在同期 *JAMA* 上针对 POLAR-RCT 发表的编者按里所推测的那样,针对 TBI 的低温治疗临床试验的失败,是否与人类体积较实验动物更大、人脑相对于鼠脑有更多的脑沟脑回有关? 这都是值得进一步对比研究和阐明的问题[6]。

TBI 和许多其他的危重病一样,病理生理机制复杂,治疗措施众多,相互之间的影响更是复杂。从临床角度看,很难做到在严格控制其他混杂因素前提下,对低温这一个处理因素进行准确评估。RCT 参与的中心越多,其他治疗措施的离散度越大,对试验结果的影响越大。尽管存在一些不足,POLAR-RCT 研究仍然是迄今为止样本量最大、设计最为完善、执行最得力的一个临床研究。它和其他临床试验一起巩固和强调了在 TBI 早期使用预防性低温治疗不会让患者受益这一结论,而这一结论必将对有关 TBI 救治的指南或共识产生深远影响。这一理念也应该被贯彻到急诊医学和重症医学的临床中去。

(武汉大学人民医院重症医学科,余追)

» 参考文献 «

[1]COOPER D J. Effect of early sustained prophylactic hypothermia on neurologic outcomes among patients with severe traumatic brain injury:the POLAR randomized clinical trial[J]. JAMA,2018,320(21):2211-2220.

[2]CHIU A W,HINSON H E,Future directions for hypothermia following severe traumatic brian injury[J]. Semin Respir Crit Care Med,2017,38(6):768-774.

[3]CLIFTON G L. Lack of effect of induction of hypothermia after acute brain injury[J]. N Engl J Med,2001,344(8):556-563.

[4]ANDREWS P J. Therapeutic hypothermia to reduce intracranial pressure after traumatic brain injury:the eurotherm 3235 RCT[J]. Health Technol Assess,2018,22(45):1-134.

[5]CARNEY N. Guidelines for the management of severe traumatic brain injury,Fourth Edition[J]. Neurosurgery,2017,80(1):6-15.

[6]DOCHERTY A,EMELIFEONWU J,ANDREWS P. Hypothermia after traumatic brain injury[J]. JAMA,2018,320(21):2204-2206.

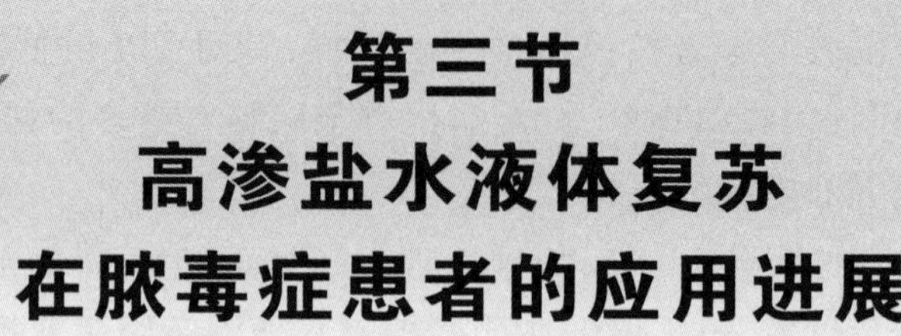

第三节 高渗盐水液体复苏在脓毒症患者的应用进展

高渗盐水液体复苏在临床上已使用了 30 多年，特别是应用于脓毒症、重型颅脑外伤、失血性休克、烧伤等重症患者，但由于高质量的临床研究较少，使得其有效性及安全性始终存有争议，限制了其在临床上广泛应用。最近，Orbegozo 等[1]发表了一项 Meta 分析，系统评估了脓毒症患者应用高渗盐水液体复苏的临床价值。

一、研究概况

该研究在 PubMed 和 Embase 数据库中检索脓毒症患者应用高渗盐水液体复苏的随机对照试验（randomized controlled trial，RCT），检索文献的出版日期截至 2018 年 1 月 31 日，不限制出版语种和患者年龄，重点评估高渗盐水对患者血流动力学，水、电解质、酸碱平衡，肾功能，凝血功能，免疫功能，微循环，ICU 住院时间和病死率等的影响。使用 Cochrane 偏倚风险工具（RoB2.0）对纳入文献进行偏倚风险评估，应用 GRADE 系统评估研究结果的证据等级。

最终纳入 8 项研究（381 例患者）进行 Meta 分析，这些文献的偏倚风险较高。其中 5 篇英文文献，3 篇中文文献；2 项研究人群是儿童；高渗盐水浓度从 3.0% ~7.5% 不等，剂量为 4 ~15 mL/kg，或者是 250 ~500 mL/次的固定剂量。

研究结果显示：脓毒症患者使用高渗盐水液体复苏同对照组比较，能够明显减少补液量[-702 mL；95% *CI*(-337，-1 066) mL；*P*<0.001；证据级别，中等]；短暂升高血钠和血氯水平，对肾功能无不利影响（证据级别：中等）；改善部分血流动力学指标和免疫功能（证据级别：极低）；对病死率无明显影响[*OR*=0.946；95% *CI*(0.688，1.301)；*P*=0.733；证据级别，低]。

二、研究的意义和局限

多个脓毒症液体复苏的试验观察到，同生理盐水或林格氏液对照组相比，高渗盐水组仅需少量容量即可迅速增加血容量、改善微循环、减轻组织水肿。但是，迄今为止，这些研究多是动物实验，临床研究较少且多是小样本；而且，有相当多研究没有报道某些重要的临床预后指标，比如肾功能、凝血功能或不良反应等。因而，缺乏高质量的证据支持或反对临床上广泛应用高渗盐水。本研究目的是想通过 Meta 分析，为高渗盐水在脓毒症的使用提供高级别的循证学依据。

脓毒症患者使用高渗盐水液体复苏，包括：①液体需求量更少（证据级别：中等）；②安全性良好（证据级别：中等）；③对病死率无明显影响（证据级别：低），虽然该研究明确提出，但该研究仍存在一些局限性。

纳入 Meta 分析的各项研究异质性大，如①高渗盐水浓度不一致，分别有 3.0%、3.5%、4.0%、7.2% 和 7.5% 等；②高渗盐水剂量及输注速度差异大；③预后指标不一致；④观察时间不等；⑤成人和儿童研究一起纳入分析等。研究异质性过大可能影响该研究结果的可靠性或推荐的证据级别。

对纳入分析的每篇研究进行偏倚风险评估，发现偏倚风险高。有些研究甚至未能清晰地描述其实验方法，纳入分析的研究中没有实施盲法。

尽管该研究发现高渗盐水安全性良好，但有研究显示，对于基础存在高钠高氯血症或肾功能不全的高危人群，输注超生理范围的含氯液体可能导致高氯性酸中毒，从而恶化患者肾功能甚至增加病死率[2-3]；大剂量高渗盐水的安全性更需关注，如 Asfar 等[4]在脓毒症患者入住 ICU 头 72 h 期间，反复给予 3% 高渗盐水负荷剂量（每次 280 mL），72 h 内平均输注 1 400 mL 高渗盐水，结果发现，39% 患者由于重度高钠血症（血钠水平 > 155 mmol/L）或 24 h 内血钠水平升高 > 12 mmol/L 而被迫终止试验；此外，该 Meta 分析纳入的各项研究都没有报道出、凝血的不良事件，而有研究发现高氯性酸中毒会影响凝血系统，可能增加围手术期患者的失血或输血量[5]。因此，今后工作仍需关注高渗盐水的安全性，特别是高渗盐水大剂量应用于高危人群时。

该研究探讨了高渗盐水对免疫系统和微循环的影响，但分别仅纳入一项 RCT 进行 Meta 分析；高渗盐水对 ICU 住院时间的影响也只有两项 RCT。缺少足够数量的研究进行 Meta 分析，可能导致相关研究结果的证据级别低下。

三、与其他重要研究的比较

2017 年，Pfortmueller 等[6]系统综述了高渗盐水在重症患者的临床应用。这两项研究的主要差异在于，Orbegozo 研究对象局限于脓毒症/感染性休克患者，Pfortmueller 研究对象纳入所有液体复苏方案是高渗盐水与晶体液的重症成人患者，包括脓毒症/感染性休克、创伤、腹部或心脏外科围手术期患者、心源性休克、心力衰竭及肾衰竭等重症患者，仅排除儿童、孕妇及颅高压患者，最终纳入 25 项临床研究。可见，Pfortmueller 研究异质性更大，但该研究同样显示：①高渗盐水明显减少输液量和累积液体正平衡。②血钠水平较前有所增高，尤其多见于禁食或容量不足患者，但多数在正常范围(135～145 mmol/L)或轻度高钠血症(145～150 mmol/L)，并在36 h内恢复正常；仅有一项研究观察到高钠血症持续3 d，但患者并没有发生高钠血症相关并发症。③高氯血症一般在24 h内恢复正常。此外，Pfortmueller发现，有微弱证据支持高渗盐水减少围手术期患者的并发症，缩短ICU住院天数，降低病死率。

最近，Farrokh等[7]综述了神经重症患者液体和高渗药物的最新进展。与Orbegozo研究明显不同，Farrokh研究对象是神经重症患者，重点比较高渗盐水与甘露醇治疗颅高压的临床意义，没有关注高渗盐水液体复苏的效果，但比较了晶体液与缓冲晶体液的液体复苏价值，结果表明高渗盐水和甘露醇都能够有效控制颅高压，而且高渗盐水使用渐趋普遍，但高渗盐水改善预后的证据仍不充分。

四、研究的启示和展望

脓毒症患者最佳液体的选择问题始终是争论热点，目前最新指南推荐液体复苏首选晶体液(生理盐水或林格氏液)，反对选择人工胶体液[8]，但是晶体液大量输注又带来组织水肿和液体过度的问题[9]。高渗盐水因其高渗特点，其在健康人群的扩容效果是晶体液的4～5倍，仅需少量容量即能明显改善血流动力学，从而减少输液量及减轻组织水肿，并可能改善预后。该研究虽然未能观察到高渗盐水液体复苏降低脓毒症患者病死率的益处，但进一步证实了高渗盐水能够明显减少输液量，而且安全性良好。因此，该研究至少表明：高渗盐水可用于脓毒症患者液体复苏，安全有效，可作为生理盐水或林格氏液之外的新选择。

如前所述，该Meta分析纳入的各项研究异质性大，故高渗盐水对病死率的影响尚不能完全排除。有研究发现，高渗盐水未能降低失血性休克整体人群的病死率，但能够改善血压明显下降的亚组人群存活率[10]。因此，我们有理由推测：如果针对脓毒症患者的某些特殊人群，比如毛细血管渗漏明显、组织高度水肿但血管内容量不足的患者，高渗盐水减少液体正平衡、减轻组织水肿、改善血管内皮细胞功能等特点可能会具有特别优势，甚至可能直接降低患者病死率。今后我们应该开展针对性研究来证实该临床问题。

近年来，大家日益关注高氯血症的危害，如酸中毒、凝血障碍、肾功能恶化甚至病死率增加等[11]。该研究确实观察到高渗盐水会导致高氯血症，但只是一过性、短暂性升高，未发现肾功能恶化、病死率增加等预后不良事件，提示安全性良好。但是，我们仍需明确高钠高氯血症或肾功能不全等高危人群应用高渗盐水的安全性，特别是大剂量使用时。

总之，该研究表明脓毒症患者液体复苏时选择高渗盐水安全有效，高渗盐水可作为生理盐水或林格氏液之外的新选择。未来需要开展高质量的 RCT 明确最可能获益的人群,以及探讨高渗盐水的最佳浓度、剂量和疗程等问题。此外,高渗盐水应用于其他重症患者(如创伤、神经重症或围手术期患者等)的价值也需进一步明确。

(北京大学深圳医院 ICU,黄磊)

» 参考文献 «

[1] ORBEGOZO D, VINCENT J L, CRETEUR J, et al. Hypertonic saline in human sepsis: a systematic review of randomized controlled trials[J]. Anesth Analg, 2019, 128(6): 1175-1184.

[2] ORBEGOZO D, SU F, SANTACRUZ C, et al. Effects of different crystalloid solutions on hemodynamics, peripheral perfusion, and the microcirculation in experimental abdominal sepsis[J]. Anesthesiology, 2016, 125(4): 744-754.

[3] SHAW A D, RAGHUNATHAN K, PEYERL F W, et al. Association between intravenous chloride load during resuscitation and in-hospital mortality among patients with SIRS [J]. Intensive Care Med, 2014, 40(12): 1897-1905.

[4] ASFAR P, SCHORTGEN F, BOISRAMÉ-HELMS J, et al. Hyperoxia and hypertonic saline in patients with septic shock (HYPERS2S): a twoby - two factorial, multicentre, randomised, clinical trial[J]. Lancet Respir Med, 2017, 5(3): 180-190.

[5] ORBEGOZO CORTÉS D, RAYO BONOR A, VINCENT J L. Isotonic crystalloid solutions: a structured review of the literature[J]. Br J Anaesth, 2014, 112(6): 968-981.

[6] PFORTMUELLER C A, SCHEFOLD J C. Hypertonic saline in critical illness-a systematic review[J]. J Crit Care, 2017, 42(12): 168-177.

[7] FARROKH S, CHO S M, SUAREZ J I. Fluids and hyperosmolar agents in neurocritical care: an update[J]. Curr Opin Crit Care, 2019, 25(2): 105-109.

[8] LEVY M M, EVANS L E, RHODES A. The Surviving Sepsis Campaign Bundle: 2018 update[J]. Intensive Care Med, 2018, 44(6): 925-928.

[9] ACHEAMPONG A, VINCENT J L. A positive fluid balance is an independent prognostic factor in patients with sepsis[J]. Crit Care, 2015, 19(6): 251.

[10] YOUNES R N, AUN F, CHING C T, et al. Prognostic factors to predict outcome following the administration of hypertonic/hyperoncotic solution in hypovolemic patients [J]. Shock, 1997, 7(2): 79-83.

[11] SEMLER M W, SELF W H, WANDERER J P, et al. Balanced crystalloids versus saline in critically ill adults[J]. N Engl J Med, 2018, 378(9): 829-839.

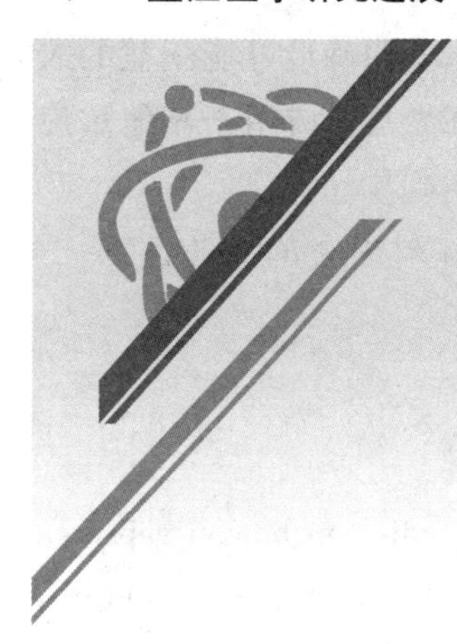

第四节 外周灌注指导脓毒性休克液体复苏

早期复苏是治疗脓毒性休克、减少患者器官功能障碍和降低病死率的关键环节,脓毒性休克复苏后外周灌注异常与患者的不良预后有关。以外周灌注正常化为目标的复苏对脓毒性休克患者的潜在作用尚不明确。2019 年 2 月,Hernández 等[1]在 *JAMA* 发表了人们期待已久的 ANDROMEDA-SHOCK 研究,探讨以外周灌注正常化为目标的液体复苏和以血清乳酸正常化为目标的液体复苏对脓毒性休克患者病死率的影响。

一、ANDROMEDA-SHOCK 研究概况

该研究在阿根廷、智利、哥伦比亚、厄瓜多尔、乌拉圭 5 个国家的 28 家医院进行,共纳入 424 名收入重症监护病房(intensive care unit,ICU)的成人脓毒性休克患者。脓毒性休克定义为可疑或确定感染的患者,伴有高乳酸血症(乳酸≥2.0 mmol/L),在给予 20 mL/kg 的初始液体复苏 60 min 后仍需要使用血管加压药物维持平均动脉压在 65 mmHg 以上。患者被随机分为外周灌注指导复苏组(简称外周灌注细,212 例)和乳酸指导复苏组(212 例)。外周灌注组的目标是使毛细血管再充盈时间(capillary refill time,CRT)恢复正常。乳酸组的目标是使乳酸水平恢复正常或每 2 h 下降 20% 以上。干预时间为 8 h。考虑到乳酸的清除动力学,乳酸每隔 2 h 测量一次。每隔 30 min 测量一次 CRT。在开始这项研究之前,所有研究中心的人员都接受了培训,用标准化的技术评估 CRT,即将显微镜载玻片在指腹上压 10 s 后取开,通过计时器记录再充盈时间,CRT<3 秒可视为复苏充分。两组患者其他治疗措施均遵循 2016 年拯救脓毒症运动指南。研究的主要结局是 28 d 全因病死率,次要结局是 90 d 病死率、随机分组后 72 h 内器官功能障碍程度、28 d 内未进行机械通气天数、未使用肾脏替代治疗天数、未使用血管加压药天数、ICU 及住院时间。其他结局指标有干预期间复苏液体总量,8 h、24 h 及 72 h 液体平衡量,72 h 内腹腔内高压发生率、28 d 内使用肾脏替代治疗的人数及住院病死率。

2017 年 3 月至 2018 年 3 月共纳入 424 例患者,每组 212 例。患者的主要和次要结局

数据完整。对所有患者主要结局进行意向治疗分析。研究结果显示:两组患者基线特征相似,具有可比性。主要结局指标 28 d 全因病死率在外周灌注组和乳酸组分别为 34.9%和43.4%[风险比=0.75,95% *CI*(0.55,1.02)p=0.06;风险差-8.5%,95% *CI*:-18.2%,1.2%],差异无统计学意义。次要结局指标方面,外周灌注组 72 h 器官功能障碍严重程度低于乳酸组且差异有统计学意义,序贯器官衰竭评分(sequential organ failure assessment,SOFA)为 5.6 分和 6.6 分,SOFA 评分相差-1.00 分[95% *CI*(-1.97,0.02),P=0.045]。此外,在干预的8 h 内外周灌注组接受的复苏液体总量显著少于乳酸组,平均差为-408 mL[95% *CI*(-705,-110),P=0.01]。其他结局指标无显著差异。以基础 SOFA 评分 10 分为界将患者进行分组,对主要结局指标进行亚组分析,发现在 SOFA 评分<10 分的患者中,外周灌注组的死亡风险比为 0.46[95% *CI*(0.27,0.78)],在 SOFA 评分≥10 分的患者中死亡风险比为 0.98[95% *CI*(0.66,1.44)]。

二、ANDROMEDA-SHOCK 研究的意义和局限

微循环障碍在脓毒性休克的发病机制中起着重要作用。休克复苏的过程中,尽管宏观血流动力学参数恢复,微循环障碍仍有可能存在并导致器官功能障碍,这种大循环与微循环间的不一致性要求我们在复苏过程中除了监测平均动脉压、心率、中心静脉压等指标外,还应监测组织灌注[2]。外周灌注的评估指标有 CRT、花斑评分(mottling score)、外周灌注指数(peripheral perfusion index,PPI)、身体温度梯度(temperature gradient)等[2]。但是外周灌注作为早期脓毒性休克复苏目标的潜在作用尚不明确,该研究通过 CRT 来评估外周灌注,并假设外周灌注指导的复苏策略能够改善脓毒性休克患者的预后,对外周灌注在脓毒性休克复苏中的价值及寻找复苏新目标进行了探索。该研究最终结果显示,与乳酸指导的复苏相比,外周灌注指导的复苏策略未能降低脓毒性休克患者的 28 d 病死率,通过分析发现该研究存在以下局限性。

1. 在研究设计方面

该研究样本量的计算基于检测出病死率绝对风险降低 15%(即从乳酸组的 45%降至外周灌注组的 30%),这对于大多数脓毒症复苏的研究而言是不现实的,因此,虽然外周灌注组患者的 28 d 病死率与乳酸组相比绝对风险降低了 8.5%(这在临床上是非常显著的),但并没有统计学意义(P=0.06)。结局指标无统计学意义是否说明干预措施无效,可能需要通过贝叶斯分析进一步评估其后验概率。

2. 该研究没有应用盲法

临床医生可对两组患者进行 CRT 和乳酸测量,并在知道分组的情况下制定和调整治疗措施,这可能会产生偏倚。其次,虽然研究开始前所有中心的评分者都接受了 CRT 评

估培训，使用标准化的技术评估 CRT，但是在试验中没有对评分者之间的差异进行评估。此外，每 30 min 评估一次 CRT 并且根据结果调整治疗，每 2 h 测定一次乳酸，因此乳酸组调整治疗方案的频率低于外周灌注组，这也可能导致偏倚的产生。

三、ANDROMEDA-SHOCK 研究的启示和展望

虽然该研究结果提示与乳酸指导复苏相比，外周灌注指导的复苏对脓毒性休克患者病死率影响无统计学意义，但是作为评估外周灌注在脓毒性休克复苏中的价值的首个多中心随机对照研究，ANDROMEDA-SHOCK 研究为我们提供了新的思路。

复苏是治疗脓毒性休克的重要措施，也是一直以来的临床难题。休克复苏的过程中，尽管宏观血流动力学参数恢复，微循环障碍仍有可能存在，这种宏观和微循环之间的不一致称为“血流动力学一致性丧失”[2]，持续的微循环异常可导致器官功能障碍甚至增加患者的病死率，因此，有必要对脓毒性休克患者的器官组织灌注进行评估。外周灌注作为早期脓毒性休克复苏目标的潜在作用尚不明确，该研究正是对这一临床问题进行探索，通过 CRT 来反映外周灌注，对比了外周灌注指导的复苏策略和乳酸指导的复苏策略对脓毒性休克患者预后的影响。虽然两组患者主要结局指标 28 d 病死率差异无统计学意义，但是外周灌注指导的液体复苏并没有增加患者的病死率，至少说明其在指导液体复苏方面是安全可行的，这可以作为未来外周灌注指导休克复苏研究可行性的基础。此外，在次要结局方面，与乳酸组相比，外周灌注组随机分组后 72 h 内 SOFA 评分更低，在 8 h 的干预时间段内接受的总液体量更少，加之无创、简便易行、不受资源限制，为临床实践中外周灌注指导脓毒性休克的复苏提供了理论支撑。

乳酸升高是组织灌注不足的标志，当脓毒症伴有乳酸酸中毒时，患者病死率增加将近 3 倍，且乳酸水平越高，患者预后越差。自 1983 年重复测量乳酸作为复苏反应的指标被提出后，许多研究强调在治疗的第一个小时内乳酸的变化可能是一个有价值的监测工具。研究表明，对伴有高乳酸血症的重症患者应用乳酸指导治疗可以提高住院患者存活率[4]。拯救脓毒症运动指南推荐对脓毒性休克伴乳酸升高的患者每 2 ~ 4 h 重复测量乳酸水平以指导血流动力学复苏[5]。近年来以乳酸正常化为目标的复苏策略受到越来越多的质疑，寻找最佳的复苏目标是治疗脓毒性休克面临的挑战之一[6]。首先，乳酸水平的增高可能是由组织低灌注以外的因素造成的。有学者指出缺乏直接证据证明脓毒症患者存在组织缺氧，乳酸更应被视作应激反应激活程度的指标和疾病严重程度的标志[7]。在临床工作中应对乳酸增高的原因加以辨别，如果是由非低灌注引起，那么旨在将乳酸恢复正常的治疗可能会对患者产生有害影响。其次，由于乳酸代谢慢，不能实时评估对复苏的反应，用于反映血流动力学状态具有滞后性，不能在临床治疗决策中提供及时的反馈，可能会导致过度复苏和液体过负荷[8]。在该研究中，乳酸组患者在干预的

8 h内接受的液体总量及28 d全因病死率高于外周灌注组，我们应该进一步探索其中的原因，并重新审视乳酸在指导休克复苏中的地位。

随着人们对脓毒症及脓毒性休克病理生理认识的不断深入，外周灌注评估在脓毒性休克的监测与治疗中的作用受到越来越多的关注。van Genderen 等[9]进行了一项概念验证随机对照研究，将基于外周灌注的早期目标导向复苏与标准复苏进行了比较，发现与标准复苏组相比，外周灌注导向复苏组接受的总液体量更少，住院时间更短，SOFA 评分更低。临床上外周灌注的评估主要通过皮肤来进行，包括皮肤温度梯度、CRT、皮肤花斑评分等[10]。CRT 是评价外周灌注的简便且廉价的方法，观察性研究显示 CRT 对复苏反应迅速，可用于监测脓毒性休克的复苏和作为复苏的潜在目标。然而，CRT 的评估易受年龄、性别、皮肤颜色、环境温度和光线等影响，且不同的测量者所得结果也存在差异。在该研究中，所有中心的测量者在研究开始之前均接受了教育和培训，使用标准化的技术进行 CRT 测量，这将在一定程度上减少偏倚的产生。

综上所述，虽然 ANDROMEDA-SHOCK 研究主要结局指标无统计学意义，但是该研究对寻找新的复苏目标进行了探索，评估了外周灌注在脓毒性休克复苏中的价值。该研究引发了我们对临床问题的进一步思考，在实验室检查越来越方便和智能化的今天，经典的体格检查不应被忽视。外周灌注指导液体复苏可减少血管活性药物用量，减轻器官功能障碍，无创，操作简单，对于院前及资源匮乏的地区而言具有很高的实用价值[11-12]。目前临床上尚没有单一的完美的复苏终点指标，传统的血流动力学参数与外周灌注评估相结合以优化复苏可能是未来的方向。

（新疆医科大学第一附属医院，杜欣欣，于湘友）

» 参考文献 «

[1] HERNÁNDEZ G, OSPINA-TASCON G A, DAMIANI L P, et al. Effect of a resuscitation strategy targeting peripheral perfusion status vs serum lactate levels on 28-day mortality among patients with septic shock: The ANDROMEDA-SHOCK randomized clinical trial[J]. JAMA, 2019, 321(7): 654-664.

[2] INCE C. Hemodynamic coherence and the rationale for monitoring the microcirculation[J]. Crit Care, 2015, 19(Suppl 3): S8.

[3] AIT-OUFELLA H, BAKKER J. Understanding clinical signs of poor tissue perfusion during septic shock[J]. Intensive Care Med, 2016, 42(12): 2070-2072.

[4] JANSEN T C, VAN BOMMEL J, SCHOONDERBEEK F J, et al. Early lactate-guided therapy in intensive care unit patients: a multicenter, open-label, randomized controlled

trial[J]. Am J Respir Crit Care Med,2010,182(6):752-761.

[5] LEVY M M, EVANS L E, RHODES A. The surviving sepsis campaign bundle: 2018 update[J]. Intensive Care Med,2018,44(6):925-928.

[6] DE BACKER D, CECCONI M, LIPMAN J, et al. Challenges in the management of septic shock: a narrative review[J]. Intensive Care Med,2019,45(4):420-433.

[7] MARIK P E. SEP-1: The lactate myth and other fairytales[J]. Crit Care Med,2018,46(10):1689-1690.

[8] HERNANDEZ G, TEBOUL J L. Fourth surviving sepsis campaign's hemodynamic recommendations: a step forward or a return to chaos? [J]. Crit Care,2017,21(1):133.

[9] VAN GENDEREN M E, ENGELS N, VAN DER VALK R J, et al. Early peripheral perfusion-guided fluid therapy in patients with septic shock[J]. Am J Respir Crit Care Med,2015,191(4):477-480.

[10] DUBIN A, HENRIQUEZ E, HERNANDEZ C. Monitoring peripheral perfusion and microcirculation[J]. Curr Opin Crit Care,2018,24(3):173-180.

[11] JOUFFROY R, SAADE A, TOURTIER J P, et al. Skin mottling score and capillary refill time to assess mortality of septic shock since pre-hospital setting[J]. Am J Emerg Med,2019,37(4):664-671.

[12] MISANGO D, PATTNAIK R, BAKER T, et al. Haemodynamic assessment and support in sepsis and septic shock in resource-limited settings[J]. Trans R Soc Trop Med Hyg,2017,111(11):483-489.

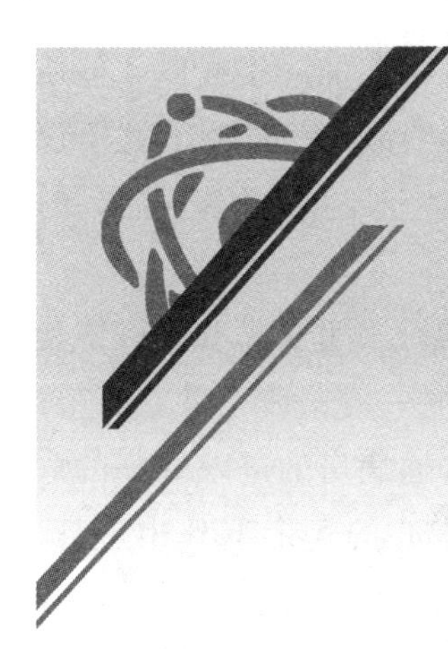

第五节 平衡盐溶液与生理盐水选择因人而异

液体是临床上最常用的“药物”。相对于胶体液，晶体液在临床上更为常用。在感染性休克复苏的指南中，也推荐应用晶体液进行液体复苏[1]。目前临床上常用的晶体液包括生理盐水和平衡盐溶液（乳酸林格氏液、醋酸林格氏液、plasma-lyte A 液、乐加等，各溶液成分见表 5-1）。然而对于生理盐水还是平衡盐溶液孰优孰劣一直是该领域研究的热点。

生理盐水是目前临床上应用最广的晶体溶液，虽然被称为“生理”溶液，但从其成分来看，它是一种高钠和高氯的溶液，本质上并不生理。生理盐水中因高氯和不含有碳酸氢盐，输注后会引起高氯性酸中毒和稀释性酸中毒，影响酸碱平衡。有研究显示，输注>2 L的生理盐水就会引起高氯血症和代谢性酸中毒[2]。代谢性酸中毒能够减少心脏兴奋性和血管张力，抑制内源性儿茶酚胺的释放。另外，高氯性溶液能够引起肾脏血管收缩和肾小球滤过率的下降[3-4]。随后，研究者开始平衡盐溶液的研制。通过添加一些弱酸或称之为代谢性阴离子，如乳酸、醋酸等，能够代谢生成碳酸氢盐从而维持酸碱平衡。

基于上述的理论基础，研究者开展了大量的临床试验来证明平衡盐溶液在肾脏保护以及减少病死率等方面的优势，然而结果存在争议性。在肾脏保护方面，一些研究证明了输注生理盐水能够增加急性肾损伤发生率和肾替代率[5-6]。且一项 Meta 分析的结果也支持高氯溶液与急性肾损伤发生有关[7]。然而一些研究，如 SPLIT 研究并没有发现输注含高氯的溶液后增加了 ICU 患者急性肾功能损伤发生率和肾替代率[8]（9.6% vs 9.2%，$P=0.77$；3.3% vs 3.4%，$P=0.91$）。同样，生理盐水和平衡盐溶液对病死率的影响也是有争议的一个内容，在一项大型回顾性研究中，Shaw 等[10-11]人发现与缓冲盐相比，在腹部大手术时给予输注生理盐水能够增加病死率（5.6% vs 2.9%，$P<0.001$）。随后的 Shaw 开展了两项前瞻性研究也再次证明了缓冲盐溶液能够降低病死率。然而最近的一篇 Meta 分析并未证明高氯输注与病死率有关[12]。而且最近的 SPLIT、LICRA 和 SALT 试验也未证明平衡盐溶液和生理盐水对病死率的差异[8,13-14]。对于脓毒症患者这一人群，既往研究多为回顾性研究，结果多倾向于平衡盐溶液降低病死率[15-16]，但高质量

前瞻性研究较少。既往的一篇 Meta 分析也只为平衡盐溶液在脓毒症的应用提供了低质量证据，因此在 2016 年脓毒症复苏指南中并未特别推荐平衡盐溶液[1]。产生上述争议结果的原因可能与研究异质性有关，如不同的研究方法、输注液体量不同、肾替代启动时机不同，研究人群及患者的病情严重程度不同等因素。

近期，在 2018 年 3 月《新英格兰医学杂志》发表的两项实用性、多重交叉和随机试验再次对比了生理盐水和平衡盐溶液的作用[17-18]，这两项研究在同一家医院开展，在急诊科的非危重患者划为 SALT-ED 试验研究，来自急诊、手术室和普通病房的进入 ICU 的危重患者划为 SAMRT 试验。SMART 研究是在范德堡大学医学中心的 5 个 ICU 中进行，15 802 名成年患者分别接受生理盐水（0.9% 氯化钠溶液）或平衡盐溶液（乳酸林格氏液或 Plasma-Lyte A 溶液）输注。主要预后终点为 30 d 内重要不良肾脏事件［包括任何原因导致死亡，新发肾脏替代治疗或持续肾脏功能障碍（定义为肌酐水平较基线值升高≥200%）］。结果显示，在平衡盐溶液组的 7 942 名患者中，1 139 名（14.3%）发生重要不良肾脏事件，生理盐水组 7 869 名中 1 211 名（15.4%）发生重要肾脏不良事件［边界 $OR=0.90$，95% CI(0.84，0.99)；条件 $OR=0.9$，95% CI(0.82，0.99)，$P=0.04$］。单独的住院 30 d 病死率、肾替代治疗概率及持续肾功能损伤的概率无统计学差别（10.3% vs 11.1%，$P=0.06$；2.5% vs 2.9%，$P=0.08$；6.4% vs 6.6%，$P=0.60$）。在 SALT-ED 试验中，总共 13 347 名患者纳入研究，而对于主要结局指标 28 d 非住院时间，两者并没有统计学差别［两组中位数都为 25 d，平衡盐溶液组调整 $OR=0.98$，95% CI(0.92，1.04)；$P=0.41$］，而次要指标中平衡盐溶液比生理盐水表现出更低的重要不良肾脏事件［4.7% vs 5.6%，调整 $OR=0.82$，95% CI(0.70，0.95)，$P=0.01$］。

这两项研究分别为平衡盐溶液在重症患者和非重症患者中，其优势增加提供了更进一步的临床证据。然而在这两项研究中，我们仍需要关注相关研究中的一些问题。

首先，虽然肾脏不良事件的复合预后指标具有统计学差别，但两者差别很小（SAMRT 研究中两者相差 1.1%，SALT-ED 相差 0.9%），而且复合指标的单独预后指标，如 30 d 病死率、新发肾脏替代治疗及持续肾脏功能障碍却没有统计学差别。另外，在这两项研究中的平衡盐溶液包括两种，乳酸林格氏液和 Plasma-Lyte A 液，如在 SMART 研究中 44% 的平衡盐溶液为乳酸林格氏液。然而乳酸林格氏液和醋酸林格氏液的成分不尽相同（表 5-1），乳酸林格氏液中的缓冲碱为乳酸，而 Plama-LyteA 液缓冲碱为醋酸，虽然两者都能在体内转化为碳酸氢根，但两者还是有生理学的区别。①乳酸主要代谢的部位为肝脏、心脏和脑组织，它生成碳酸氢盐的时间为 60 min，乳酸的输注会干扰临床对于组织缺氧的判断，在糖尿病患者会增加高血糖，对凝血级联反应产生不利影响。而且乳酸林格氏液是低渗性溶液（钠离子浓度为 130 mmol/L），有研究证明低钠血症与住院患者的 30 d 和 1 年病死率有关[19]。②醋酸在全身各个脏器都能代谢，生成碳酸氢盐的时间为 15 min，醋酸的输注可能会增加心输出量，增加胃肠道、肾脏、膈肌的血流[20]。在腹部大手术麻醉中，与生理盐水溶液相比，醋酸平衡盐溶液中患者需要血管活性药物比例更少（97% vs 67%，P=0.033）[21]。另外，乳酸林格氏液和醋酸林格氏液中的钙离子、镁离子及葡萄糖含量也不同（表5-1）。研究证明ICU患者低镁、低钙血症发生率高，而且与病死率有关，往往被忽视[22]。可见，不同平衡盐溶液所含成分不尽相同，具有不同的生理学作用，平衡盐溶液不合适混为一类进行研究。

再次，在研究人群方面，SMART研究人群组成中脓毒症患者只占14%～15%，而脓毒症尤其是感染性休克患者需要大量液体复苏，对于循环稳定的患者每天的液体量主要来源于肠内或肠外营养液的剂量，可见在ICU中脓毒症患者才是输液最多人群。在SMART这项研究进一步预定敏感度分析中，输注平衡盐溶液显示出明显30 d内病死率减少，非脓毒症患者并未显示出30 d病死率减少倾向。在SALT-ED研究中，平衡盐溶液获益最大的人群为基础肌酐≥1.5 mg/dL或入院时存在高氯血症的患者。因此单独对于脓毒症患者或者基础肌酐≥1.5 mg/dL或入院时存在高氯血症的患者，平衡盐溶液是否更能体现出优势需要进一步研究。

最后，该研究为实用性临床试验研究。目前临床试验的设计分为解释性和实用性两种，实用性试验是用来衡量一种治疗方法在日常的临床实践中的效果，而解释性试验是用来衡量一种治疗方法在理想的试验条件下对严格符合受试条件的受试者的治疗效能。目前临床上大多数为解释性临床试验，其两者的具体优缺点见表5-2[23]。实用性随机对照试验的一个特征就是研究对象能够反映临床实际中治疗措施所涉及的所有人群，能够反映“真实世界”，但这两项试验是一个单中心研究，并不能代表其他医院收治患者的情况。而也正是因为实用性随机对照试验使在SMART研究中近11%，SALT-ED研究中近1/3的初始肌酐资料缺失，这可能会造成后面判断急性肾损伤相对主观。因此设计一些解释性临床研究是否更能说明临床问题也需要进一步证实。

因此，液体治疗应该当作一种“药物”来对待，不同平衡盐溶液也是不同种类的药物，各自具有不同的药理学特性，因此不同平衡盐溶液单独研究更为合适。另外，“药物”剂量也是非常重要，对于“大剂量用药”的一类患者（输液量最多的脓毒症患者）与小剂量用药的患者（循环稳定患者），药物副作用可能不一样。此外，药物的疗程、给药速度和费用也是需要考虑的问题。在最近刚表发的一篇Meta分析中，检索截至2018年3月的文献（包括SMART试验），共6篇RCT研究，19 332名患者纳入最终分析，结果发现对重症患者的住院病死率（11.5% vs 12.2%，P=0.09）、急性肾损伤发生率（12% vs 12.7%，P=0.1），以及总ICU病死率、需要新的肾脏替代治疗率，生理盐水组与平衡盐组并没有统计学差别[24]。目前正在开展的一项大型的随机对照试验（预计纳入至少100个ICU的11 000名患者），来对比Plasma-Lyte 148与生理盐水，以及快速输注速度（999 mL/h）与慢速输注速度（333 mL/h）的差别（ClinicalTrials. gov NCT02875873），这项研究的平衡盐溶液只为一种，且关注了输注速度。总之，目前仍需要更多的临床研究来进一步证明平衡盐溶液的优势。

表 5-1　各溶液成分比较

成分	0.9%氯化钠溶液	林格氏液	乳酸林格氏液	醋酸林格氏液	Plasma-Lyte-A	乐加	细胞外液
Na^+	154	147	131	140	140	140	145
K^+	—	4.0	5.4	5.0	5.0	4	4.1
Ca^+	—	4.5	1.8	2.5	—	1.5	1～1.2
Mg^+	—	—	—	1.5	1.48	1	1
Cl^-	154	156	112	108	98	115	117
缓冲体系	—	—	乳酸 28	醋酸 45	醋酸 27	醋酸 25	$HCO3^24$
葡萄糖	—	—	—	—	0.5%	1%	—
渗透压	308	311	277	302	295	304	280～310

表 5-2　解释性临床试验与实用性临床试验比较

解释性试验	实用性试验
实验环境	日常卫生保健环境
评价效能	评价/比较效能
更适应急性状态	更适应慢性状态
安慰剂对照	非安慰剂对照
单盲法或双盲法以减少偏移	患者非盲法以观察最大的联合效果
目的是使非特异性的效果均衡	目的是加大非特异效果
标准化治疗,简单干预措施	日常治疗,复杂干预措施
医师对标准方案很熟练	医师对日常卫生保健较熟练
常为短期随访	多为长期随访
具有较高的内部准确性,但较低外部准确性	具有较低的内部准确性,但较高外部准确性
对实践影响小	对实践影响较大
患者具有同质性	患者具有非同质性
样本量可能较小	可能需要大的样本量
一般多用	一般少用

（青岛大学附属医院重症医学科,孙运波）

参考文献

[1] RHODES A, EVANS L E, ALHAZZANI W, et al. Surviving sepsis campaign: international guidelines for management of sepsis and septic shock:2016[J]. Intensive Care Med,2017,43(3):304-377.

[2] REID F,LOBO D N,WILLIAMS R N,et al. (Ab)normal saline and physiological Hartmann´s solution: a randomized double-blind crossover study[J]. Clin Sci (Lond), 2003,104(1):17-24.

[3] WILCOX C S. Regulation of renal blood flow by plasma chloride[J]. J Clin Invest, 1983,71(3):726-735.

[4] WILCOX C S,PEART W S. Release of renin and angiotensin II into plasma and lymph during hyperchloremia[J]. Am J Physiol,1987,253(4Pt2):F734-F41.

[5]YUNOSN M,BELLOMO R,HEGARTY C,et al. Association between a chloride-liberal vs chloride-restrictive intravenous fluid administration strategy and kidney injury in critically ill adults[J]. JAMA,2012,308(15):1566-1572.

[6] SADAN O,SINGBARTL K,KANDIAH P A,et al. Hyperchloremia is associated with acute kidney injury in patients with subarachnoid hemorrhage[J]. Crit Care Med,2017,45(8):1382.

[7] KRAJEWSKI M L,RAGHUNATHAN K,PALUSZKIEWICZ S M,et al. Meta-analysis of high - versus low - chloride content in perioperative and critical care fluid resuscitation[J]. Br J Surg,2015,102(1):24-36.

[8] YOUNG P,BAILEY M,BEASLEY R,et al. Effect of a buffered crystalloid solution vs saline on acute kidney injury among patients in the intensive care unit:the SPLIT randomized clinical trial[J]. JAMA,2015,314(16):1701-1710.

[9] SHAW A D,BAGSHAW S M,GOLDSTEIN S L,et al. Major complications,mortality,and resource utilization after open abdominal surgery:0.9% saline compared to Plasma-Lyte[J]. Ann Surg,2012,255(5):821-829.

[10] SHAW A D,RAGHUNATHAN K,PEYERL F W,et al. Association between intravenous chloride load during resuscitation and in-hospital mortality among patients with SIRS[J]. Intensive Care Med,2014,40(12):1897-1905.

[11] SHAW A D,SCHERMER C R,LOBO D N,et al. Impact of intravenous fluid composition on outcomes in patients with systemic inflammatory response syndrome[J]. Crit Care,2015,19(1):334.

[12] KRAJEWSKI M L,RAGHUNATHAN K,PALUSZKIEWICZ S M,et al. Meta-analysis of high-versus lowchloride content in perioperative and critical care fluid resuscitation[J]. Br J Surg,2015,102(1):24-36

[13] SEMLER M W,WANDERER J P,EHRENFELD J M,et al. Balanced crystalloids versus saline in the intensive care unit:the SALT randomized trial[J]. Am J Respir Crit Care Med,2017,195(10):1362.

[14] MCILROY D,MURPHY D,KASZA J,et al. Effects of restricting perioperative use of intravenous chloride on kidney injury in patients undergoing cardiac surgery:the LICRA pragmatic controlled clinical trial[J]. Intersine Care Medicine,2017,43(6):795-806.

[15] SETHI M,OWYANG C G,MEYERS C. Choice of resuscitative fluids and mortality in emergency department patients with sepsis[J]. Am J Emerg Med,2018,36(4):625-629.

[16] RAGHUNATHAN K,BONAVIA A,NATHANSON B H,et al. Association between initial fluid choice and subsequent in-hospital mortality during the resuscitation of adults with septic shock[J]. Anesthesiology,2015,123(6):1385-1393.

[17] SEMLER M W,SELF W H,WANDERER J P,et al. Balanced crystalloids versus saline in critically ill adults[J]. N Engl J Med,2018,378(9):829-839.

[18] SELF W H,SEMLER M W,WANDERER J P,et al. Balanced crystalloids versus saline in noncritically ill adults[J]. N Engl J Med,2018,378(9):819-828.

[19] HOLLAND-BILL L,CHRISTIANSEN C F,HEIDE-JØRGENSEN U,et al. Hyponatremia and mortality risk:a Danish cohort study of 279 508 acutely hospitalized patients[J]. Eur J Endocrinol,2015,173(1):71-81.

[20] CHANG - SENG L L J. Metabolic control of the circulation: effects of acetat and pyruvate[J]. J Clin Investig,1978,62(5):10291038.

[21] PFORTMUELLER C A,FUNK G C,REITERER C,et al. Normal saline versus a balanced crystalloid for goal-directed perioperative fluid therapy in major abdominal surgery: a double-blind randomised controlled study[J]. Br J Anaesth,2018,120(2):274-283.

[22]JIANG P,LV Q,LAI T,XU F. Does Hypomagnesemia impact on the outcome of patients admitted to the intensive care unit? A systematic review and meta - analysis [J]. Shock,2017,47(3):288-295.

[23] 张彦红,梁伟雄,朱磊. 实用性临床试验与解释性临床试验的比较[J]. 中国中西医结合杂志,2009,2(29):161-164

[24] ZAYED Y Z M,ABURAHMA A M Y,Barbarawi M O,et al. Balanced crystalloids versus isotonic saline in critically ill patients:systematic review and meta-analysis[J]. J Intensive Care,2018,6:51.

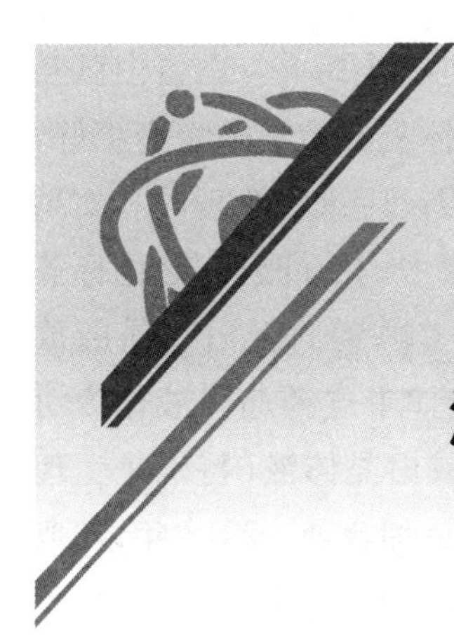

第六节 高浓度白蛋白在液体复苏中的研究进展

白蛋白自20世纪40年代末推向市场以来，尽管其生产方法烦琐且成本高昂，但在首次亮相后不久，就开始大规模应用。随着生产技术的进步，目前的产品含有更少的前激肽释放酶活化物，几乎没有即刻的不良反应，从而更加安全[1]。白蛋白也是重症患者常用的复苏液体，但ICU医生们对白蛋白产品的热情、怀疑、恐惧和重塑信心，经历了70多年的历史，目前对白蛋白在液体复苏中的应用价值，仍然存在争议。

关于白蛋白应用的研究很多，尽管在临床中仍然有不同的声音，但白蛋白在重症患者液体复苏中占有重要地位。然而，1998年一篇关于重症患者应用人血白蛋白随机对照试验的荟萃分析发表在*BMJ*杂志上[2]，该荟萃分析结果未发现应用白蛋白能够改善预后，甚至可能增加患者病死率，证明白蛋白有害，由此引发了ICU医生对白蛋白应用的恐惧，导致了白蛋白临床应用的混乱。但随后2004年有拯救式的研究发表在《新英格兰医学杂志》[3]，证实白蛋白是安全的。虽然目前仍然缺乏确凿证据证实白蛋白应用的效果，但最近的研究似乎给白蛋白指出一个积极的肯定方向性结论。2014年发表在《新英格兰医学杂志》上的ALBIOS研究[4]，关于严重脓毒症和感染性休克患者应用白蛋白和晶体液对预后的影响，虽然最终未得出白蛋白可以改善28 d和90 d病死率，但是该研究同样证实应用白蛋白是安全的，没有明显的副作用，对改善血流动力学有益，另外对于感染性休克亚组分析可以发现白蛋白的可能的益处。到目前为止我们对白蛋白复苏的理解仍然有欠缺。

一、白蛋白在液体复苏中的研究概况

当前重症患者最紧迫的临床问题之一就是关于液体复苏。对于重症患者来说，液体复苏是非常重要的一个治疗手段，也是研究的热门，但是对于最佳的复苏液体选择仍然没有明确的结论，虽然目前似乎有些可能的推荐意见。另外一个问题是如何确定最佳的液体复苏终点？虽然目前已经有大量的研究，也取得很大的进步，但是对于广大的ICU医生来说，仍然颇为困惑。最近很多的研究告诉我们过高的液体正平衡会导致较差的临床结局[5]，有鉴于此，如何更好地进行液体复苏，仍然需要我们进一步研究。白蛋白已经被证实临床应用是安全的[3]，那么采用高渗（20%）白蛋白的液体复苏策略是否会更好？是否可以避免过高的液体正平衡，减少输液量？我们做这样的假设应该是合理的。如果进行相关的临床研究，对照组选择何种液体进行复苏是我们需要考虑的问题。是选择等渗的白蛋白还是晶体液作为研究的对照，哪一种会更好呢？考虑到白蛋白高昂的成本，将20%白蛋白与晶体液进行比较可能是合理的选择。但是如果选择晶体液作为对照，由此我们可能无法确定研究的差异是白蛋白自身的原因亦或由晶体液（特别是生理盐水）的副作用造成的，所以等渗白蛋白作为研究的对照物似乎更加合理。2018 年，瑞典的一项在 15 名健康志愿者（平均年龄 31 岁）的调查发现，每注入 1 mL 的 20% 白蛋白，就会有 3.4±1.2 mL 的液体被吸收到血液循环中[6]。观察性研究结果显示，与使用 20% 白蛋白相比，为达到同样的血流动力学反应，使用 4% 白蛋白进行液体复苏需要更多的液体量[7]。近年来，使用高渗白蛋白（20%）进行液体复苏受到越来越多研究者的关注。2018 年 Caraceni 等[8]人在《柳叶刀》发表的一项开放性随机对照研究显示，与标准治疗相比，20% 白蛋白治疗的患者可显著提高 18 个月生存率。同年，Mårtensson 等[7]在 ICM 发表了一项研究（SWIPE 试验），讨论并回答了这个问题。该研究比较了 20% 白蛋白溶液与 4% ~5% 白蛋白溶液的复苏效果、复苏液体需求及其对患者生理功能的影响。研究显示 20% 白蛋白溶液能减少重症患者复苏的液体需求。

该研究为随机对照试验，属于先导试验的性质。来自澳大利亚和英国的 3 个 ICU 321 名患者被随机分组，在 ICU 入院后的最初 48 h 内接受 20% 或 4% ~5% 的白蛋白。作者关注于生理效应，并明智地选择 48 h 复苏液体容量作为研究的主要结局。研究也观察了 48 h 累积液体平衡量、机械通气的时间、肾脏替代治疗的比例等，该研究收集了丰富的生理及血流动力学指标，这些可以让我们很好地了解干预措施的不同之处。

在这项良好的试验性研究中，对随机人群进行详细调查，我们会发现大多数（接近 70%）患者在手术后纳入（大多数是择期性手术）。我们观察入组患者动脉压的基线值，以及接受去甲肾上腺素的患者数量相对较少，可以证实入组患者在随机分组时大部分没有严重低血压。另外我们也可以发现两组患者的复苏液体量都比较低，20% 白蛋白组甚至更低。所有这些发现表明该试验纳入的是低风险人群，所以急性肾损伤发生率及患者的住院病死率都很低。

二、白蛋白在液体复苏研究中的意义和局限

通过该研究我们可以获得相当重要的信息。20% 白蛋白组确实接受了较少的液体（少于 450 mL）输注，白蛋白水平增加了 3 g/L，同时两组患者的尿量相似。这是一个重要发现，因为血浆渗透压的增加理论上可以降低肾小球滤过率并减少利尿[9]，这可以最

大限度地减少尿量减少导致的较低的输液量对总体液体平衡的影响。在SWIPE研究中观察到的净效应是20%组有较低的液体平衡(差异约为570 mL)。血流动力学趋势大致相似。电解质水平的变化很小,虽然具有统计学意义,但对临床的意义不明确。一如既往,由于该研究的非盲法设计可能影响作者对结果作用的评价,尤其是总输液量。例如,医生可以认为20%白蛋白的液体扩容能力预期是4%~5%白蛋白的2倍,可能因此会早期中断液体复苏,从而主观上就会减少输液量。不过,SAFE试验告诉我们,当应用盲法时,与晶体液相比,应用4%白蛋白会产生更适度的节省输液(fluid-sparing effect)的效果(1∶1.3)。比较20%与4%~5%的白蛋白时,应用盲法会发生同样的情况吗?

SWIPE研究的次要结果未显示20%白蛋白可引起显著的副作用,两组急性肾损伤的发生率、病死率和存活没有不同。但对于这些结果的解读,我们应采取谨慎的态度,因为该研究入组患者的数量较少,并且入组患者疾病严重程度相对较低,会限制检测差异的效能和结果的判读。虽然作者报道在重要亚组(包括脓毒症患者)之间未见治疗效果的异质性,但由于所有亚组规模都很小,这很难由此得出任何可靠的结论。

三、白蛋白在液体复苏研究中的启示和展望

SWIPE试验是大型随机对照试验(RCT)之前的必要步骤,以比较危重患者使用不同浓度白蛋白的效果。我们不知道未来的大规模随机对照试验是否会显示出20%白蛋白与4%~5%白蛋白(或晶体液)的总体益处。白蛋白具有悠久的临床试验及应用历史,但仍然缺乏使用它的有力证据[10](图5-1)。大多数高质量证据仅限于治疗肝硬化及其并发症。我们希望未来的试验能为白蛋白的困境提供更明确的答案,希望将来不久的研究能够告诉我们使用高浓度白蛋白能减少复苏液体量,能够显示出明确的益处。

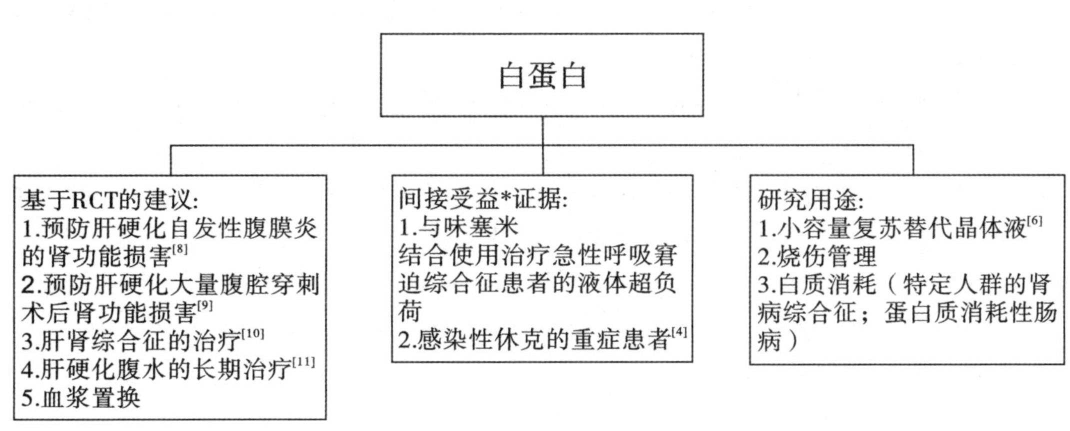

*间接受益:来自亚组分析的证据或具有生理或替代终点的试验结果。

图5-1　白蛋白研究

(山东省立医院,张继承)

参考文献

[1] MATEJTSCHUK P,DASH C H,GASCOIGNE EW production of human albumin solution: a continually developing colloid[J]. Br J Anaesth,2000,85(6):887-895

[2] COCHRANE INJURIES GROUP ALBUMIN REVIEWERS. Human albumin administration in critically ill patients: systematic review of randomised controlled trials[J]. BMJ, 1998,317(7153):235-240.

[3] FINFER S,BELLOMO R,BOYCE N,et al,Safe study investigators a comparison of albumin and saline for fluid resusci-tation in the intensive care unit[J]. N Engl J Med, 2004,350(22):2247-2256.

[4] CAIRONI P,TOGNONI G,MASSON S,et al. Albumin replacement in patients with severe sepsis or septic shock[J]. N Engl J Med,2014,370(15):1412-1421.

[5] BOYD J H,FORBES J,NAKADA T A,et al. Fluid resus-citation in septic shock: a positive fluid balance and elevated central venous pressure are associated with increased mortality[J]. Crit Care Med,2011,39(2):259-265.

[6] IPOLSEK M,HAHN R G,ZPOLSEK J H. Recruitment of extravascular fluid by hyperoncotic albumin[J]. Acta Anaesthesiol Scand,2018,62(9):1255-1260.

[7] MÅRTENSSON J,BIHARI S,BANNARD-SMITH J,et al. Small volume resuscitation with 20% albumin in intensive care: physiological effects[J]. Intensive Care Med,2018,44(11):1797-1806.

[8] CARACENI P,RIGGIO O,ANGELI P,et al. Long-term albumin administration in decompen- sated cirrhosis(ANSWER): an open-label randomised trial[J]. Lancet,2018,391(10138):2417-2429.

[9] LEGRAND M,PAYEN D. Understanding urine output in critically ill patients[J]. Ann Intensive Care,2011,1(1):13

[10] ZAMPIERI F G,HJORTRUP P B. Moving albumin into the small volume resuscitation era[J]. Intensive Care Medicine,2018,44(11):1967-1969.

[11] SORT P,NAVASA M,ARROYO V,et al. Effect of intravenous albumin on renal impairment and mortality in patients with cirrhosis and spontaneous bacterial peritonitis[J]. N Engl J Med,1999,341(6):403-409.

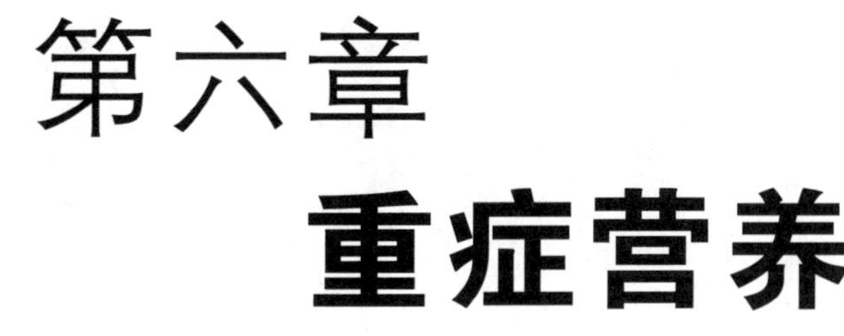

第六章 重症营养

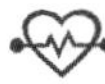

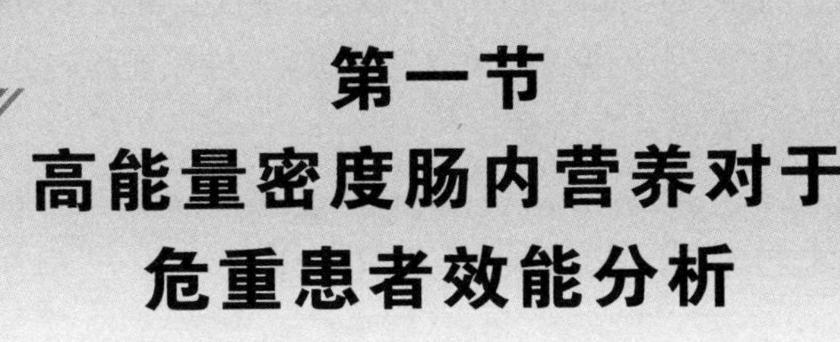

第一节 高能量密度肠内营养对于危重患者效能分析

2018 年 9 月，欧洲临床营养和代谢学会（ESPEN）发布了 ICU 内临床营养指南[1]。指南指出，所有入住 ICU 患者，特别是超过 48 h 的患者均有营养风险，应考虑给予营养支持治疗。2016 年美国肠外肠内营养学会（ASPEN）与美国重症医学会（SCCM）联合发表的 2016 年版《成人重症患者营养支持疗法提供与评定指南》[2]指出，对于危重病患者，指南推荐能量的摄入和能量的消耗应该匹配。目前文献报道危重病患者能量摄入和预后之间关系结果相互矛盾。使用高能量密度肠内营养制剂，相比常规能量密度肠内营养制剂，是否能改善重症患者预后？这一问题尚无明确答案。近期，《新英格兰医学杂志》（*The New England Journal of Medicine*，*NEJM*）公布了 Chapman 等[3]的 TARGET 临床试验结果，该研究为澳大利亚和新西兰两个国家参与的多中心双盲随机临床试验，目的在于验证接受机械通气患者肠内接受更多的热量能够改善 90 d 生存率这一假说。

一、TARGET 研究概况

TARGET 研究在两个国家的 46 个 ICU 进行，纳入接受机械通气的成年患者，对高能量密度（1.5 kcal/mL）与常规密度（1.0 kcal/mL）肠内营养进行比较。肠内营养输注速度为 1 mL/kg[理想体重）· h]，启动营养支持时或 12 h 内达到热量目标，直至第 28 天（若患者仍在 ICU 住院）。主要预后指标为 90 d 全因病死率。共有 3 957 名患者纳入修订意向治疗分析（1.5-kcal 组 1 971 名患者，1.0-kcal组 1 986 名患者）。试验期间两组患者接受的肠内营养容量相似；然而，1.5-kcal 组患者平均每日摄入热量（1 863±478）kcal，而 1.0-kcal 组患者为（1 262±313）kcal。至第 90 天时，1.5-kcal 组 1 948 名患者中 523 名（26.8%），以及 1.0-kcal 组 1 966 名患者中 505 名（25.7%）患者死亡[相对危险度=1.05；95% *CI*（0.94，1.16）；*P*=0.41]。预先确定的 7 个亚组分析结果相似。1.5-kcal 组患者胃潴留量[250（100～441）mL]较 1.0-kcal 组[180（65～360）mL]增加，反流或呕吐发生率[18.9% vs 15.7%；*RR* 1.20，95% *CI*（1.05，1.38）]增加，使用胃肠动力药物、高血糖、接受胰岛素治疗患者比例在 1.5-kcal 组患者均增高。但给予高热量不影响存活时间、器官功能支持治疗、非 ICU 或住院存活天数、无器官支持天数，或感染性并发症及不良事件发生率。作者认为，对于接受机械通气的患者，与常规肠内营养相比，采用高能量配方进行肠内营养不改善 90 d 存活率。

二、TARGET 研究的背景、意义和局限

该研究团队早期拟通过一个高质量、大样本的 RCT 研究来验证增加能量供给能改善患者预后这一假说。为准备这一 RCT 研究，2014 年团队设计了在危重症患者开始肠内营养的前 10 天，增加肠内能量密度[用 1.5 kcal/mL 替代 1 kcal/mL 肠内营养，按照 1 mL/(kg · h)的速度输注]这一方案，以评估这一方案能否达到增加能量供给的目的，同时在方案实施过程中了解盲法实施的可能性、高能量密度的安全性、不同亚组患者临床事件发生率、患者入组速度及估算 90 d 病死率的样本量等信息[4]。研究共纳入 112 例患者，能量密度 1.5 kcal/mL 组 57 例，1.0 kcal/mL 组 55 例。结果显示，两组患者接受的肠内营养总容积无统计学差异，但 1.5 kcal/mL 组的能量供给[(1 863±478) kcal/d，95% *CI* (1 681，1 984) kcal/d] 与 1.0 kcal/mL 组 [(1 262 ± 313) kcal/d，95% *CI* (1 143，1 374) kcal/d；*P*，0.001]比较，增加了 46%。高能量密度组患者胃潴留、腹泻的发生率并无增加，且90 d病死率有下降趋势(20% vs 37%；*P*=0.057)。

在前期研究的基础上，Chapman 等提出接受机械通气患者肠内接受高能量密度配方(增加能量供给)能够改善 90 d 生存率这一假说，TARGET 研究的目的在于验证该假设是否成立。研究结果显示，与常规肠内营养相比，采用高能量配方进行肠内营养不改善 90 d 存活率。这与既往一些开放性 RCT 研究和 Meta 分析的结果类似[5-7]，即增加能量摄入并不能改善危重患者预后。为改善患者预后，指南推荐 25 ~ 30 kcal/(kg · d)的能量供给可以满足危重患者消耗[2]，而 TARGET 研究结果并不支持这一推荐，1.5-kcal 组[能量摄入(29.1±6.2) kcal/(kg · d)]和 1.0-kcal 组[(19.6±4.0) kcal/(kg · d)]患者 90 d 病死率无统计学差异。在以年龄、体重指数、外伤、休克等指标进行的亚组分析中，结论同样如此。

尽管 TARGET 研究纳入的样本量大，严格遵循随机、对照、双盲，但研究的设计仍存在局限性，结果的外推性受到限制如下。

(1)由于测定能量消耗在临床较难实施，且研究采用了盲法，故无法确定患者的能量供给能否与消耗匹配、蛋白供给是否与消耗匹配，从而无法准备判定两组患者生存与能量和蛋白供给、消耗匹配的相关性。

(2)患者血磷浓度在 1.5 kcal 组较 1.0 kcal 组略微降低。指南推荐对于营养支持过程中出现低磷血症患者应限制能量摄入[1]，但该研究因并未对低磷血症患者进行任何限

制能量摄入的处理。

(3)在患者来源的亚组分析中,来自内科患者为 2 848 例,而外科患者为 1 066 例。外科或外伤患者可能对于 1.5 kcal 和 1.0 kcal 热量供给反应性与内科患者不同,故该研究中外科患者比例过低,可能影响整体结论的外推性。

(4)亚组分析中,休克患者的能量供给方式按照试验方案,入组后随即开始营养支持,48 h 内达到预设目标速度[1 mL/(kg·h)]。研究并未提及休克患者的血流动力学状态、组织灌注情况等指标,在休克亚组分析上欠详尽。

三、TARGET 研究的启示和展望

危重患者最佳的能量供给目前尚无定论,危重患者入住 ICU 的早期是保证足够的能量供给以减少营养不良相关的并发症,还是在早期的炎症反应期给予低热量以降低原发疾病相关并发症?不论从 2009 年和 2016 年的 ASPEN/SCCM 指南,到 2009 年和 2018 年的 ESPEN 指南,还是回顾性、RCT 研究或 Meta 分析,都对这一问题进行了不同角度的讨论。一些研究报道增加摄入能够改善预后[8-10],然而其他研究提示短时间内能量摄入低于推荐目标也称“允许性喂养不足(permissive underfeeding)”(每天大约 1 000 kcal)或滋养性营养支持(每天大约 400 kcal)-与不良作用无关[5-6]。增加摄入也有报道是有害的,即使静脉营养而不是肠内营养[11-12]。TARGET 研究对这一重要的临床问题进行了大样本、高质量的探索,其主要结论及亚组分析为我们临床工作提供了许多可资参考和借鉴之处。

无论是以何种方式(等热量或低热量)供应能量,其基础是准确估算患者能量消耗。重症营养目标值确定以测量静息能量消耗(measured resting energy expenditure,MREE)值为目标能量值,或者应用各种预计公式计算出的预计值作为目标能量值。目前临床上应用最为广泛的 MREE 的测定方法是呼吸间接测热法,它是测量 MREE 的金标准[13]。如无法采用间接测热法,可通过肺动脉导管测得的耗氧量,或通过呼吸机参数推算出的二氧化碳生成量来计算患者的 MREE[1]。但这些方法在临床工作中受患者病情、硬件条件等因素影响难以操作。临床中通常根据预测公式计算大致能量消耗,如 25~30 kcal/(kg·d)。该研究也并未进行患者基础能量消耗测定,仅根据肠内营养滴注总量、理想体重、血糖水平、电解质等指标来调整肠内营养滴注速度及处理并发症,为缺乏测定 MREE 的金标准的临床治疗提供了新的思路。

值得注意的是,2017 年 11 月来自丹麦的 Allingstrwp M J 等[14]在 *Intensive Care Med* 上公布了 EAT-ICU 试验结果。虽然研究目的在于评价早期目标导向营养(early goal-directed nutrition,EGDN)对比标准营养对成人 ICU 患者的疗效,但在研究中也回答了间接测热法和预测公式估算的能量消耗之间的相关性问题。研究中 EGDN 组患者通过间

接测热法测得的能量消耗为 2 069(1 816 ~2 380)kcal/d,通过标准体重估测的能量消耗为 1 950(1 750 ~ 2 125)kcal/d;标准营养组患者间接测热法测得的能量消耗为 1 887(1 674 ~2 244)kcal/d,通过标准体重估测的能量消耗[25 kcal/(kg · d)]为 1 875(1 650 ~2 100)kcal/d。虽然作者未对两组方法做统计学计算,但可以看出两者相关性较好,25 kcal/(kg · d)的能量消耗估测可以为临床营养支持提供较好的能量基础参考。

早期肠内营养的营养目标如何设定?几项不同 RCT 研究给出了类似的答案。2015 年*NEJM* 发布的 PermiT 试验,目的在于评价危重病成人患者限制性非蛋白热量(允许性低热量)对 90 d 病死率的影响。该试验是非盲法的 RCT 研究,共 7 个中心 894 例危重病成人患者被纳入。这些患者随机给予允许性低热量(计算热量需求的 40% ~60%)与标准肠道喂养[25 kal/(kg · d),70% ~100%],两组都给予相同的蛋白摄入,一直到 14 d。主要终点为 90 d 病死率。试验两组基线数据相似;机械通气患者占 96.8%。干预期间,允许性低热量组摄入的热量明显低于标准治疗组[(835±297)kcal/d vs(1 299±467)kcal/d,$P<0.001$]。两组蛋白的摄入相似[(57±24)g/d vs (59±25)g/d;$P=0.29$]。两组 90 d 病死率相似,允许性低热量组为 27.2%,常规喂养组为 28.9%($RR=0.94$,95% CI(0.76,1.16);$P=0.58$]。研究认为,与给予全量非蛋白热量相比,给予中等剂量非蛋白热量不能降低危重病成人患者病死率[6]。

2017 年 EAT-ICU 试验[14]纳入包括紧急入住 ICU 的机械通气患者,预期 ICU 住院时间超过 3 d。目标导向营养 EGDN 组通过间接测热法和 24 h 尿素(urinary urea)估算营养需求,从试验第一天开始给予 100% 需求量的肠内和肠外营养。标准治疗组给予 25 kal/(kg · d)肠内营养。如果第七天时没有满足需求,给予肠外营养。住院终点为 6 个月时 SF-36 量表中健康状态评分(physical component summary score)。该研究中 199 例纳入 ITT 分析,两组基线特征基本相同。EGDN 组热量摄入为 1 877(1 567 ~2 254)kcal/d,标准治疗组为 1 061(745 ~1 470)kcal/d。尽管 EGDN 组热量和蛋白负平衡的概率更低(与标准组比较)($P<0.001$),两组 6 个月时健康状态评分没有差异($P=0.99$);病死率、脏器功能衰竭发生率、严重不良事件或感染发生率、ICU 或住院时间,以及 90 d 无生命支持的天数皆无差异。结论指出:对于紧急入住 ICU 需要机械通气的成人患者,EGDN 未能影响患者6 个月时健康状态评分及其他重要预后参数(与标准营养比较)。

对比以上两项大型 RCT 研究,TARGET 研究中的肠内营养 1.5-kcal 组和 1.0-kcal 组的能量供给分别为(1 863±478)kcal/d 和(1 262±313)kcal/d,相对标准体重为(29.1±6.2)kcal/(kg · d)和(19.6±4.0)kcal/(kg · d),蛋白质供应相对标准体重为(1.09±0.22)g/(kg · d)和(1.08±0.23)g/(kg · d)。仅从能量摄取的角度,1.5-kcal 组接近 EAT-ICU 试验中 EGDN 标准,1.0-kcal 组接近标准治疗组能量摄入。故从这一角度出

发，对于重症患者，无论目标导向营养支持、高能量密度肠内营养治疗、允许性低热量治疗，与标准营养治疗相比，都不能降低患者 90 d 病死率。

TARGET 研究亚组分析中，内科来源的危重患者超过 2/3。外科患者可能对于能量和蛋白能量需求与内科患者不同，故对于外科危重患者如何提供营养治疗值得进一步研究。

亚组分析中，大体重患者（BMI>30 kg/m^2）占纳入患者数的 33%，2016 年版《成人重症患者营养支持疗法提供与评定指南》[2]推荐对于该类患者应给予低热量[11～14 kcal/(Kg·d)]、高蛋白营养。但 TARGET 研究表明，在保证蛋白供应足量时，30 kcal/Kg/d 能量供给与等热量能量对临床结局的影响相似。这与 2018 年 ESPEN 指南推荐意见第 51 条（肥胖患者可应用等热量高蛋白膳食）一致[1]。这为肥胖患者如何进行营养支持提出新的意见，在该领域可进一步研究。

综上所述，Chapman 等的 TARGET 研究虽然有如前所述的一些局限，但此研究针对一个重要的临床问题进行了有益探索。该研究的指出，接受机械通气的患者，无须采用高能量配方进行肠内营养。但危重患者营养支持的最佳时机、能量评估最佳方法、能量供应的目标、蛋白质总量及非蛋白热量比值等问题，仍需要研究者进行进一步的探讨，希望有更多高质量的循证医学证据为我们的临床决策提供依据。

（广东省人民医院，雷黎明，陈纯波）

» 参考文献 «

[1] SINGER P. ESPEN guideline on clinical nutrition in the intensive care unit[J]. Clin Nutrition, 2019 Feb; 38(1): 48-79.

[2] TAYLOR B E. Guidelines for the provision and assessment of nutrition support therapy in the adult critically ill patient: society of critical care medicine (SCCM) and American society for parenteral and enteral nutrition (A. S. P. E. N.) [J]. Crit Care Med, 2016, 44(2): 390-438.

[3] CHAPMAN M. Energy-dense versus routine enteral nutrition in the critically ill[J]. N Engl J Med, 2018, 379(19): 1823-1834.

[4] PEAKE S L. Use of a concentrated enteral nutrition solution to increase calorie delivery to critically ill patients: a randomized, double-blind, clinical trial[J]. Am J Clin Nutr, 2014, 100(2): 616-625.

[5] RICE T W. Initial trophic vs full enteral feeding in patients with acute lung injury: the EDEN randomized trial[J]. JAMA, 2012, 307(8): 795-803.

[6] ALDRIDGE K. Permissive underfeeding or standard enteral feeding in critically ill adults[J]. J Intensive Care Soc,2015,16(4):348-349.

[7] CASAER M P. Early versus late parenteral nutrition in critically ill adults[J]. N Engl J Med,2011,365(6):506-517.

[8] ALBERDA C. The relationship between nutritional intake and clinical outcomes in critically ill patients:results of an international multicenter observational study[J]. Intensive Care Med,2009,35(10):1728-1737.

[9] HEIDEGGER C P. Optimisation of energy provision with supplemental parenteral nutrition in critically ill patients: a randomised controlled clinical trial[J]. Lancet, 2013, 381 (9864):385-393.

[10] SINGER P. The tight calorie control study(TICACOS): a prospective, randomized, controlled pilot study of nutritional support in critically ill patients[J]. Intensive Care Med,2011,37(4):601-609.

[11] CASAER M P. Early versus late parenteral nutrition in critically ill adults[J]. N Engl J Med,2011,365(6):506-517.

[12] BRAUNSCHWEIG C A. Intensive nutrition in acute lung injury: a clinical trial (INTACT)[J]. JPEN J Parenter Enteral Nutr,2015,39(1):13-20.

[13] TATUCU-BABET O A,RIDLEY E J AND TIERNEY A C. Prevalence of under prescription or over prescription of energy needs in critically ill mechanically ventilated adults as determined by indirect calorimetry: a systematic literature review[J]. JPEN J Parenter Enteral Nutr,2016,40(2):212-225.

[14] ALLINGSTRUP M J. Early goal-directed nutrition versus standard of care in adult intensive care patients: the single-centre, randomised, outcome assessor-blinded EAT-ICU trial[J]. Intensive Care Med,2017,43(11):1637-1647.

第二节 高营养风险的重症患者：允许性低热量喂养与标准喂养对比

既往多项研究对重症患者的营养策略进行了评估，虽然最新指南建议成人重症患者应早期启动肠内营养（入 ICU 24～48 h 内）[1-2]，但最佳的营养策略尚未确定，尤其是针对高营养风险的患者。因此，Arabi 等[3]进行了一项随机对照试验（PermiT 试验），比较了允许性低热量喂养和标准喂养对成人危重症患者预后的影响。发表在 2017 年《美国呼吸道与危重护理医学杂志》的文章中，Arabi 等[4]对 PermiT 试验进行了二次分析，比较了允许性低热量喂养与标准喂养对不同营养风险患者预后的影响。

一、研究概况

PermiT 试验是一项国际性的多中心随机对照试验，于 2009 年 11 月至 2014 年 9 月在沙特阿拉伯和加拿大的 7 所三甲医院进行。该研究共纳入 894 名内科、外科或创伤的成人重症患者，患者被随机分为两组，允许性低热量喂养组（40%～60% 目标热量）和标准喂养组（70%～100% 目标热量），两组患者的蛋白质摄入量相似[1.2～1.5 g/（kg·d）]。研究干预时间共持续 14 d，或直至患者转出 ICU、开始经口进食、因姑息治疗而停止营养支持或死亡。研究的主要结果是 90 d 病死率，次要结果是 ICU 病死率、医院病死率、28 d 病死率、180 d 病死率，其他结果包括机械通气时间、住 ICU 时间、住院时间、ICU 相关性感染发生率、低血糖、低钾血症等。研究结果发现两组患者的 90 d 病死率无显著差异（27.2% vs 28.9%，$P=0.58$）；同时，两组患者的 ICU 病死率、医院病死率、28 d 病死率及 180 d 病死率也无显著差异；而且，除肾脏替代治疗外，两组患者的其他研究结局也无显著差异。

在二次分析中，Arabi 等[4]将 PermiT 试验中纳入的患者按照不同的标准分为高营养风险和低营养风险两类，然后在两类患者中分别比较允许性低热量喂养和标准喂养患者的预后。首先，根据危重患者营养风险评分（The Nutrition Risk in Critically Ill Score，NUTRIC 评分）对患者进行分类研究：高营养风险（5～9 分）、低营养风险（0～4 分）。此外,还按照体重指数(body mass index,BMI)、磷酸盐、前白蛋白、转铁蛋白、尿素氮和氮平衡对患者进行分类研究。

根据 NUTRIC 评分对 894 例重症患者进行分类,其中高营养风险患者 378 例(42.3%)风险,低营养风险患者 516 例(57.7%)。在两类患者中,允许性低热量喂养组和标准喂养组的人口统计学、生理学和营养特征均相似,两组患者的 90 d 病死率、ICU 病死率、医院病死率、28 d 病死率、180 d 病死率均无显著差异,两组患者的其他结局指标也与营养风险类别无关。当根据其他营养状态指标(包括 BMI、磷酸盐、转铁蛋白、24 h 尿素氮和氮平衡)对患者进行分类时,研究结果也表明患者的 90 d 病死率、ICU 相关性感染、肾脏替代治疗等与营养风险类别无关。但根据前白蛋白对患者进行分类时,允许性低热量喂养和标准喂养与患者 90 d 病死率的关系因前白蛋白基线水平的不同而有差异,在低前白蛋白水平的患者中,允许性低热量喂养比标准喂养的患者病死率更低。

二、研究的意义和局限

该研究是对 PermiT 试验的二次分析,PermiT 试验是一项多中心研究,纳入了内科、外科或创伤的危重症成人患者,并且都接受了早期喂养(入 ICU 48 h 内)。根据评估营养状态评估指标对患者进行营养风险的分类,研究发现由 NUTRIC 评分或大多数其他营养状态指标定义的高营养风险和低营养风险患者给予了不同营养策略,患者的病死率或其他研究终点没有差异。然而,由前白蛋白基线水平定义的营养风险,在低前白蛋白水平的患者中,允许性低热量喂养比标准喂养的病死率低。

该研究也有一定的局限性。①在 PermiT 试验中,给予允许性低热量喂养组和标准喂养组的热量分别为 11 kcal/(kg·d)、16 kcal/(kg·d),均低于 2016 年指南推荐的热量摄入量 25~30 kcal/(kg·d)[2]。而且,两组患者都接受了 0.7 g/(kg·d)蛋白质摄入,也低于指南推荐的蛋白摄入量 1.2~2.0 g/(kg·d)[2],因此,两组患者的热量、蛋白质摄入都没有达到目标,都属于低热量喂养、低蛋白质摄入,这可能是导致营养策略和病死率没有相关性的原因。此外,PermiT 试验仅限制了热量摄入,允许性低热量喂养组接受了额外的蛋白质补充剂,使得两组的蛋白质摄入量无差异,但是蛋白质的摄入量是否会影响高营养风险患者的预后,文章中未进行分析,仍有待进一步研究。②本研究纳入患者的 BMI 在 25~35 kg/m^2 范围内,Alberda 等[5]认为此范围内的 BMI 不影响热量摄入,因此,该文章的结论是否适用于极高或极低 BMI 的患者值得商榷。③本文为 PermiT 试验的二次分析,研究进行多次的统计分析可能会影响结果,因此,由前白蛋白基线水平对患者进行营养风险分类后得出的结果可能是假阳性的结果。④该研究未对不同营养风险患者接受不同营养策略后的长期预后进行调查分析,因此这两种营养策略对于不同营养风险患者的长期功能状态和认知功能的影响尚需进一步研究。

三、研究的启示和展望

该研究提示对于不同营养风险的患者，给予不同的营养策略与患者病死率无明显的相关性。本研究进一步探讨了危重症患者的营养策略，有许多可供我们参考和借鉴之处。

近年来，多项研究探讨了不同热量的肠内营养策略对重症患者预后的影响[6-7]，但未考虑到患者的营养状态可能会影响热量摄入进而影响预后。本研究根据 NUTRIC 评分、BMI、磷酸盐、转铁蛋白、24 h 尿素氮和氮平衡评估患者营养风险，将患者分为高营养风险和低营养风险两类，每类患者又分为两组，分别给予允许性低热量喂养或标准喂养，结果如上所述，在每类营养风险患者中，接受不同喂养策略患者的病死率与其他预后指标无明显差异。此外，本研究还发现，在前白蛋白基线水平不同的患者中，不同热量的喂养方案与 90 d 病死率具有相关性。虽然本研究仅发现了由前白蛋白定义的营养风险有阳性结果，但至少说明了不同营养风险的患者，可能需要采取不同的营养策略。本研究是对不同营养风险患者选择何种营养策略进行的探索，为以后的研究奠定了基础，提供了切实可行的方法。

重症患者的营养状态通常会影响其预后，因此在选择适当营养策略前进行营养风险的评估显得尤为重要。尽管目前有多种可用于评估营养状况的筛查工具，但仍缺乏对营养风险分类的共识。该研究采取了多个指标评估患者的营养风险，包括 NUTRIC 评分、前白蛋白、BMI、磷酸盐等。

NUTRIC 评分包括年龄、急性生理和慢性健康状况评分Ⅱ、序贯性器官衰竭评分、合并症数目、入 ICU 前的住院天数和 IL-6。一项回顾性研究提示在评估重症患者营养风险方面，NUTRIC 评分优于营养风险筛查 2002（Nutritional Risk Screening 2002，NRS2002）[8]。也有研究提示 NUTRIC 评分与患者的临床预后相关，NUTRIC 评分越高的患者，病死率和住院时间越长。两项研究也都提示 ICU 中近一半的患者具有高营养风险[9-10]。荷兰的一项研究也推荐使用 NUTRIC 评分来评估重症患者的营养风险[11]。虽然多个研究证实了 NUTRIC 评分与临床预后的相关性，但这个评分是基于非营养学的数据计算得出。因此，医生为重症患者选择营养风险评估工具时，仍须慎重。

本研究结果显示在由前白蛋白定义的高营养风险患者中，接受允许性低热量喂养的患者的 90 d 病死率相对较低，提示早期允许性低热量的肠内营养可能更适合高营养风险的患者。在重症疾病的初始阶段，特别是脓毒症早期，饥饿可能是有益的。然而长期饥饿将导致体重的过度下降及免疫麻痹，代谢功能障碍和胃肠道的结构变化。因此，重症患者的营养策略应从允许性低热量喂养过渡到足量喂养，再过渡到患者经口进食。但转换营养策略的时机如何准确判断，需要进一步的研究。本研究虽为 PermiT 试验的二次分析,但为进一步探索高营养风险患者的营养策略提供了参考。今后,我们仍需选择合适的营养风险评估指标进行前瞻性的多中心研究,并且对患者进行长期的随访,以准确评估高营养风险患者的最佳营养策略。

(天津市第三中心医院,尹承芬,徐磊)

》参考文献《

[1]BLASER A,STARKOPF J,ALHAZZANI W,et al. Early enteral nutrition in critically ill patients:ESICM clinical practice guidelines[J]. Intensive Care Med,2017,43(3):380-398.

[2]TAYLOR B E,MCCLAVE S A,MARTINDALE R G,et al. Guidelines for the provision and assessment of nutrition support therapy in the adult critically ill patient: society of critical care medicine(SCCM) and American society for parenteral and enteral nutrition (A. S. P. E. N.)[J]. Crit Care Med,2016,44(2):390-438.

[3]ARABI Y M,ALDAWOOD A S,HADDAD S H,et al. Permissive underfeeding or standard enteral feeding in critically ill adults[J]. N Engl J Med,2015,372(25):2398-2408.

[4]ARABI Y M,ALDAWOOD A S,AL-DORZI H M,et al. Permissive underfeeding or standard enteral feeding in high-and low-nutritional-risk critically ill adults,post hoc analysis of the PermiT Trial[J]. Am J Respir Crit Care Med,2017,195(5):652-662.

[5]ALBERDA C,GRAMLICH L,JONES N,et al. The relationship between nutritional intake and clinical outcomes in critically ill patients:results of an international multicenter observational study[J]. Intensive Care Med,2009,35(10):1728-1737.

[6] GAO J T,WANG Q Y. Effect of early use of different doses of enteral nutrition on prognosis of patients with acute respiratory failure[J]. Zhonghua Wei Zhong Bing Ji Jiu Yi Xue,2017,29(11):1010-1014.

[7] MA N B,SHEN M E,WAN Z,et al. Impact of permissive underfeeding versus standard enteral feeding on outcomes in critical patients requiring mechanical ventilation:a prospective randomized controlled study[J]. Zhonghua Wei Zhong Bing Ji Jiu Yi Xue,2018,30(2):176-180.

[8] CANALES C,ELSAYES A,YEH D D,et al. Nutrition risk in critically ill versus the nutritional risk screening 2002:are they comparable for assessing risk of malnutrition in critically ill patients? [J]. JPEN J Parenter Enteral Nutr,2019,43(1):81-87.

[9] MENDES R,POLICARPO S,FORTUNA P,et al. Nutritional risk assessment and cultural

validation of the modified NUTRIC score in critically ill patients—A multicenter prospective cohort study[J]. J Crit Care,2017,37:45-49.

[10] KALAISELVAN M S,RENUKA M K,ARUNKUMAR A S. Use of nutrition risk in critically ill(NUTRIC) score to assess nutritional risk in mechanically ventilated patients:a prospective observational study[J]. Indian J Crit Care Med,2017,21(5):253-256.

[11] DE VRIES M C,KOEKKOEK W K,OPDAM M H,et al. Nutritional assessment of critically ill patients:validation of the modified NUTRIC score[J]. Eur J Clin Nutr,2018,72(3):428-435.

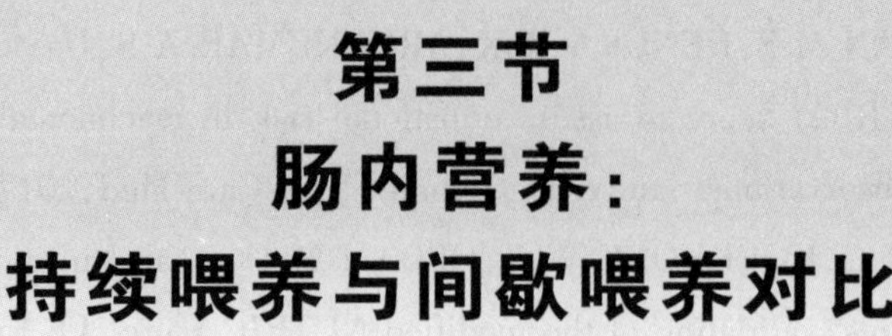

第三节 肠内营养：持续喂养与间歇喂养对比

危重症成人患者推荐早期肠内营养，但是肠内营养的最佳喂养方式目前是未知的，持续喂养（continous feeding）仍然是全世界最普遍的做法。近些年，持续喂养做法受到质疑，大量研究发现间歇喂养（intermittent feeding）似乎是更好的选择[1]。Chowdhury等[2]人的近期一篇研究发现在健康成人中，与持续喂养相比，推注喂养（bolus feeding）（间歇喂养和推注喂养两个术语通常可以互换使用[1]）胃排空率较高，其可使血浆胰岛素和肽 YY 浓度、肠系膜上动脉的血流量和流速显著增加，血浆胃饥饿素（ghrelin）浓度明显减低。

一、间歇喂养研究概况

这是一项针对健康成人志愿者的随机、非盲法、双向交叉研究，即在第一次研究访问时，受试者被分配的概率相等，可以接受持续或间歇喂养方式中的 1 种，在第一次研究结束后 7 ~ 10 d 进行替代喂养。该治疗序列是基于计算机生成的随机代码。

招募 12 名体重为 65 ~ 85 kg 的健康成年男性志愿者。排除标准：有急性疾病史（≤6 周）、长期服药史、药物滥用史或者有 MRI 检查禁忌的因素、胃肠动力障碍史（如胃食管反流病、肠易激综合征、胃轻瘫、Oddi 括约肌功能障碍等）、胸部或腹部手术史、排便<3 次/周或>2 次/d 等。

受试者从午夜开始禁食，从前一天下午 6 点开始戒除酒精、尼古丁和咖啡因，并且在研究期间不得进食或饮水。受试者首先进行 MRI 扫描，以确定肠系膜上动脉血流和胃液体积的基线值。随后，将 16G 静脉插管插入右肘窝进行血液取样。最后，插入 80 cm 8F Freka 鼻胃管。使用英国雀巢资源能源公司为每位志愿者提供 400 mL 肠内营养液，通过鼻胃管进行两种喂养策略。①间歇喂养：通过注射器进行大剂量输送（超过 5 min）。②持续喂养：通过泵持续以 100 mL/h 的速度输送。在 4 h 内，每隔 30 min 使用 MRI 测量胃液体积和肠系膜上动脉血流量和速度的变化，并且抽血测定血浆血糖和胰岛素，肽 YY

和 ghrelin 的浓度。

结果：与持续喂养方式相比，间歇喂养使胃液体积（$P<0.0001$）、肠系膜上动脉血流量（$P<0.0001$）和速度（$P=0.0011$）、血浆胰岛素浓度（$P=0.0024$）和肽 YY（$P<0.0001$）均明显升高。同样，两种喂养方式都导致血浆 ghrelin 浓度下降，但间歇喂养时下降程度更显著（$P<0.0001$）。

二、间歇喂养研究的意义和局限

肠内营养是危重患者提供营养支持的常见治疗手段，以加强康复和促进生存。一般情况下，大多数重症患者的营养支持是通过鼻胃管进行肠内喂养来提供的，特殊患者选用鼻肠管喂养。目前持续喂养是最普遍的方式。Chowdhury 等[2]人研究证明在影响肠系膜上动脉血流和胃肠激素分泌方面，持续和间歇喂养两者方式存在明显的生理差异，且间歇喂养的作用更显著。

对此研究结果分析发现间歇喂养组中的总胃排空达到 180 min，碳水化合物排空速率为 1.9 kcal/min（7.95 kJ/min），而持续喂养组胃排空达到 240 min，碳水化合物的胃排空速率为 1.4 kcal/min（5.86 kJ/min）。可见，尽管两种喂养方式都提供了相同的总碳水化合物负荷，但间歇喂养组碳水化合物排空速率较高。同时，考虑间歇喂养可导致胃扩张，胃压力、胃内容物随之明显增加，此前有报道称，胃压力和胃内填充增加会促进胃排空，这可能也是其胃排空较高的原因[3]。此外，我们也可以看到，开始给药后，持续喂养组和间歇喂养组的血糖水平分别升高 0.8 mmol/L 和 0.6 mmol/L。两组血糖水平在 30 min 时均达到峰值，随后下降，但是间歇喂养组血糖水平低于持续喂养组（$P<0.0001$）。

不过，此研究也存在局限性。

（1）无法确定胃分泌物或唾液对胃液体积的贡献，并且两组之间可能产生不同的分泌量。

（2）本研究是在健康的年轻受试者中进行，研究结果不一定直接适用于使用管饲方式最广泛的人群。

（3）本研究选择含有蛋白质、碳水化合物和脂肪的混合营养液是基于临床常用，有可能其他营养素如元素，单体或含纤维的营养液可能产生不同的结果，因为它们可能改变消化和吸收过程。然而，对几种不同类型营养素的测试将需要更大的样本量或来自相同参与者的多次随访，从而增加了研究的复杂性。

三、间歇喂养研究的启示和展望

营养摄入被认为是危重症患者治疗的重要组成部分。一旦患者被充分复苏后，肠内喂养被认为是危重患者的标准治疗。即使在剖腹手术后和腹部开放的患者，肠内营养也是首选。Chowdhury 等[2]人研究说明在健康人群中，间歇喂养在影响胃排空、肠系膜上动脉血流和胃肠激素分泌等方面表现出明显优势。但是在重症监护病房，对于重症患者，间歇喂养的相关研究现状如何，是否也有较大优势呢？

1. 血糖变化

虽然在21世纪初，强化胰岛素治疗严格控制血糖是一项重要措施，但现在这种做法已经转向避免血糖大幅度波动和低血糖，因为这已被证明会导致不良结果。许多临床医生相信，持续而不是间歇喂养有助于减少这种变异性。然而，在最近的一项对50名危重患者的研究中，通过经皮内镜胃造口术（PEG）管对间歇喂养与持续喂养进行比较，发现血糖变异性和胰岛素利用率没有差异[4]，此结果与 A. H. Chowdhury 在健康人群研究结果不一致。危重症患者处于高代谢状态，内源性葡萄糖的产生和胰岛素抵抗增加常常导致高血糖发生，研究发现炎性因子（如 TNF-α）是导致胰岛素抵抗的原因之一[5]，同时危重症葡萄糖转运体（依赖钠的葡萄糖转运体-1 和葡萄糖转运体-2）和甜味受体转录物在肠道表达减少，使肠道葡萄糖吸收明显减少[6]。由于重症患者血糖水平受到多重因素干扰，这可能是引起与健康成人结果不一致的原因。

2. 蛋白质合成

骨骼肌的质量是通过平衡肌肉蛋白合成（MPS）和肌肉蛋白分解（MPB）来维持的。危重症既能抑制 MPS 又能刺激 MPB，而且这种效果可能部分与 ICU 的喂养方式有关[7]。近期，在新生儿模型的仔猪数据表明，大剂量间歇喂养比持续喂养更能刺激 MPS，并导致更多的蛋白质沉积[8]。这项动物研究说明通过喂养方式可调节蛋白质合成代谢的机制，即组织蛋白合成的高速率与间歇喂养引起调控翻译起始信号元件的活性增强有关。同时，使用示踪剂技术发现两种饲养方式的蛋白质降解率相似，但是间歇性喂养的猪蛋白质沉积率较高，考虑这主要是由蛋白质合成率较高导致。此外，Brown 等[9]人发现在机械通气的重症儿童患者中，当喂养 24 h，间歇喂养组蛋白质摄入量高于持续喂养组，并且达到肠内营养目标的时间只有持续喂养组的一半。

3. 呼吸机相关性肺炎

呼吸机相关性肺炎（VAP）是医院获得性感染的主要原因之一，尽管对 VAP 的危险因素有了更好的了解，但发病率仍然很高。已经有证据表明，肠内喂养是 VAP 的独立危险因素[10]。关于 VAP 风险与喂养方式的关系，有两项较早研究进行了论证，Chen 等[11]和

Chou 等[12]人采用前瞻性随机对照试验研究了鼻饲间歇喂养对重症患者 VAP 的预防作用。两项研究结果均提示间歇喂养组患者拔管时间提前，VAP 风险较低，并且 Chou 等发现间歇喂养有助于缩短患者 ICU 住院日。

(四)鼻饲管喂养并发症

营养支持是重症监护病房(ICU)重症患者管理的重要组成部分。虽然肠内营养降低了营养不良危重症患者的病死率，并已显示出良好的临床效果，但大多数使用鼻饲管喂养的患者表现出与饲管相关的不耐受症状，如呕吐、腹泻、便秘、腹胀、反流、胃残余量。Kadamani 等[13]发现对于机械通气的危重患者，持续喂养和间歇喂养在呕吐、腹泻、胃残余量等无差异，但是前者便秘发生率偏高。Nasiri 等[14]对 60 例脓毒症患者进行至少 3 d 的管饲，发现两种喂养方式在便秘、腹泻、呕吐、腹胀、胃残余量发生等无显著差异。考虑结果差异可能是由不同的患者和干预方法，以及对患者的监测等不完全相同造成。

综上所述，我们可以看到间歇喂养和持续喂养对血糖的影响，以及饲管相关的不耐受方面无明显差异，但是在促进胃排空、增加肠系膜上动脉血流和蛋白质合成、预防 VAP 等方面，上述部分研究证实间歇喂养优于持续喂养方式，甚至 Marik[15]认为持续喂养是不符合生理的，可能是有害的，应该放弃。但持续喂养方式是重症监护病房的主流肠内营养方式，我们还是迫切需要大型随机对照试验来证明间歇性喂养策略的临床益处。

(宁夏医科大学总医院，张小彬，杨晓军)

» 参考文献 «

[1] BEAR D E, HART N, PUTHUCHEARY B. Continuous or intermittent feeding: pros and cons[J]. Curr Opin Crit Care 2018,24(4):256-261.

[2] CHOWDHURY A H, MURRAY K, HOAD C L, et al. Effects of bolus and continuous nasogastric feeding on gastric emptying, small bowel water content, superior mesenteric artery blood flow, and plasma hormone concentrations in healthy adults: a randomized crossover study[J]. Ann Surg, 2016, 263(3):450-457.

[3] KWIATEK M A, MENNE D, STEINGOETTER A, et al. Effect of meal volume and calorie load on postprandial gastric function and emptying: studies under physiological conditions by combined fiber-optic pressure measurement and MRI[J]. Am J Physiol Gastrointest Liver Physiol, 2009, 297(5):G894-G901.

[4] MCCLAVE S A, TAYLOR B E, MARTINDALE R G, et al. Guidelines for the provision and assessment of nutrition support therapy in the adult critically ill patient: Society of

Critical Care Medicine(SCCM) and American Society for Parenteral and Enteral Nutrition(A. S. P. E. N.)[J]. J Parenter Enteral Nutr,2016,40(2):159-211.

[5]AKASH M S H,REHMAN K,LIAQAT A,et al. Tumor necrosis factor-alpha:role in development of insulin resistance and pathogenesis of type 2 diabetes mellitus[J]. J Cell Biochem,2018,119(1):105-110.

[6] DEANE A M,RAYNER C K,KEESHAN A,et al. The effects of critical illness on intestinal glucose sensing,transporters,and absorption[J]. Crit Care Med,2014,42(1):57-65.

[7] PUTHUCHEARY Z A,RAWAL J,MCPHAIL M,et al. Acute skeletal muscle wasting in critical illness[J]. JAMA,2013,310(15):1591-1600.

[8] DAVIS T A,FIOROTTO M L,SURYAWAN A. Bolus vs. continuous feeding to optimize anabolism in neonates[J]. Curr Opin Clin Nutr Metab Care,2015,18(1):102-108.

[9]BROWN A M,FISHER E,FORBES M L,et al. Bolus vs continuous nasogastric feeds in mechanically ventilated pediatric patients:a pilot study[J]. JPEN J Parenter Enteral Nutr,2019,43(6):750-758.

[10] VIJAY A,MANDAL A,SANKAR J,et al. Ventilator associated pneumonia in pediatric intensive care unit: incidence, risk factors and etiological agents [J]. Indian J Pediatr,2018,85(10):861-866.

[11] CHEN Y C,CHOU S S,LIN L H,et al. The effect of intermittent nasogastric feeding on preventing aspiration pneumonia in ventilated critically ill patients[J]. J Nurs Res,2006,14(3):167-809.

[12] KADAMANI I,ITANI M,ZAHRAN E,TAHA N. Incidence of aspiration and gastrointestinal complications in critically ill patients using continuous versus bolus infusion of enteral nutrition: a pseudo-randomised controlled trial[J]. Australian Critical Care,2014,27(4):188-193.

[13] NASIRI M,FARSI Z,AHANGARI M,et al. Comparison of intermittent and bolus enteral feeding methods on enteral feeding intolerance of patients with sepsis:a triple-blind controlled trial in intensive care units[J]. Middle East J Dig Dis,2017,9(4):218-227.

[14] MARIK P E. Feeding critically ill patients the right whey:thinking outside of the box. a personal view[J]. Ann Intensive Care,2015,5(1):11.

第四节 危重症患者营养支持的研究进展

传统观点认为,危重患者急性期应进行充分营养支持,以减少分解代谢,预防营养不良。但有研究发现充分营养支持可能会对营养高风险及休克患者产生不良后果。那么危重症患者早期的营养是应该选择充分营养支持以抵抗高分解代谢,还是允许性低热量满足重症患者对营养的需求的同时,避免超负荷加重应激,还是滋养型喂养以维持肠黏膜屏障完整,目前尚不确定,本文将根据重症患者营养支持的研究情况对重症患者的营养策略及热量和蛋白质的摄入量进行探讨。

一、危重症患者的营养策略

迄今为止,有多项关于早期肠内营养目标的 RCT 研究,研究结果表明营养目标对患者临床结局无明显影响。EDEN 研究结果发现急性肺损伤患者接受早期滋养型肠内营养(15% ~25% 目标热量)与充分营养支持的效果,发现两组间的无机械通气时间、60 d 病死率及感染并发症均无明显影响[1]。PermiT 研究结果发现成人危重症患者接受允许性低热量喂养与目标热量喂养对 90 d 病死率无明显影响[2]。近期一项 RCT 对允许性低热量喂养(50% 目标热量)与标准肠内营养(100% 目标热量)进行了比较,两组间的蛋白质供给量相同[1.2 ~1.5 g/(kg · day)],结果发现两组间的 28 d 病死率、ICU 相关感染发生率、机械通气时间、ICU 住院天数均无显著差异[3]。而在另一项 RCT 中,通过对低热量[15 kcal/(kg · d)]肠内营养及正常热量[25 kcal/(kg · d)]肠内营养[两组都为高蛋白摄入 1.7 g/(kg · day)]患者进行比较,也发现两组间的临床结局没有差异[4]。近期发表的 4 篇 Meta 分析对重症患者低热量与高热量摄入进行了比较,纳入研究间存在方法学及患者纳入标准的不同,结果发现两组别患者的病死率没有显著差异[5-8]。其中两篇 Meta 分析结果显示:低热量摄入组患者血流感染及需要进行肾脏代替治疗的概率较低,机械通气时间较短[6-8]。

二、不同营养风险患者的营养策略

鉴于过去十余年关于允许性低热量和充分营养支持进行的 RCT 研究显示两种营养策略的结果是等效的，那么对于不同营养风险的患者呢？目前常用的营养风险评分是 NRS-2002 评分和 NUTRIC 评分[9]。NUTRIC 评分项目包括年龄、APACHE Ⅱ评分、SOFA 评分、并发症发生数量及入住 ICU 前的住院时间[10]，需要注意的是，NUTRIC 评分系统的变量主要反映了疾病的严重性，而不能直接衡量患者的营养状况，且 NUTRIC 评分系统和其他的营养评估工具的临床效用主要见于观察性研究，并未得到 RCT 的验证。由 Heyland 等[11]进行的观察性研究结果显示，低营养风险（NUTRIC 评分≤5 分）的 ICU 患者，随着摄取的热量从目标量 0 增加至 100%，患者的病死率无统计学差异。但是，高营养风险的 ICU 患者随着摄取的热量从目标量 0 增加至 100%，病死率明显降低。然而，PermiT 试验的二次分析显示，采用 NUTRIC 评分及其他包括 BMI、磷酸盐、尿素氮、氮平衡的营养风险评估工具评价高或低的营养风险患者，允许性低热量营养支持与标准营养支持具有相似的病死率[12]。

相反，有证据表明高热量和（或）高蛋白的摄入可能会对高营养风险的危重症急性期的患者造成伤害。再喂养综合征，是指在长期饥饿后提供再喂养（包括经口摄食、肠内或肠外营养）所引起的、与代谢异常相关的一组表现，包括严重水电解质失衡、葡萄糖耐受性下降和维生素缺乏等。一项针对再喂养综合征患者进行的 RCT 研究表明，低热量摄入组与标准热量摄入组之间转出 ICU 后存活天数无差异，但低热量摄入组患者 60 d 生存率更高[13]。一项回顾性研究也表明对于再喂养综合征患者，低热量摄入组患者的 6 个月生存率更高[12]。PermiT 试验的析因分析表明与标准营养支持比较，允许性低热量营养支持的低前白蛋白患者的病死率更低[12]。EPaNIC 试验的二次分析表明，包括极危重在内的不同严重度的危重患者，延迟营养支持是有益的[14]。值得注意的是，PEPaNIC 试验表明，延迟肠内营养可降低根据 STRONGkids 评分提示高营养风险儿童的感染风险，并且儿童能更早从 ICU 存活出院[15]。所以，目前对于识别高营养风险患者的最佳方法及高营养风险患者进行充分营养支持是有益还是有害尚不明确。

Moore 等[16]人在描述持续性炎症-免疫抑制-分解代谢综合征时，根据患者病程进展情况，把 ICU 患者分为 3 类。第一种情况快速康复，急性打击导致患者出现全身炎症反应综合征（SIRS），随即患者机体产生代偿性抗炎反应综合征（CARS）来抵抗 SIRS 反应，对于这部分患者，早期肠内营养可以促进患者快速的康复并转出 ICU。第二种情况是最差的情况，急性打击导致患者出现过度的 SIRS 反应，进而导致患者出现早期多脏器衰竭（MODS）而死亡，对于这类患者，营养支持并不能逆转患者的临床预后。第三种情况是持续性炎症-免疫抑制-分解代谢综合征，营养支持和其他的重症患者管理策略均难以逆转 SIRS 和 CARS，两者呈缓慢持续过程。这类患者是否能从增加营养支持中获益尚需进一步研究。

三、危重症患者最佳的蛋白质摄入量

对于允许性低热量喂养、滋养性喂养与充分热量喂养，最佳的蛋白摄入量并不明确。在危重患者的急性期，骨骼肌中的大量蛋白质水解形成氨基酸进入循环中，这些氨基酸主要用于组织修复和合成炎症介质及其他重要的蛋白质。危重患者急性期的蛋白分解代谢状态与免疫抑制、ICU 获得性肌无力、延迟恢复和病死率的增加有关。理论上通过摄入蛋白质，增加外源性氨基酸可以部分抵消蛋白质分解状态。观察性研究表明优化蛋白质摄入可能比达到热量目标更重要[17]。国际营养调查数据显示，即使未能达到热量摄入目标，但达到 80% 目标的蛋白摄入目标，可提高 ICU 患者的生存率[18]。一项回顾性研究发现蛋白质的缺失与更长的 ICU 住院天数及更少的 28 d 内无机械通气时间有关[19]。不同的允许性低热量喂养和滋养性喂养的 RCT 中补充蛋白质的方式和方法各有不同[1,20]。PermiT 试验（两组补充蛋白为相同水平）和 EAT-ICU 试验（试验组的蛋白补充更高）均有额外蛋白补充。在其他试验中，如 EDEN、EPaNIC 和 PEPaNIC 试验，研究组的热量及蛋白质均不相同[1,15,21]。但也有研究数据表明，更高的蛋白质摄入可通过抑制细胞自噬及增加尿素生成对机体造成伤害[22-23]。PEPaNIC 试验发现危重患者第 1 周更高的蛋白摄入与感染风险升高、脱机困难有关[14]。总体来说，低蛋白摄入量与病死率增加相关，但 ICU 内前 3 ~5 d 高蛋白摄入也与远期病死率的增加有关[24]。所以，危重患者的蛋白质最佳摄入量仍不明确，需要进一步研究[25]。

四、自噬对早期肠内营养的影响

既往反对早期肠内营养的专家主要关注的是危重症患者早期肠内营养导致的肠系膜缺血或误吸，或者是患者尚未达到合成代谢的状态。目前，营养领域出现了一种新的概念，即自噬，但其临床作用仍需进一步阐述。自噬是一个吞噬自身细胞质蛋白或细胞器并使其包被进入囊泡，并与溶酶体融合形成自噬溶酶体，降解其所包裹的内容物的过程，借此实现细胞本身的代谢需要和某些细胞器的更新[26-27]。根据细胞物质运到溶酶体内的途径不同，自噬分为以下几种。①大自噬：由内质网来源的膜包绕待降解物形成自噬体，然后与溶酶体融合并降解其内容物。②小自噬：溶酶体的膜直接包裹长寿命蛋白等，并在溶酶体内降解。③分子伴侣介导的自噬（CMA）：胞质内蛋白结合到分子伴侣后被转运到溶酶体腔中，然后被溶酶体酶消化。CMA 的底物是可溶的蛋白质分子，在清除蛋白质时有选择性，而前两者无明显的选择性。自噬可受到多种因素的刺激，比如饥饿状态下，在不同的器官如肝脏或在培养细胞中，氨基酸的匮乏会诱导细胞产生自体吞噬，由自体吞噬分解大分子，产生在分解代谢和合成代谢过程中所必须地中间代谢物[28]。自噬的刺激因素包括饥饿、胰高血糖素、氧化应激和谷氨酰胺。自噬的抑制因素包括喂养、胰岛素分泌、高血糖和过量营养。在危重状态下，自噬、免疫反应和炎症之间的相互作用是复杂的，尚需进一步阐明[29]。

综上所述，建议ICU患者进行早期肠内营养。与充分热量喂养相比，允许性低热量喂养及滋养性喂养的临床结局相似。在某些情况，如严重休克、再喂养综合征、高营养风险、限制性热量摄入或延迟喂养会更优于充分喂养。在患者的营养过程中，需要进一步的研究探索最佳蛋白摄入量。在给予患者营养支持之前，建议评估患者的炎症状态，从而预测患者在营养支持中的获益情况。重症患者早期启动肠内营养时，应考虑到自噬对营养的影响，在危重病中，自噬与炎症及营养之间的相互作用是复杂的，尚需进一步研究。

（天津市第三中心医院，尹承芬，徐磊）

» 参考文献 «

[1] RICE T W，WHEELER A P，THOMPSON B T，et al. Initial trophic vs full enteral feeding in patients with acute lung injury：the EDEN randomized trial[J]. JAMA，2012，307(8)：795-803.

[2] ARABI Y M，ALDAWOOD A S，HADDAD S H，et al. Permissive underfeeding or standard enteral feeding in critically ill adults[J]. N Engl J Med，2015，372(25)：2398-2408.

[3] MA N B，SHEN M，WAN Z，et al. Impact of permissive underfeeding versus standard enteral feeding on outcomes in critical patients requiring mechanical ventilation：a prospective randomized controlled study[J]. Zhonghua Wei Zhong Bing Ji Jiu Yi Xue，2018，30(2)：176-180.

[4] RUGELES S，VILLARRAGA-ANGULO L G，ARIZA-GUTIERREZ A，et al. High-protein hypocaloric vs normocaloric enteral nutrition in critically ill patients：a randomized clinical trial[J]. J Crit Care，2016，35：110-114.

[5] MARIK P E，HOOPER M H. Normocaloric versus hypocaloric feeding on the outcomes of ICU patients：a systematic review and meta-analysis[J]. Intensive Care Med，2016，42(3)：316-323.

[6] AL-DORZI H M，ALBARRAK A，FERWANA M，et al. Lower versus higher dose of enteral caloric intake in adult critically ill patients：a systematic review and metaanalysis[J].

Crit Care,2016,20(1):358.

[7] SILVA C F,DE VASCONCELOS S G,DA SILVA T A,et al. Permissive or trophic enteral nutrition and full enteral nutrition had similar effects on clinical outcomes in intensive care: a systematic review of randomized clinical trials[J]. Nutr Clin Pract, 2018,33(3):388-396.

[8] PARIKH H G,MILLER A,CHAPMAN M,et al. Calorie delivery and clinical outcomes in the critically ill:a systematic review and meta-analysis[J]. Crit Care Resusc,2016,18(1):17-24.

[9] KONDRUP J. Nutritional-risk scoring systems in the intensive care unit[J]. Curr Opin Clin Nutr Metab Care,2014,17(2):177-182.

[10] RAHMAN A,HASAN R M,AGARWALA R,et al. Identifying critically-ill patients who will benefit most from nutritional therapy:further validation of the 'modified NUTRIC' nutritional risk assessment tool[J]. Clin Nutr,2016,35(1):158-162.

[11] HEYLAND D K,DHALIWAL R,JIANG X,et al. Identifying critically ill patients who benefit the most from nutrition therapy:the development and initial validation of a novel risk assessment tool[J]. Crit Care,2011,15(6):R268.

[12] ARABI Y M,ALDAWOOD A S,AL-DORZI H M,et al. Permissive underfeeding or standard enteral feeding in high- and low-nutritional-risk critically ill adults. post hoc analysis of the PermiT trial[J]. Am J Respir Crit Care Med,2017,195(5):652-662.

[13] DOIG G S,SIMPSON F,HEIGHES P T,et al. Restricted versus continued standard caloric intake during the management of refeeding syndrome in critically ill adults:a randomised, parallel-group, multicentre, single-blind controlled trial[J]. Lancet Respir Med,2015,3(12):943-952.

[14] CASAER M P,WILMER A,HERMANS G,et al. Role of disease and macronutrient dose in the randomized controlled EPaNIC trial:a post hoc analysis[J]. Am J Respir Crit Care Med,2013,187(3):247-255.

[15] FIVEZ T,KERKLAAN D,MESOTTEN D,et al. Early versus late parenteral nutrition in critically ill children[J]. N Engl J Med,2016,374(12):1111-1122.

[16] MOORE F A,PHILLIPS S M,MCCLAIN C J,et al. Nutrition support for persistent inflammation,immunosuppression,and catabolism syndrome[J]. Nutr Clin Pract,2017,32(Suppl 1):121S-127S.

[17] WEIJS P J M. Route,early or energy? Protein improves protein balance in critically ill patients[J]. Crit Care,2018,22(1):91.

[18] NICOLO M,HEYLAND D K,CHITTAMS J,et al. Clinical outcomes related to protein

delivery in a critically ill population: a multicenter, multinational observation study[J]. JPEN J Parenter Enteral Nutr, 2016, 40(1): 45-51.

[19] YEH D D, FUENTES E, QURAISHI S A, et al. Early protein inadequacy is associated with longer intensive care unit stay and fewer ventilator-free days: a retrospective analysis of patients with prolonged surgical intensive care unit stay[J]. JPEN J Parenter Enteral Nutr, 2018, 42(1): 212-218.

[20] ALLINGSTRUP M J, KONDRUP J, WIIS J, et al. Early goal-directed nutrition versus standard of care in adult intensive care patients: the single-centre, randomised, outcome assessor-blinded EAT-ICU trial[J]. Intensive Care Med, 2017, 43(1): 1637-1647.

[21] MENDES R, POLICARPO S, FORTUNA P, et al. Nutritional risk assessment and cultural validation of the modified NUTRIC score in critically ill patients-a multicenter prospective cohort study[J]. J Crit Care, 2017, 37: 249.

[22] HERMANS G, CASAER M P, CLERCKX B, et al. Effect of tolerating macronutrient deficit on the development of intensive-care unit acquired weakness: a subanalysis of the EPaNIC trial[J]. Lancet Respir Med, 2013, 1(8): 621-629.

[23] VAN DYCK L, CASAER M P, GUNST J. Autophagy and its implications against early full nutrition support in critical illness[J]. Nutr Clin Pract, 2018, 33(3): 339-347.

[24] KOEKKOEK W, VAN SETTEN C H C, OLTHOF L E, et al. Timing of PROTein INtake and clinical outcomes of adult critically ill patients on prolonged mechanical ventilation: the protinvnent retrospective study[J]. Clin Nutr, 2019, 38(2): 883-890.

[25] Heyland D K, Stapleton R, Compher C. Should we prescribe more protein to critically ill patients? [J]. Nutrients, 2018, 10(4): 462.

[26] LEVINE B, MIZUSHIMA N, VIRGIN H W. Autophagy in immunity and infl ammation[J]. Nature, 2011, 469(7330): 323-335.

[27] FENG Y, HE D, YAO Z, et al. The machinery of macroautophagy[J]. Cell Res, 2014, 24(1): 24-41.

[28] MIZUSHIMA N, KLIONSKY D J. Protein turnover via autophagy: implications for metabolism[J]. Annu Rev Nutr, 2007, 27: 19-40.

[29] BERG A, ROOYACKERS O, BELLANDER B M, et al. Whole body protein kinetics during hypocaloric and normocaloric feeding in critically ill patients[J]. Crit Care, 2013, 17(4): R158.

 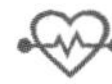

第五节 高血糖与肠屏障功能障碍

危重患者普遍存在高血糖，严重高血糖会导致内皮细胞功能障碍、细胞因子释放等，此与患者不良预后密切相关[1]。肠屏障功能障碍在重症监护病房（ICU）多见并促进多器官功能障碍综合征的发生发展[2]。虽然高血糖被认为是肠屏障功能障碍的危险因素[3]，但两者之间的关系并不明确。近期，Thaiss 等[4]在 *Science* 上发表的一项研究对这一问题进行了解答。

一、研究的思路及概况

(一) 肠屏障功能—由肥胖、瘦素到高血糖

肠屏障功能障碍系肠上皮细胞间的紧密连接和黏附蛋白破坏丢失，并会导致播散入血、淋巴结和肠外组织的细菌成分增多[5]。肠屏障功能障碍不仅增加感染风险，还被认为是肥胖及慢性炎症发生的基础。Thaiss 等利用 *db/db*（瘦素受体基因功能障碍）和 *ob/ob*（瘦素缺乏）肥胖小鼠模型证实了肠屏障功能障碍（紧密连接结构相关基因表达受抑、进入全身各部位的肠道共生微生物产物增加等）在肥胖中普遍存在。因而，Thaiss 等最初推测作为肥胖关键调节因子的瘦素可能在肠屏障功能障碍和增加肠道感染风险中发挥关键作用。他们首先通过骨髓嵌合体模型证实造血细胞来源的瘦素并未参与抗肠道感染过程，然后通过条件敲除模型明确了肠上皮细胞、肝细胞及下丘脑室旁核、腹侧正中核、弓状核、胆碱能神经元中的瘦素均未影响肠屏障功能。此外，高脂饮食致肥胖的小鼠模型亦存在肠屏障功能障碍。以上研究说明虽然瘦素信号介导了肥胖的发生发展，但可能是肥胖相关的其他因素导致了肠屏障功能障碍。

随后 Thaiss 等发现 *db/db* 小鼠在限制饮食后没有变胖，但是肠屏障功能依然受损，即肥胖并不是肠屏障功能障碍的必要条件。他们进一步的研究发现存在肠屏障功能受损的不同小鼠模型（无论肥胖、瘦素缺乏与否）存在一个共同点，即血糖浓度高。相反，肠屏

障功能未受损的小鼠血糖均处于正常范围。因此,Thaiss 等认为可能是高血糖导致了肠屏障功能障碍。

(二)肠上皮细胞糖代谢紊乱导致肠屏障功能障碍 GLUT2 与转录重编程

Thaiss 等利用两种并不存在肥胖的高血糖小鼠模型:STZ 小鼠(链尿菌素破坏 β 细胞致 1 型糖尿病模型)和 *Akita* 小鼠(编码胰岛素 2 的基因突变高血糖模型),均证实高血糖促进肠屏障功能障碍。研究者还发现高血糖并不增加肠腔内的微生物负荷,但改变肠道菌群比例,而使用胰岛素使血糖正常化后肠道菌群比例也随之恢复正常。因此,为排除肠道菌群变化对肠屏障功能的影响,研究者利用粪便微生物移植技术,进一步验证血糖正常的无菌小鼠接受来自 STZ 小鼠的肠道菌群是否会发生肠屏障功能障碍。结果显示 STZ 小鼠的肠道菌群移植至血糖正常的无菌小鼠肠道后,其全身部位未发现有细菌产物的播散,肠道感染风险也未增加。由此得出,肠道菌群变化不能导致肠屏障功能障碍,高血糖对肠屏障有直接损伤作用。

那么高血糖如何直接影响肠上皮细胞功能? Thaiss 等首先通过上皮细胞系(Caco-2)体外实验证实高血糖以浓度和时间依赖性损害肠上皮细胞紧密连接的完整性,并进而采用 RNA 测序方法证实来自 STZ 小鼠的肠上皮细胞发生了全域重编程,较对照小鼠有超过 1 000 个基因表达发生了改变,尤其影响了对肠屏障功能维持具有重要作用的 N-聚糖的生物合成和戊糖-葡萄糖醛酸酯互变。

因而,研究者进一步追问:STZ 小鼠肠上皮细胞转录重编程是否因糖代谢变化引起?通过使用 2-脱氧葡萄糖(2-DG)抑制葡萄糖代谢能够逆转葡萄糖导致的 Caco-2 细胞系屏障功能改变,并呈剂量依赖性。此外,2-DG 能够阻止 STZ 小鼠肠上皮细胞重编程,防止微生物产物的全身播散及肠道感染,且 2-DG 并未影响肠腔内细菌生长。而在 *db/db* 小鼠中,2-DG 也能恢复肠屏障功能。因此,Thaiss 等认为葡萄糖通过介导肠上皮细胞重编程影响了肠屏障功能。

鉴于双向葡萄糖转运体 2(glucose transporter,GLUT2)调控葡萄糖在肠上皮细胞和循环系统之间的转运,研究者选择性敲除了 STZ 小鼠肠上皮细胞的 GLUT2,发现这些小鼠虽然存在高血糖,但并未发生肠上皮细胞的转录重编程且肠屏障保持完整性。因此,葡萄糖可能是通过 GLUT2 影响肠上皮细胞的转录,进而导致肠屏障功能障碍,增加微生物产物入血及肠道感染风险。

(三)从小鼠到人血糖水平和血中微生物产物量正相关

研究者通过获取人体相关数据验证了人血糖水平与肠屏障功能的相关性。他们通过招募 27 位健康受试者,采集数据发现糖化血红蛋白(hemoglobin A1c,HbA1c)水平和血清模式识别受体(PRR)配体水平强相关;相反,与代谢疾病相关的指标(体重指数等)与循环中微生物产物水平无显著关系。从而说明,在人体中也是高血糖导致了肠屏障功能障碍。

二、研究的意义和局限

该研究证实了一个重要的假设,即高血糖会损害肠屏障功能,使肠道通透性升高进而增加肠道感染风险;且进一步探索了高血糖导致肠屏障功能障碍的机制,即肠上皮细胞GLUT2介导葡萄糖导致的肠上皮细胞转录重编程,从而引起维持肠屏障功能的物质合成及转变障碍。控制血糖能使受损的肠屏障恢复完整性,并防止肠道菌群移位和肠道感染。该研究再次说明,临床上控制血糖是有必要的。

由于Thaiss等在实验初始阶段认为代谢综合征导致肠屏障功能障碍,所以他们选择了慢性病模型,首先假设脂肪因子瘦素在肠屏障功能障碍中发挥作用,在实验得到阴性的结果后,通过总结得出肥胖和非肥胖小鼠的共同特点为高血糖,转而研究高血糖对肠屏障功能的影响。不难发现,无论是*db/db*和*ob/ob*小鼠,还是STZ小鼠和*Akita*小鼠,其高血糖状态都不同于ICU中常见的应激性高血糖。应激性高血糖常被认为是机体在应对伤害时的保护性反应,高血糖不仅有助于细胞耐受缺血缺氧,也有助于免疫细胞的增殖;而慢性高血糖则被认为具有促炎、促血栓和促氧化效应。因此,应激性高血糖是否会导致肠屏障功能障碍,以及处理应激性高血糖是否能够逆转肠屏障功能障碍,仍有待进一步研究。

三、研究的启示和展望

该研究的创新性毋庸置疑,对我们如何在临床上进行血糖控制有不少启迪,并且其研究策略和细节也值得我们参考和借鉴。

Thaiss等利用多种公认的肥胖和糖尿病模型仔细解析了瘦素、肥胖、肠道菌群结构可能在肠屏障中发挥的作用,并最终发现是肠上皮细胞的糖代谢紊乱导致了肠屏障功能障碍,且这一过程是由非胰岛素依赖的GLUT2所介导。肠上皮细胞的GLUT2基因敲除后,虽然STZ小鼠血糖仍偏高,但葡萄糖无法转运入肠上皮细胞内,所以未发生肠屏障功能障碍。此外,给予胰岛素和使用2-DG抑制糖酵解均能使受损的肠屏障恢复[5]。说明在慢性病状态下,无论肥胖与否,存在高血糖都应予以同等程度重视,否则难以逆转肠屏障功能障碍,但使用胰岛素控制血糖只是方法之一。

肠道微生态是近年的研究热点,已经发现肠道菌群结构与机体免疫功能、代谢等密切相关。肠道微生态失衡后,“坏”细菌就会破坏肠屏障,其中的一些还会伴随食物颗粒、

因此，肠内给予维生素 C 等抗氧化剂对于缩短危重患者的机械通气时间是简便、安全、有效的治疗方式。

Dehghani 等[7]人研究维生素 C 对 CABG 术后房颤的影响。将 100 例接受 CABG 手术的患者分为两组，50 例患者术前口服 2 g 维生素 C，术后 5 d 每日两次服用维生素 C 500 mg；另外的 50 例患者为对照组，未口服维生素 C。研究人群平均年龄为(61.31±6.42)岁。维生素 C 处理组和对照组的术后心房颤动的发生率分别为 32% 和 8%（P=0.003），组间有差异；ICU 停留时间分别为(1.79±0.313) d 和(2.10±0.61) d（P=0.002），差异同样有统计学意义。与对照组相比，维生素 C 处理组住院时间缩短[(5.32±0.59) vs (5.74±1.30)d，P=0.041]。此研究提示补充维生素 C 可以安全地降低 CABG 术后心房颤动的发生率。

四、维生素 D

Amrein 等[8]人开展 VITdAL-ICU 研究，观察维生素 D 是否对危重患者有益。此单中心随机双盲试验纳入了 2010 年 5 月至 2012 年 9 月期间的 475 例维生素 D 缺乏（≤20 ng/mL）的危重患者，其中给 237 例患者补充维生素 D_3，其余的 238 例患者为对照组。研究中将基础 25-(OH)D 水平低于 12 ng/mL 定义为维生素 D 严重缺乏。维生素 D_3 或安慰剂的给药方式为口服或鼻饲，首次剂量为 540 000 IU，后续 5 个月每月维持剂量为 90 000 IU。研究的主要终点为住院时间，次要终点为 ICU 住院时间、第 7 天 25-(OH)D 高于 30 ng/mL 的患者百分比、院内病死率和 6 个月病死率。研究数据显示，干预组和对照组的中位住院时间无差异[20.1(IQR，11.1～33.3) d vs 19.3(IQR，11.1～34.9) d；P=0.98]；院内病死率和 6 个月病死率组间无差异。对 200 例严重维生素 D 缺乏组进行亚组分析，干预组和对照组的住院时间无统计学差异，但是干预组的住院病死率呈现下降趋势。维生素 D 干预组 98 例患者中死亡 28 人[28.6%，95% CI(19.9%，38.6%)]，对照组 102 例患者中死亡 47 人[46.1%，95% CI(36.2%，56.2%)]，病死率间差异有统计学意义[风险比=0.56，95% CI(0.35，0.90)，P=0.04]。此研究表明高剂量维生素 D_3 不能缩短住院时间，不能降低住院病死率和 6 个月病死率。但是对于维生素 D_3 严重缺乏的危重患者，补充维生素 D_3 后住院病死率有下降趋势，这一现象需要随机对照研究进一步验证。

五、维生素 E

肝脏手术常常会存在缺血再灌注(I/R)，后者可以导致氧化应激和细胞损伤。Bartels 等[9]研究维生素 E 对肝脏 I/R 损伤的效应。68 例肿瘤患者接受了部分肝叶切除术,其中47例被纳入研究。患者分为两组,术前1 d给患者输注维生素E 3次,共1 800 IU,(每次600 IU=540 mg维生素E乳),对照组输注安慰剂。数据显示,维生素E处理组的ICU住院时间显著缩短($P<0.05$),术后AST($P<0.05$)、ALT和LDH增高现象得到改善。术后两组患者的血清维生素E水平均下降;补充维生素E可以提升血清维生素E水平,预防维生素E缺乏;而对照组则出现维生素E缺乏。此研究表明在围手术期补充维生素E是安全的,补充维生素E可以有效降低肝脏手术相关的I/R损伤。Lassnigg等[10]开展的随机双盲对照研究观察维生素E对心脏术后心肌损伤的影响。40例患者被纳入研究。在术前16 h至术后48 h期间,给患者静脉输注4次安慰剂或维生素E(270 mg/次),检测血浆维生素E、维生素C、丙二醛、肌酐、肌酐蛋白I和IL-6水平,记录临床预后指标。研究显示术中和术后补充维生素E可以恢复维生素E正常水平,但是不能抑制丙二醛水平的增加,不能改善机体的抗氧化能力,不能提高水溶性抗氧化物质维生素C的水平。因此,静脉补充维生素E可以恢复血浆维生素E水平,但是不影响心肌损伤的生物学标志物,不影响心脏手术的临床预后。

迄今为止,多项研究报道了危重病患者体内维生素水平下降,添加维生素似乎是合理的。但是给危重患者补充维生素是否有益,各项研究得出的论并不一致,研究结论的差异性包括多方面因素,因为研究的纳入人群、实验方案、给药时机、给药剂量、用药疗程和评估的预后指标各不相同。另外,对于危重病患者,维生素单药治疗或许难以改善预后。维生素联合其他抗氧化剂可以产生协同效应,联合治疗方式似乎更具治疗前景。

(武汉大学中南医院重症医学科,王大伟)

参考文献

[1]NOGUEIRA C,BORGES F,LAMEU E,et al. Retinol,β-carotene and oxidative stress in systemic inflammatory response syndrome[J]. Rev Assoc Med Bras(1992),2015,61(2):116-20.

[2]MATOS A,SOUZA G,MOREIRA V,et al. Vitamin A supplementation according to zinc status on oxidative stress levels in cardiac surgery patients[J]. Nutr Hosp,2018,35(4):767-773.

[3]MOSKOWITZ A,ANDERSEN L W,COCCHI M N,et al. Thiamine as a renal protective agent in septic shock. a secondary analysis of a randomized,double-blind,placebo-controlled trial[J]. Ann Am Thorac Soc,2017,14(5):737-741.

[4]MARIK P E,KHANGOORA V,RIVERA R,et al. Hydrocortisone,vitamin C,and thiamine for the treatment of severe sepsis and septic shock:a retrospective before-after study[J].

Chest,2017,151(6):1229-1238.

[5]FOWLER A A,SYED A A,KNOWLSON S,et al. Phase I safety trial of intravenous ascorbic acid in patients with severe sepsis[J]. J Transl Med,2014,12:32.

[6]HOWE K P,CLOCHESY J M,GOLDSTEIN L S,et al. Mechanical ventilation antioxidant trial[J]. Am J Crit Care,2015,24(5):440-445.

[7]DEHGHANI M R,MAJIDI N,RAHMANI A,et al. Effect of oral vitamin C on atrial fibrillation development after isolated coronary artery bypass grafting surgery:a prospective randomized clinical trial[J]. Cardiol J,2014,21(5):492-499.

[8]AMREIN K,SCHNEDL C,HOLL A,et al. Effect of high-dose vitamin D3 on hospital length of stay in critically ill patients with vitamin D deficiency:the VITdAL-ICU randomized clinical trial[J]. JAMA,2014,312(15):1520-1530.

[9] BARTELS M,BIESALSKI H K,ENGELHART K,et al. Pilot study on the effect of parenteral vitamin E on ischemia and reperfusion induced liver injury:a double blind,randomized,placebo-controlled trial[J]. Clin Nutr,2004,23(6):1360-1370.

[10]LASSNIGG A,PUNZ A,BARKER R,et al. Influence of intravenous vitamin E supplementation in cardiac surgery on oxidative stress:a double-blinded,randomized,controlled study[J]. Br J Anaesth,2003,90(2):148-154.